杨德钱临证治验录

赵凤林　李艳景　陈彬涌　曹　辉　主编

杨德钱　主审

中国中医药出版社

·北京·

图书在版编目（CIP）数据

杨德钱临证治验录 / 赵凤林等主编 . —北京：中
国中医药出版社，2020.4
ISBN 978-7-5132-5877-7

Ⅰ . ①杨… Ⅱ . ①赵… Ⅲ . ①中医临床—经验—中国
—现代 Ⅳ . ① R249.7

中国版本图书馆 CIP 数据核字（2019）第 255830 号

中国中医药出版社出版

北京经济技术开发区科创十三街 31 号院二区 8 号楼
邮政编码　100176
传真　010-64405750
保定市西城胶印有限公司印刷
各地新华书店经销

开本 710×1000　1/16　印张 15　字数 219 千字
2020 年 4 月第 1 版　　2020 年 4 月第 1 次印刷
书号　ISBN 978-7-5132-5877-7

定价　59.00 元
网址　www.cptcm.com

社 长 热 线　010-64405720
购 书 热 线　010-89535836
维 权 打 假　010-64405753

微信服务号　zgzyycbs
微商城网址　https://kdt.im/LIdUGr
官 方 微 博　http://e.weibo.com/cptcm
天猫旗舰店网址　https://zgzyycbs.tmall.com

如有印装质量问题请与本社出版部联系（010-64405510）
版权专有　侵权必究

编委会

前　言

　　中医中药是中华民族的文化瑰宝，为中华民族的繁衍兴盛做出了巨大贡献。

　　光阴荏苒，岁月如梭，不知不觉，本人与中医结缘数十载，在"跟名师，读经典，做临床"的过程中，深感中医药学"博大精深，奥妙无穷"之道，同时对"大医精诚"之理有了更深刻的认识和理解。中医需要继承，需要发展，需要发扬光大，而医门传薪是其中非常重要的环节。

　　中医理论源于实践，承载着中国古代人民同疾病做斗争的经验和知识，但又升华于实践，治病救人，潜力无限。本人问道岐黄至今已有三十七年，悬壶济世，从一名住院医生到一院之长，虽诸事加身，但从未忘记自己的初心，自己的使命，坚持"医者仁心"的准则，坚持熟读经典、博采众长，在临床上实践探索，至今医治患者已达数十万人次。由于在医、教、研方面做出了一定的贡献，本人有幸成为全国第六批老中医药专家学术经验继承工作指导老师、全国首批基层名老中医药专家传承工作室导师和重庆市名中医。近几年来，传承带徒，团队磋商，学术交流，把医门传薪视为天职，把个人的临床经验和学术思想，毫不保留地传授给后辈。因为本人一直坚信，"星星之火，可以燎原"，中医工作者只有把个人的临床经验和学术思想毫不保留地传授给想学之人，好学之人，才能让中医之火熊熊燃烧，才能让中医之树万古长青。通过一边学习，一遍思考，一边实践，本人在内科常见病乃至某些疑难病，如心脑血管疾病、肿瘤、老年病、妇科病及男科病的中医治疗方面，积累了一定的经验和心得。同时有幸在工作室团队共同努力下，教学相长，在临床实践和学术理论上，均有了长足的进步。《杨德钱临证治验录》是团队成员数年跟师学习的成果，充分体现了他们的学习心得以及对指导老师学术思想的理解和继承。

　　本书记载了本人的临床辨证思路及既往诊治的医案，主要分为伤寒六经辨证、脏腑辨证、气血津液辨证、妇人篇、男性篇、杂病篇六个部分，论述本人的学术思想。《伤寒杂病论》被后世分为《伤寒论》及《金匮要略》，占了中医四大经典的半壁江山，其中《伤寒论》中所创的六经辨证一直被后世医家奉为圭臬，为后世学习中医打开了一片坦途。本人学习中医同样是由《伤寒论》入门，其398条经典条文至今仍能熟记于胸，信手拈来。同时本人结合多年临床经验，对六经辨证的认知也日益加深，故本书开篇便为伤寒六经辨证，为的就是让广大读者对《伤寒论》的六经辨证有一个更加全面的认识。书中所引的《伤寒论》条文，均以中国中医药出版社出版的《伤寒论三家注》作为参考。五脏辨证脱胎于《黄帝内经》，其根据脏腑有病时所表现的证候而加以分析和归纳，是中医最常用的辨证方法。中医的五脏即心、肝、脾、肺、肾，六腑即胆、胃、大肠、小肠、膀胱、三焦。除三焦外，其余脏腑与现代医学的解剖名称相同，但生理功能和病理变化方面的意义却不尽相同。目前中医的脏腑辨证学说在临床上广泛应用，确有宝贵的临床实践价值，故而将其排在第二位。除此之外，气血津液辨证也是现代医家常用的诊断方法，具有一定的临床参考价值，故排在第三位。在分科上，中医对疾病的认识主要分为"内、外、妇、儿"四大方面，但随着时代的进步及医学的发展，现代医学分科越来越细，中医亦是如此。加之本人尤擅男科、妇科及杂病的临床治疗，故特将这三类病证单独成章，进行论述。

　　期望本书作为传承成果的验证，对学习中医的后辈及在院工作的医务工作者均能有所帮助。

　　本书的撰编，承蒙工作室成员的大力支持，在此特致以衷心的感谢！

杨德钱

2019 年 10 月

内容提要

  《杨德钱临证治验录》是杨德钱教授浸淫中医数十年的心血之作，总结了杨德钱教授在临床中运用经典实施于临床后的所感所悟。杨德钱教授在临床上并不拘泥于一法，各种治病方法的选择全乎一心，从而选择最有效的辨证治病方式。因此本书主要包含以下几章：第一章为伤寒六经辨证。《伤寒论》所列条文是历代医学家研读时所必须精读的条文，读经典，做临床，学以致用，才是重中之重。第二章为脏腑辨证。脏腑辨证是根据《黄帝内经》中的藏象理论，同时通过历代医家的不断完善，在临床上的具体应用。其辨证思维清晰，辨证环节环环相扣，对于中医初学者有着很好的启迪作用。第三章为气血津液辨证。气、血、津、液是构成人体的基础物质，同样也是维持人体基本活动的物质，其概念首见于《黄帝内经》。气血津液辨证是从气、血、津、液的病理变化入手，分析、诊断各科病证。第四章、第五章、第六章分别为妇人科、男性科及杂病的论述。杨德钱教授虽为中医内科教授，但其博览群书，对其他科属的疾病亦触类旁通，治疗期间每获良效，故对临床典型的病证医案进行归纳总结，分篇罗列于下。附录内容为杨德钱教授对中医"治未病"的深度思考，以及对其方法的探究总结。

  本书内容翔实、语言流畅、逻辑清晰，适合作为中医临床科普用书，也可作为中医临床、教学、科研工作者的重要参考书籍。

医家简介

杨德钱，男，汉族，56岁。成都中医药大学中医学专业毕业，主任中医师，教授，硕士生导师。重庆市中医药学会、中西医结合学会理事，重庆市中医药行业协会名中医分会常务理事，重庆市中医药学会肺病专委会主任委员、内科专委会委员，重庆市名中医，重庆市突出贡献中青年专家，重庆市第五届"先进工作者"，重庆市卫生技术系列高级职称评委会专家，重庆市卫健委中医药重点学科——心血管内科学术带头人。中华中医药学会内科专委会、肺系病专委会委员，全国高健委医疗保健康复专业委员会理事，中国民族医药学会心血管分会理事，全国高血压中医临床诊疗实践指南专家委员会委员，中国医师协会中西医结合高血压血管病专家委员会理事，中国管理科学研究院学术委员会特约研究员，全国中医、中西医结合医院等级评审专家，全县首批基层名老中医药专家传承工作室导师，第六批全国老中医药专家学术经验继承工作指导老师。世界中医药学会联合会亚健康专委会和中医诊断学专委会理事。发表学术论文62篇，著作2部，参编中医专著3部，主持和参与市、县科研项目15项，获重庆市科技成果奖3项和重庆市卫健委中医药科技成果三等奖2项。中医理论扎实，临床经验丰富，医疗技术精湛，医德医风高尚。其学术特点：首辨阴阳，重辨六经。认为疾病的病因病机多以阳虚为主，治疗重视扶阳，擅长用经方及姜、桂枝、附子等温热药治疗重疾沉疴，对中医药治疗心脑血管疾病、肺系病、脾胃病、老年病、妇科病、肿瘤等病深有心得，临床疗效好，名噪渝东南地区。

目　录

第一章　伤寒六经辨证

六经分别为太阳经、阳明经、少阳经、太阴经、少阴经、厥阴经，简称三阴三阳。本章将《伤寒论》条文与临床经验相结合，针对六经及其代表方进行论述，以病案为例，理、法、方、药详备。

一、太阳经证

太阳之为病，脉浮，头项强痛而恶寒。（1）

此条既是太阳病的提纲，也是太阳经证的诊断标准。凡此后言太阳病者，都应该包括脉浮、头项强痛和恶寒这三个临床症状。强，即不柔和，有拘紧感。头项强痛即颈项疼痛拘急，转动不柔顺貌。恶寒，即怕冷。太阳经证的病机为邪束太阳，经气不利，正邪交争，营卫失和。太阳，膀胱经也。太阳之为病，谓太阳膀胱经之为病也。太阳主表，表统荣卫，风邪中卫，寒邪伤荣，均为表病也。脉浮，表病脉也。头项强痛恶寒，表病证也。太阳经脉，上额交颠，入络脑，还出别下项，连风府，故邪客其经，必令头项强痛也。恶寒者，因风寒所伤，故恶之也。凡称太阳病者，皆指此脉证而言也。

▶ 桂枝汤证

病案 1　杨某，女，50 岁，2016 年 4 月 20 日就诊。

主诉： 自汗，反复 3 年。

病史： 患者 3 年前出现自汗，初则每夜汗出，没有在意。继之白天动则汗出，且容易感冒。感冒则鼻塞流清涕，诸身酸楚，四肢清冷，淅淅恶风，但不发热，偶尔不药自愈，多须经药物调治才能康复。纳可，口和，二便调，脉浮缓而虚，舌苔白润。

辨病辨证：自汗病——营卫失调，阳虚不固证。

治法：调和营卫，温阳益气固表。

选方：桂枝汤加味。

用药：桂枝 10g，白芍 10g，炙甘草 5g，生姜 3 片（自备），大枣 3 枚，生龙骨 15g，生牡蛎 15g。3 剂，水煎服，日 1 剂，分早、中、晚三次温服。

医嘱：注意饮食，避免受寒。

二诊 4 月 27 日：服上药后，汗出略减，其余症状好转不明显。守前方，去生龙骨、生牡蛎，加制附片 10g，嘱再服 3 剂。

三诊 4 月 30 日：服上药后，身暖，汗出止，四肢回温，脉缓和有力，舌苔白润。再予桂枝汤原方，药量如上，再合玉屏风散（生黄芪 15g，防风 10g，白术 10g），服用 5 剂后，一切如常。

治疗效果：患者自汗症状消失，感冒次数较前明显降低。

按语：《伤寒论》中有"发汗，遂漏不止，其人恶风"的记载，病因为汗后阳虚，用桂枝加附子汤主治。本案为营卫不和，阳虚不固证，脏无他病，虽未经发汗而汗出不止，故二诊中用桂枝加附子汤获效。继以桂枝汤合玉屏风散，一则调和营卫，一则温阳益气固表，两方合用各建其功，作为治疗阳虚卫表不固的调理方剂，临床每多获效。

病案 2　王某，女，47 岁，2017 年 3 月 6 日就诊。

主诉：失眠 3 年，伴阵发性发热汗出 3 个月。

病史：患者 3 年前出现睡眠欠佳，时轻时重，自行调理可好转。3 个月前因感冒导致失眠加重，伴阵发性发热、汗出，经外地某三甲医院检查未见异常，诊断为"植物神经功能紊乱，疑似更年期综合征"，西医予谷维素等药无效，中医按阴虚发热治疗，服药 2 个月无效，经介绍特来求诊。刻下症：失眠，自汗，阵发性发热，凌晨 3～5 点最明显，腋下体温多在 37.8～39.2℃ 之间，微恶风，饮食、二便尚可，月经正常，舌淡，苔薄白，脉缓软无力。

辨病辨证：内伤发热——营卫不和证。

治法：调和营卫。

选方：桂枝汤加味。

用药：桂枝15g，白芍15g，甘草10g，生姜15g，大枣5枚。3剂，水煎服，日1剂，分早、中、晚三次温服。

医嘱：服药后，药渣煎汤，临卧前泡脚。

治疗效果：患者用药1剂后，当夜汗出多，但睡眠好转，隔日低热退，服完3剂，低热、失眠、汗出、恶风诸症悉除。

按语：桂枝汤又名"小阳旦汤"。原方由桂枝、芍药、甘草、大枣、生姜五味药组成，为主治太阳病中风的方剂。柯琴在《伤寒附翼》曰："此为仲景群方之魁，乃滋阴和阳、调和营卫、解肌发汗之总方也。凡头痛发热，恶风恶寒，其脉浮而弱，汗自出者，不拘何经，不论中风、伤寒、杂病，咸得用此发汗。若妄汗、妄下而表不解者，仍当用此解肌。"方中桂枝辛温，有温通卫阳、解肌祛风的作用。白芍苦酸，微寒，能益阴和营。生姜辛温，合桂枝共同辛甘化阳。大枣味甘，益脾和胃，助芍药益阴以和营。甘草味甘性温，补益中气，调和诸药。诸药合用，共奏解肌祛风，调和营卫、气血、阴阳、脾胃之功。营卫出于中焦，中焦虚则营卫俱损。营不足则卫气失于所附而悍疾，卫气虚则营气失于推动而运行失畅。营卫运行失调，卫气入夜不能正常入于阴，则造成"卫强营弱"的病理状态。故患者失眠选择调和营卫、燮理阴阳之桂枝汤，最为合适。此外，用本方煎水，于临卧前半小时泡脚，有安神之功。此法作用于身体下部，取"上病下治"之意，使心火不亢，心神潜静，契合病机，故不寐证愈。

病案3　赵某，男，55岁，2017年11月8日就诊。

主诉：颈强、肩背酸痛3年，加重2天。

病史：患者颈强、肩背酸痛3年，时轻时重，自行调理可好转。2天前患者因受凉，颈项不适感加重，在院外诊断为"颈椎病"。刻下症：颈强、肩背酸痛，饮食、二便尚可，舌淡苔薄白，脉沉缓。

辨病辨证：项强——风寒外袭，经络痹阻证。

治法：疏风散寒，通经活络。

选方：桂枝加葛根汤。

用药：葛根30g，桂枝15g，赤芍15g，白芍15g，甘草10g，川芎15g，羌活20g，姜黄25g，威灵仙20g，延胡索20g，乳香10g，没药10g，香附10g。3剂，水煎服，日1剂，分早、中、晚三次温服。

医嘱：注意颈部保暖，适当进行颈部功能锻炼。

二诊：服药后，颈部僵直消失，肩背酸痛感减轻，前方去葛根，加海桐皮20g，3剂，水煎服，日1剂，分早、中、晚三次温服。

治疗效果：患者肩背酸痛消失，颈肩部无明显不适感。

按语：桂枝加葛根汤，《伤寒论》载："太阳病，项背强几几，反汗出，恶风者，桂枝加葛根汤主之。"因外感风寒，导致太阳经气不舒，津液不能敷布，经脉失于濡养，出现项背强几几的症状。原方由葛根四两、麻黄三两（去节）、桂枝二两（去皮）、芍药二两、甘草二两（炙）、生姜三两（切）、大枣十二枚（擘）组成。乃桂枝汤减少桂枝、芍药用量，加葛根而成，取其解肌发表，生津舒筋之功。适用于风寒客于太阳经脉，营卫不和的桂枝汤证兼项背强痛者。本方根据治疗肩背酸痛、颈部不适的经验方（葛根30g，桂枝15g，赤芍、白芍各15g，炙甘草10g，川芎15g，羌活20g，姜黄25g，威灵仙20g，生姜4片，大枣10枚）进行加减。方中葛根解肌，善治颈项强痛。白芍柔肝止痛，配合赤芍、川芎、当归、姜黄活血化瘀，通络止痛。桂枝祛风解肌，舒筋活络，羌活祛风散寒，活络止痛。威灵仙活血通络。诸药合用，共奏疏风散寒、通经活络之功。

病案4　陈某，男，47岁，2017年12月27日就诊。

主诉：胸中憋闷3年，加重2天。

病史：患者3年前出现胸中憋闷，今年因胸闷痛住院，诊断为"冠心病"。因胸中憋闷难忍，气短不足以息，有时需要吸氧才能缓解，故长期就诊于我科门诊，发病时多用瓜蒌薤白半夏汤加味而缓解。2天前或者因误服泻药，胸中憋闷难忍，气短不足以息的症状加剧，伴四肢不温，时恶风寒，大便溏，腹胀，舌质淡苔白，脉弦而缓。

辨病辨证：胸痹——胸阳不振证。

治法：温通心脉。

选方：桂枝去芍药加附子汤。

用药：桂枝 10g，生姜 10g，大枣 10 枚，附子 6g，炙甘草 6g。3 剂，水煎服，日 1 剂，分早、中、晚三次温服。

医嘱：流质饮食，少食多餐，注意营养均衡。忌食肥甘厚腻、生冷粗硬、腥膻异味及辛辣刺激之品。

二诊：服药后症状减轻，再服原方 3 剂。

治疗效果：患者胸满、气短、腹胀诸症皆愈。

按语：桂枝去芍药加附子汤源于《伤寒论》，由桂枝、甘草、大枣、生姜、附子组成，适用于太阳病误用下法后，脉促胸满，微恶寒者。桂枝去芍药加附子汤证的主要表现为胸闷或胸痛，病机主要是心胸阳气虚弱而阴寒之气内盛。《金匮要略·胸痹心痛短气病脉证》云："夫脉当取太过不及，阳微阴弦，即胸痹而痛，所以然者，责其极虚也。今阳虚知在上焦，所以胸痹、心痛者，以其阴弦故也。"胸为阳位似天空，心肺二脏居其内，营卫二气由此而得以宣发。如果胸阳不振，阴寒内凝，阳气不能布达而痹阻，会导致心肺气血不畅。患者平日胸痹多用《金匮要略》瓜蒌薤白半夏汤加味，疗效尚可。但由于患者误用下法，导致胸中憋闷难忍，气短不足以息的症状加剧，伴四肢不温，时恶风寒，为胸阳不振之象，所以治当振奋胸阳，蠲除浊阴，用桂枝去芍药加附子汤，"益火之源，以消阴翳"。

▶ 麻黄汤证

病案 1　李某，男，47 岁，2017 年 7 月 14 日就诊。

主诉：发热恶寒 3 日。

病史：患者 3 天前因打篮球后用凉水洗澡感恶寒，无汗，身热，头痛，身酸痛，口不渴，体温 38.6℃。在某医院就诊，化验血常规：白细胞 3.3×10^9/L，中性 0.72，血红蛋白 139g/L，红细胞 4.52×10^{12}/L，血小板 163×10^9/L。服用阿奇霉素、泰诺后汗出热退，继而复发热，行走、站立无力，倦怠神疲，遂来求诊。刻下症：患者着厚衣，仍恶寒，自诉如入冰库，四末不温，肌肤热，无汗，头晕，身重，咳嗽，痰少清稀，胃纳差，大便日一行，口不渴。舌淡红润，苔白腻，脉象浮细。

辨病辨证：太阳伤寒——风寒束表证。

治法：祛风散寒。

选方：麻黄汤。

用药：麻黄 10g，桂枝 6g，杏仁 10g，甘草 6g，党参 10g，附子 6g。1 剂，水煎，顿服。

医嘱：服药后，盖上被子使汗微出，避风寒。

治疗效果：患者用药后热渐退，未再服药，调养 2 天后如常。

按语：寒邪束表，应辛温发散，以驱其邪。汗后不解者，正气虚也。何以知之？脉细知也。《伤寒论》："发汗后，恶寒者，虚故也。"故见脉细。且脉细与脉微弱有别，《伤寒论》："脉微弱者，此无阳也，不可更汗。"脉细则不属禁也。故遵《黄帝内经》（以下简称《内经》）"体若燔炭，汗出而散"之说，选用麻黄汤发汗，因其阳气不足，故加附子党参，珠联而璧合也。

病案 2 廖某，女，22 岁，2017 年 8 月 18 日就诊。

主诉：头晕乏力伴手脚发麻 1 小时。

病史：患者 1 小时前因吹空调，晨起后突然感觉头晕，全身无力，手指、双脚发麻，双下肢疼痛，咽喉疼痛，吞咽口水有痛感，双耳疼痛，头痛剧烈，颈项以及肩背部痛甚，转折不灵，伴发热，无汗，舌淡，苔薄白，脉浮紧。

辨病辨证：太阳伤寒——寒气闭阻证。

治法：祛风散寒。

选方：葛根汤。

用药：葛根 30g，麻黄 15g，桂枝 12g，杏仁 10g，甘草 10g，石膏 40g，知母 12g，蝉蜕 10g，僵蚕 10g，秦艽 15g，板蓝根 20g，大青叶 15g，生姜 3 片（自备）。2 剂，水煎服，日 1 剂，分早、中、晚三次温服。

医嘱：服药后，盖上薄被，吃稀粥以发汗。

治疗效果：患者用药后热渐退，未再服药，头项强痛减轻，四末温，调养 2 天如常。

按语：成都气温潮湿，加上近来夏暑炎热，临床所诊外感患者，多为伤暑伤湿伤热所致，然而本案患者伤寒症状比较典型，未见暑湿之象。尤其是患者出现发热、项背强痛、无汗，乃典型的葛根汤证。在临床上也经常遇到不少项背强几几的葛根汤证患者，但是均未有见到四肢冰凉，麻木疼痛者。患者因寒气侵袭太阳经脉，阳气闭阻，不得舒展外行，故见项背疼痛，四肢厥冷，双脚痛疼发麻。此"厥逆"非少阴病之四肢厥逆，或太阳病误汗亡阳的四逆汤证。患者出现发热、项背强痛、无汗的症状，乃典型的葛根汤证。初诊脉时，触患者手以及脚冰凉，见患者面色以及手指惨白，差点误认为是患者阳气不足，不能温煦，待再扪其额头，头部热烫，体温升高，乃排除这一猜测。所以，切诊不能单纯切脉而已，务必注意全身情况。

病案 3　张某，男，74 岁，2018 年 3 月 19 日就诊。

主诉：咳嗽反复十余年，复发加重 2 天。

病史：患者近 2 日因天气变化，感受风寒后哮喘发作，初期恶寒，发热，头痛，无汗，咳嗽，呼吸紧迫感，喉痒，鼻痒，喘促加剧，喉中痰鸣如水鸡声，咳吐稀痰，不得平卧，胸膈满闷如窒，面色苍白，舌质淡，苔白滑，脉浮紧。听诊双肺可闻及哮鸣音。

辨病辨证：哮喘——外寒内饮证。

治法：辛温解表，温化水饮。

选方：小青龙汤。

用药：麻黄 15g，芍药 15g，细辛 5g，干姜 10g，甘草 10g，桂枝 15g，五味子 15g，半夏 15g。7 剂，水煎服，日 1 剂，分早、中、晚三次温服。

医嘱：流质饮食，少食多餐，注意营养均衡。忌食肥甘厚腻、生冷粗硬、腥膻异味及辛辣刺激之品。

治疗效果：7 日后复诊，患者偶有咳嗽，哮喘未发作。

按语：小青龙汤出自张仲景的《伤寒论》，乃伤寒论中的经典方剂。小青龙汤主要功用为发汗解表、温肺化饮，用于治疗外有表寒、里有寒饮所致之恶寒发热，无汗，咳喘，痰多而稀，或痰饮喘咳，不得平卧，或身重浮肿，舌苔白滑者。本案病机为感受风寒后，新邪引动在里之伏痰，壅于气道，痰气相搏，故呼吸迫促，哮鸣有声。恶寒，发热，头痛，无汗，咳嗽，呼吸紧迫感，喉痒，鼻痒，皆为风寒束表之征；咳吐稀痰，面色苍白，为寒痰在里之象。痰气阻于气道，肺失清肃宣发，气机不得流通，故不得平卧，胸膈满闷如窒，苔白滑，脉浮紧，是外有风寒，内有寒痰之象。本方应用麻黄宣肺平喘，利水，半夏化痰降逆，与干姜相配可温化中焦水寒之邪，五味子敛肺止咳，细辛、五味子一开一阖，以利肺气的升降，干姜、桂枝温化水饮，炙甘草调和诸药。全方奏外散风寒，内除水饮之功，哮喘可止。

病案 4 陈某，男，33 岁，2018 年 5 月 18 日就诊。

主诉：眉棱骨疼痛 3 天。

病史：患者因外出不慎感受风寒，继而出现恶寒发热、双侧眉棱骨疼痛，伴恶心呕吐、轻微咳嗽，无汗，舌红苔薄黄，舌微干，脉弦浮。

辨病辨证：太阳伤寒——面部经脉郁证。

治法：发表散寒，通络止痛。

选方：麻黄汤。

用药：麻黄 12g，杏仁 12g，川芎 12g，桂枝 10g，白芷 10g，炙甘草 6g，藁本 15g。7 剂，水煎服，日 1 剂，分早、中、晚三次温服。

医嘱：清淡饮食，注意营养均衡，忌食肥甘厚腻、生冷粗硬、腥膻异味及辛辣刺激之品。

二诊：服药后，患者眉棱骨疼痛减轻，原方麻黄减至 10g，余药不变，再服 3 剂。

治疗效果：患者眉棱骨疼痛未再发。

按语：麻黄汤证的条文为："太阳病，头痛发热，身痛腰痛，骨节疼痛，恶风，无汗而喘者，麻黄汤主之。"太阳伤寒证的基本病机是寒邪闭表，卫闭营郁，因而出现头痛，发热，身疼，腰痛，骨节疼痛，恶风，无汗而喘等症状，其治，以麻黄汤发汗，汗出则表解。《素问·阴阳应象大论》："邪在皮者，汗而发之。"《素问·生气通天论》："体若燔炭，汗出而散。"《素问·玉机真脏论》："风寒客于人，使人毫毛毕直，皮肤闭而为热，当是之时，可汗而发也。"《素问·阴阳应象大论》："善治者治皮毛，其次治肌肤，其次治筋脉，其次治六腑，其次治五脏。"汗法是八法之首，有是证，用是法，一汗即效。本案症状为感受风寒后出现的发热恶寒，属风寒表实无疑，眉棱骨疼痛属阳明头痛，故用麻黄汤为主方发散风寒，并辅以藁本、川芎散寒活血止痛，专治阳明头痛。

二、阳明经证

阳明之为病，胃家实也。（180）

"胃家实"是对阳明热证、实证病机的高度概括，即津伤燥化，阳明热实。阳明，指的是足阳明胃经。两阳合明名曰阳明，吴崑说：阳明有受纳阳气的作用，其气向里，故主里而又主阖。里，在此指胃肠，它是燥热之邪内与糟粕相结，而不能排出体外的病变。《伤寒论》第180条说："阳明之为病，胃家实是也。"此条不以证候为纲，而以"胃家实"的病理为纲，其涵义包括两点：一是阳明病所包之证广，非片言支语所能道尽。二是张仲景有意识地突出一个"实"字，强调辨证从阳明病实证入手。因为只要辨出实证，也就达到了抓住纲领之目的。清代尤在泾有感于张仲景胃家实的说法，提出："盖阳明以胃实为病之正，以攻下为法之的。"此话一锤定音，道破了阳明病的要害。阳明胃属腑，其生理功能是传化物而不藏，即饮食入胃则胃实，通过胃的腐熟和消化，使代谢物下移于肠，此时肠实而胃虚，只有始终保持这种胃肠的虚实交替的程序，才符合阳明腑以通为顺的生理。若胃肠燥热，而使津液干涸，糟粕结滞，变成燥屎而不能排出体外，导致肠实而胃满，腑气不得通顺畅达，则可形成阳明病的燥实诸证。由此来看，阳明病是因热成燥，因燥成实，故有大便秘结不通的发病特点。大便不下，则又可产生腹满不减，绕脐作痛，疼痛拒按等腹部症状，这些也是胃肠实证的必见之候。阳明既燥热内敛，则阖势已成，势必逼津外出，或见于手足濈濈然汗出，或腋下汗出如洗，或逼津偏渗而小便反数，或逼津下渗而大便下利清水，色纯青而味极臭秽。津液被劫而外亡，肠胃更无以滋，则大便转燥转甚，故为燥屎已成之征。燥屎虽不能出，然腑气时转，故又有"转矢气"的证候特点。阳明为盛阳，抗邪力强，若胃气与燥热相争，则每于申时发潮热。潮热，热来有信，按时而至。此热一见，意味着大便每多成燥。未胃络于心，心主神志与语言，故阳明燥实之证，多见神昏谵语等候。总的说来，阳明病以实证为主，故以不大便、腹满疼痛、热迫津流、矢气潮热、神昏谵语为辨证根据，其脉则以紧而有力，或沉迟有力为准，舌苔以见黄燥，或生芒刺为准。以上的证候反映了阳明病以胃家实为主，突出了阳明为病的特点。

▶ 栀子豉汤证

病案 徐某，女，56 岁，2016 年 12 月 16 日就诊。

主诉：失眠、胸闷 3 天。

病史：患者 3 天前出现胸部满闷，连续 3 晚心中灼热，烦躁难寐，后背疼痛，白天症状减轻，额颐泛红，纳可，口干思饮，大便如常，小便灼热，舌质红，苔薄黄，脉沉弦略数，腹软无压痛。既往史：患者有冠心病病史，平日按时服用地奥心血康、心得安、银杏叶片、丹参滴丸等，从未间断。心电图检查示：V5、V6、ST 段下移。

辨病辨证：不寐——热扰胸膈证。

治法：清热宣郁，和胃除烦。

选方：栀子豉汤。

用药：栀子 10g，豆豉 10g，麦冬 15g，竹叶 10g。3 剂，水煎服，日 1 剂，分早、中、晚三次温服。

医嘱：忌食肥甘厚腻、生冷粗硬、腥膻异味及辛辣刺激之品。

二诊：患者睡眠好转，不再心烦胸闷，背痛亦止，小便仍灼热，此热邪下导之征也，再服原方 3 剂。

治疗效果：患者诸症皆除，神清气爽，夜寐安。

按语：伤寒栀子豉汤证为汗吐下后，表邪已解，余热未尽，郁于胸膈所致。临床辨证要点为胸中烦热，懊憹不寐，舌尖红，苔薄黄。胸为少阳，心脏所居，热邪上扰，可出现心中懊憹，烦乱不宁，似饥不饥，若有百事缠扰，难予摒弃，辗转反侧，坐卧不安，以及身热，头汗出，目赤、鼻衄、口苦、口臭、咽干、咽痛、眩晕，小便黄赤等心神被扰、火热上炎之症状。《伤寒论》栀子豉汤共 6 条，叙症有虚烦不得眠、心中懊憹、烦热、胸中窒、心中结痛、饥不能食、但头汗出等，皆由汗、吐、下后，热邪乘虚客于胸中所致。本证之临床，有伤寒热陷胸膈者，有五志过极、化火扰心者，故不必究热从何来，唯以证是从。

▶ 白虎汤证

病案　李某，女，42岁，2017年8月18日就诊。

主诉：反复发热1周。

病史：患者1周前因天气变化受凉，发热不止，体温高达39.5℃，到当地诊所进行治疗，服用退烧剂（具体不详），当时退烧，但随后体温再次升高，如此往复。近2日患者发热升至40℃，遂就诊，诉口大渴，欲饮冷水，时有汗出，手足厥冷，舌绛苔黄，脉滑而大。

辨病辨证：发热——阳明热盛证。

治法：辛寒清热，生津止渴。

选方：白虎汤。

用药：生石膏30g（包煎），知母9g，炙甘草6g，粳米10g。3剂，水煎服，日1剂，分早、中、晚三次温服。

医嘱：清淡饮食，注意营养均衡，忌食肥甘厚腻、生冷粗硬、腥膻异味及辛辣刺激之品。

治疗效果：服药3剂后，患者即热退厥回而病情好转。

按语：本案乃阳明热盛于内，格阴于外，阴阳不相顺接的"热厥"之证。其特点是发热在前，手足厥冷在后，为阳郁遏于气分，阳气不能外达所致。治宜寒因寒用，用白虎汤直清阳明里热，其厥自回。白虎汤方，三见于《伤寒论》。一在太阳篇，治脉浮滑，一在阳明篇，治三阳合病自汗出者，一在厥阴篇，治脉滑而厥。尤在泾于阳明条下注："若不自汗出者，则太阳为多，白虎不可与矣。"自此说出，医者遇白虎汤证，多因其不自汗即不敢用，此说误人不浅也。盖寒温之证，邪愈深入则愈险。当其由表入里，阳明之府渐实，急投以大剂白虎汤，可保万全无虞。假如当用而不用，由胃实以至肠实而必须降下者，已不敢保其万全无虞也。

▶ 猪苓汤证

病案 钟某，男，51岁，2018年3月16日就诊。

主诉：发热反复5天。

病史：患者5天前外出干活时，遇雨受淋，后发热头痛，四肢困倦，即到当地卫生院进行诊治。卫生院按感冒处理，予以药物口服（具体不详）。患者服药后体温升降反复，无法正常，遂来我院门诊寻求治疗。刻下症：发热，体温38.5℃，无汗，烦渴引饮，唇红面赤，小便黄短，舌红苔黄，脉浮滑，尺脉洪大。血常规：RBC4.5×10^{12}/ml，WBC10.5×10^9/L。尿液检查未见异常。

辨病辨证：发热——阴虚湿热证。

治法：育阴，清热，利水。

选方：猪苓汤加减。

用药：猪苓15g，茯苓15g，阿胶15g（烊化），滑石15g（包煎），泽泻12g，丹皮15g，地骨皮15g。3剂，水煎服，日1剂，分早、中、晚三次温服。

医嘱：清淡饮食，注意营养均衡。忌食肥甘厚腻、生冷粗硬、腥膻异味及辛辣刺激之品。避风寒。

治疗效果：患者诸症悉除。

按语：患者初起冒雨受凉，遂致发热，经治多日不退，并见小便不利、渴饮、舌红、脉浮洪诸症，知邪热已内传下焦，损伤阴分，出现了《伤寒论》第223条"脉浮发热，渴欲饮水，小便不利"的猪苓汤证之因症机转，故径用猪苓汤为主方，育阴清热利水。猪苓、茯苓，皆为渗淡之品，而猪苓生于枫下，得枫根阴柔之气，以其性善化阳，治因热小便不利者尤宜，故用之为主药；用泽泻者，因其能化水气上升以止渴，而后下降以利小便也；用滑石者，其性可代石膏，以清阳明之实热，又能引其热自小便出也；用阿胶者，因太阳之府原与少阴相连，恐诸利水之药或有损于少阴，故加阿胶大滋真阴之品，以助少阴之气化也；加丹皮、地骨皮之属，以加强其滋阴津，清虚热之功。

三、少阳经证

少阳之为病，口苦，咽干，目眩也。（263）

少阳指的是足少阳胆经、足少阳胆府以及手少阳三焦。胆经从足走头，循行于人体的侧面，络于肝，属于胆。胆经的经别入季胁，布胸腔，过心脏。《内经》曰："口苦者……病名曰胆瘅。"《针灸甲乙经》曰："胆者，中精之府。五脏取决于胆，咽为之使。"加之少阳之脉起于目外眦，因此，如果少阳经脉受邪则口苦、咽干、目眩。

从病位而言，少阳病为半表半里的阳性证。其阳热在半表半里的部位，即在胸腹腔间，不能入里，也不能出表。热邪在这个地方，只能顺孔道往上涌，所以出现口苦咽干等孔窍的热象。因热易上亢，故目眩。

从治法而言，少阳经脉所受邪气属于表里之间的邪气，它既不属于表邪，也不属于里邪，故而不能用汗法、吐法、下法。对于非表非里的少阳之邪，误用汗、吐、下法，非但不能祛邪，反而更损正气，以致气血俱虚。气虚者悸，血虚者惊。

从病机上而言，少阳经脉受邪通常为少阳胆府郁火所致。口苦是胆火上炎于口所致；咽干是郁火伤津，津液内乏而干；目眩是郁火沿着经络上扰双目所致；以及胸胁苦满，亦因胆郁化火而无法舒解。可见，少阳证易经府同病、易化火、易气郁。

因口苦、咽干、目眩三症反映了少阳病胆火上炎，灼伤津液，火气为病的特点，故可以作为少阳病的辨证提纲。临证之时，凡见此三症者，即可确认病在少阳。

▶ 小柴胡汤证

病案 杨某，女，60岁，2017年4月20日就诊。

主诉：眩晕3天，加重伴恶心、呕吐1天。

病史：患者3天前出现眩晕，1天前加重，伴恶心、呕吐。刻下症：眩晕、恶心、呕吐、心悸、胸闷、口苦、咽干、口不渴、胃脘部不适、纳眠差、夜尿频、尿清长、舌质淡、苔薄黄、脉弦。既往史：患者高血压病史5

年。查体：血压 168/95mmHg。颈椎 CT：颈椎退行性变。

辨病辨证：眩晕——邪犯少阳证。

治法：和解少阳，温化水饮。

选方：小柴胡汤加减。

用药：柴胡 12g，黄芩 15g，半夏 12g，党参 12g，桂枝 12g，茯苓 15g，泽泻 15g，天麻 12g，陈皮 10g，炙甘草 6g，生姜 10g，大枣 10g。3 剂，水煎服，日 1 剂，分早、中、晚三次温服。

医嘱：避风寒，调情志，禁食辛辣刺激、膏粱厚味饮食。

二诊：患者眩晕明显减轻，恶心、呕吐、心悸、胸闷、口苦、咽干及胃脘部不适消失，纳眠转佳，夜尿频次明显减少，舌质淡，尖部红赤，苔薄白，脉弦。前方加黄连 5g，肉桂 10g，干姜 6g。5 剂，水煎服，分早、中、晚三次温服。

治疗效果：患者病情明显好转，眩晕等症状均消失，无其他不适，纳眠佳，二便正常，舌质淡红，苔薄白，脉弦。查体：血压 135/86mmHg。

按语：《伤寒论》第 263 条："少阳之为病，口苦，咽干，目眩也。"本条为少阳病辨证提纲，与本案病证一致。患者感受病邪，郁而化火，火性炎上，侵犯少阳，胆火上扰清窍，则口、咽、目俱病。少阳胆藏精汁，胆火熏蒸胆汁上溢，则口苦；郁热灼伤阴液则咽干；火热循经上扰清窍，或火热挟水饮上扰清窍，则必头目昏眩；胸胁为少阳经循行部位，邪犯少阳，肝胆经气不利，故胸闷；邪犯胃腑，胃失和降，故胃脘部不适、纳差、喜呕；邪犯少阳，三焦不利，水气内停，上凌于心则心悸；气化失司而不固则小便清长、频数。小柴胡汤，方中柴胡味辛，微寒，宣散透邪，以疏散半表之邪；黄芩苦寒，清泄郁热，以清泄半里之邪热，故柴、芩为伍，寓君、臣之功，以和解表里；半夏、生姜、陈皮辛温，调中和胃，降逆止呕，与桂枝、茯苓、泽泻、天麻伍用兼以温化水饮，息风定眩，共为佐药；使以党参、炙甘草、大枣甘温益气，扶正达邪，健运中州，不受胆木克伐。组方配伍，寒温并用，攻补兼施，升降相宜，调上达下，宣通内外，转运枢机，则少阳以和，故眩止，呕除，悸闷去，苦尽咽润，纳眠佳。

▶ **大柴胡汤证**

病案 张某，男，59 岁，2017 年 10 月 20 日就诊。

主诉：胸痛伴气短 10 天。

病史：患者一年半前无明显诱因出现心前区隐痛，伴胸闷气短，无乏力，疼痛部位位于胸骨后，含服硝酸甘油后缓解不明显，至垫江县中医院就诊，诊断为"冠心病，不稳定性心绞痛"，行冠脉造影和经皮冠状动脉介入治疗，术后常规服药，效果一般。10 天前患者劳累后出现胸痛及后背疼痛，伴气短，无胸闷乏力，每次持续时间为 30 分钟，含服硝酸甘油缓解不明显，伴腹胀满、口苦，食纳一般，眠可，大便偏干，小便调，舌红，苔黄厚腻，脉弦滑。血压 134/86mmHg。既往史：高脂血症病史。现口服阿司匹林片、地尔硫䓬片、单硝酸异山梨酯片、阿托伐他汀钙片。

辨病辨证：胸痹——痰浊壅盛，心脉闭阻证。

治法：豁痰宽胸，活血通脉。

选方：大柴胡汤加减。

用药：柴胡 20g，黄芩 12g，半夏 8g，枳实 10g，白芍 20g，大黄 5g，苍术 10g，厚朴 10g，山楂 20g，甘草 10g，延胡索 12g。7 剂，水煎服，日 1 剂，分早、中、晚三次温服。

医嘱：低盐低脂饮食，畅情志，勿劳累，如有不适及时随诊。

二诊：患者胸痛症状好转，但劳累后会出现胸痛，15 分钟后可自行缓解，口苦、腹胀满基本消失，纳眠可，小便调，大便稀，舌红，苔薄黄腻，脉弦滑，血压 127/90mmHg。前方去大黄，加半夏至 15g，减延胡索至 10g，易枳实为枳壳 12g，加丹参 15g，党参 12g，黄连 5g。10 剂，水煎服，分早、中、晚三次温服。

三诊：患者胸痛症状明显好转，偶有劳累后出现胸痛，疼痛程度减轻，持续几分钟可自行缓解，无口苦、腹胀，纳眠可，二便正常，舌红，苔白腻，脉弦滑，血压 130/84mmHg。前方去延胡索，减白芍至 15g，易党参为人参 6g，加桂枝 15g，干姜 6g，车前子 15g。7 剂，水煎服，分早、中、晚三次温服。

治疗效果：随访半年，患者可进行日常劳作，偶有劳累后出现胸痛，持续数分钟逐渐缓解。

按语：患者形体发育良好，肌肉丰满，体格健硕，肤色偏黑，颈部短粗，胸部前后径大致相当，声音洪亮，上腹角偏宽，按压上腹及胁肋部肌肉有紧张感、疼痛感，正如张仲景大柴胡汤相关条文强调的"心下急""心下痞硬""按之心下满痛"。若上腹部肌肉松软，按压无不适则非大柴胡汤证。患者胸痛彻背、气短为邪闭心脉，胸阳不振，阴寒之邪上乘，阻滞气机；腹胀满，口苦，大便偏干，舌红苔黄腻，脉滑数，为痰瘀壅塞中焦，腑气不通。正如《类证治裁·胸痹》所言："胸痹……由胸中阳气不舒，浊阴得以上逆，而阻其升降，甚则气结咳唾，胸痛彻背。"证属痰浊壅盛，心脉闭阻，治宜豁痰宽胸，活血通脉，方用大柴胡汤化裁，加用苍术、厚朴、延胡索等以助豁痰理气宽胸之功。二诊时患者腑气得通，使痰瘀之邪有出路。因大黄泻下力强，故易为黄连清泄郁热，并加党参、丹参，以小柴胡汤加味使三焦气机条畅，胸阳舒展则症减病轻。三诊时患者症状大减，因痰据心胸，胸阳痹阻，病延日久，耗气伤阳，用人参、桂枝、干姜等益气温阳之品以培本。

▶ 柴胡桂枝干姜汤证

病案　周某，女，59岁，2018年5月20日就诊。

主诉：心慌、胸闷1周。

病史：患者自1周前起，时有胸前区发紧感，持续约数分钟，情绪烦躁时心慌症状明显，全身乏力，平时怕冷，喜热食，纳可，眠差，入睡困难，梦多，易醒，小便正常，大便不成形，舌淡红，有裂纹，边有齿痕，苔白，左寸脉滑，关脉弦，尺脉沉。心电图示：窦性心律，ST-T改变。

辨病辨证：胸痹——枢机不利，痰结津伤证。

治法：和解少阳，化痰滋阴。

选方：柴胡桂枝干姜汤加减。

用药：柴胡15g，桂枝9g，干姜9g，天花粉18g，茯苓18g，生龙骨30g，生牡蛎30g，山茱萸15g，白术9g，黄芩12g，天冬30g，香附9g，大枣 15g，炙甘草 15g。7 剂，水煎服，日 1 剂，分早、中、晚三次温服。

医嘱： 低盐低脂饮食，畅情志，勿劳累，如有不适及时随诊。

二诊： 患者服药 1 周后，心慌、胸闷减轻，睡眠改善，大便成形，手温，舌淡红，裂纹变浅，苔薄白，寸脉平、关脉弦缓，尺略沉。守方继服 7 剂，水煎服，分早、中、晚三次温服。

治疗效果： 患者诸症好转。

按语： 本案患者胸闷，有胸前区发紧感，心中悸动不安，关脉弦、寸脉滑，为少阳枢机不利，气化失常，痰饮内结于胸胁；喜热食、大便不成形，为脾胃虚寒，运化、腐熟功能减弱，受盛无权；舌淡红，有裂纹，边有齿痕，苔白，为少阳郁热津伤。内有痰湿蕴结；尺脉沉为肾虚之候，肝肾同源，肾虚则水不涵木，影响少阳枢机功能。柴胡桂枝干姜汤正是取柴胡、黄芩和解少阳，枢转气机；龙骨、牡蛎软坚散结；桂枝、干姜温化痰饮，稍加茯苓、白术、甘草健脾利湿，取苓桂术甘汤温阳化饮之意；天花粉、山茱萸、天冬补益肝肾，滋阴润燥；香附疏肝解郁；大枣养胃。诸药相伍，共奏和解少阳，化痰滋阴之功。

四、太阴经证

太阴之为病，腹满而吐，食不下，自利益甚，时腹自痛。若下之，必胸下结硬。（273）

清代柯琴在《伤寒论注》中说："仲景作论大法，六经各立病机一条，提揭一经纲领……看诸总纲，各立门户，其意可知。"此条文点明太阴病的提纲，提示太阴病的基本病机为脾阳虚弱，运化失职，寒湿内盛，升降失常，即张仲景所言的"脏有寒"。因为脾阳虚弱，饮食水谷无法正常运化，故食不下。同时，脾胃为人体气机升降之枢纽。太阴脾胃虚寒，气机失常，导致下焦浊阴上逆，故腹满而吐。而脾阳虚弱，清阳不升，寒湿下注，则自利益甚。《素问·经脉别论》言："饮入于胃，游溢精气，上输于脾。脾气散精，上归于肺，通调水道，下输膀胱。水精四布，五经并行，合于四时五脏阴阳，揆度以为常也。"中焦脾胃虚弱，不能正常地化生输布津血，则津虚血弱，机体不能得到濡养，或中焦虚寒，寒凝气滞，皆可导致时腹自痛，疼痛特点为时作时止，喜温喜按，此时应与阳明腹痛相鉴别。如医者临证诊断错误，以性味苦寒之剂下之，则中焦虚寒随即加重，出现胸下结硬的症状。

太阴病的成因，不外乎三条：一为邪气太盛（主要是寒湿之邪），或素体脾胃虚寒，无力抗邪，致使外邪直中太阴；二为先天不足，脏气虚弱，或忧思伤脾，或饮食劳倦所伤，致使脾阳虚弱，运化失职；三为三阳病失治误治，传经入里，损伤中阳，发为太阴病。

至于本病的治疗原则，张仲景在《伤寒论》提出本病"当温之"。因此，太阴病本证当以理中汤、四逆汤之类的方剂温中散寒。而在兼证中，太阴病兼表虚证候者，其病机特点与中风类似，治疗当以桂枝汤类调和营卫，温阳和里。兼腹痛者，此因太阴经络不通，血脉拘急，治宜通阳益脾，活络止痛，用桂枝芍药汤。如腹痛剧烈，疼痛拒按，此脾络淤滞，用桂枝加大黄汤化瘀通络。兼寒湿发黄者则于寒湿中求之。后世对于太阴病的治疗，亦有所补充，程国彭在《医学心悟》中提及："今先举传入太阴者言之。其见症也，腹满痛，嗌干，脉沉实，大柴胡汤主之。若自利，去大黄，加黄连以清之。"此条对指导临床治疗意义重大。

杨德钱教授研习《伤寒》，认为本病虽病在太阴，然与少阳、少阴病理相接，因此治疗本病，既要注意和少阳，也要注意养少阴，临床多配柴胡、川芎以理气，多用肉桂、干姜以温补。

太阴脏虚寒证

《伤寒论》第 277 条："自利不渴者，属太阴，以其脏有寒故也。当温之，宜服四逆辈。"本条文论述了太阴本证的病性、病机及治疗。"脏有寒"指出太阴病本证的病机为脾阳虚弱，寒湿下注，是故自利，而病性属虚属寒，故不渴。而"不渴"不仅能与热性下利相鉴别，又可与少阴"自利而渴"相鉴别。综上，太阴病证以虚寒为主，故治"当温之"。选用理中汤、四逆汤之类的方剂温中散寒，健脾燥湿。

▶ **理中汤证**

病案 陈某，男，48岁，2016年3月15日就诊。

主诉： 腹痛腹泻2年。

病史： 患者2年前无明显诱因出现腹痛腹泻，日行3～6次，某医院诊断为"慢性结肠炎"，治疗效果不稳定，稍进食生冷油腻之品即复发，故来诊治。刻下症：腹部隐痛，喜温喜按，便下稀溏，伴少量色白黏，里急后重，日行3～6次，畏寒肢冷，口淡不渴，面色少华，神疲纳呆，睡眠欠佳，小便量少，舌质淡，苔白滑，脉沉细。粪便镜检有红细胞、白细胞及少量吞噬细胞。

辨病辨证： 太阴病——太阴脏虚寒证。

治法： 温中散寒，渗湿止泻。

选方： 附子理中汤加减。

用药： 白附片20g（先煎），党参30g，炒白术15g，干姜12g，茯苓20g，山药30g，升麻12g，木香12g，柴胡10g，炙甘草10g，生龙骨20g，生牡蛎20g。7剂，水煎服，日1剂，分早、中、晚三次温服。

医嘱： 忌食生冷辛辣油腻，调畅情志，注意保暖。

二诊3月22日： 患者已无明显腹痛，腹泻、睡眠情况有所缓解，近2天大便日行两三次，质地偏稀，口不干不苦，仍有四肢不温，畏寒，小便可，舌淡，苔白滑，脉沉。

党参30g，炒白术15g，干姜12g，茯苓20g，山药30g，升麻12g，木香12g，柴胡10g，炙甘草10g，生龙骨20g，生牡蛎20g，吴茱萸15g，白附片20g（先煎）。7剂，水煎服，日1剂，分早、中、晚三次温服。

三诊3月29日： 患者服药后，腹痛腹泻明显缓解，大便日解2次，成形，无黏液便，四肢不温、畏寒等症较前有所缓解，无口渴，纳食可，睡眠可，小便调，舌质淡，边有齿痕，苔白滑，脉沉迟。

党参30g，炒白术15g，干姜15g，茯苓20g，山药30g，升麻12g，木香12g，柴胡10g，炙甘草10g，桂枝10g，吴茱萸15g，白附片20g（先煎）。5剂，水煎服，日1剂，分早、中、晚三次温服。

四诊4月5日：患者服药5剂后，诸症好转，手足不温症状较前明显缓解，纳可，眠可，二便调，舌质淡红，苔白滑，脉濡。

党参20g，炒白术15g，茯苓15g，炙甘草10g，黄芪15g，防风12g，柴胡10g，白芍15g。3剂，水煎服，日1剂，分早、中、晚三次温服。

治疗效果：患者腹痛腹泻基本缓解，四肢不温症状较前明显减轻，其余诸症好转。随访半年，患者未复发。

按语：本案患者腹泻2年多，因其口淡不渴，故辨为太阴病——太阴脏虚寒证。其病机为中焦虚寒，脾失健运，寒湿内盛下注。方以附子理中汤温中健脾，加升麻升举阳气；茯苓健脾渗湿；山药以助健脾之功；木香行气止痛；柴胡疏肝解郁之余，又助升阳之功；再以龙骨、牡蛎重镇安神、涩肠止泻。药切病机，用之则效。效不更方，二诊加吴茱萸助温中之功，三诊易龙骨、牡蛎为桂枝通阳复脉，以助脾阳达其所主，以温四肢。四诊诸症好转，辅以四君子汤合玉屏风散健脾强卫，扶正抗邪。用柴胡、白芍者，因脾阳初复，疏肝柔肝以防肝木乘脾。

▶ 四逆汤证

病案 刘某，男，58岁，2017年5月10日就诊。

主诉：腹满纳呆伴腹泻、腹痛3年。

病史：患者3年前出现腹部胀满，食少纳呆，伴腹泻、腹痛，腰膝冷软无力，四肢发凉，夜寐欠佳，小便清白频数，大便溏泄，甚则水样便，日行四五次，遇天气变化即可复发加重。患者常年在外打工，时常风餐露宿，又贪凉饮冷。近年来出现畏寒，冬欲盖被，夏喜秋衣，恶开空调。饮食稍凉即胃肠不适。曾于外院诊断为"慢性胃炎、慢性结肠炎"，服用中西药物治疗，效果不佳，遂来就诊。刻下症：腹满纳呆，腹痛腹泻，完谷不化，四肢冰凉，身着两件棉袄，口淡不渴，夜寐欠佳，多梦，小便清长，舌淡白，边有齿痕，苔白滑，脉沉迟。

辨病辨证：太阴病——太阴脏虚寒证。

治法：温中缓急，散寒通阳。

选方：四逆汤加减。

用药：白附片20g（先煎），干姜20g，甘草30g，黄芪30g，炒白术30g，桂枝15g，吴茱萸15g，党参30g，肉桂10g，生牡蛎20g，生龙骨20g。7剂，水煎服，日1剂，分早、中、晚三次温服。

医嘱：忌食生冷辛辣油腻食品，调畅情志，注意保暖。可艾灸中脘、关元、足三里等穴，用艾叶煎水泡脚。

二诊5月17日：患者腹胀明显缓解，饮食有所好转，时有腹痛，腹泻减轻，日行3次左右，大便稀溏，睡眠改善，肢体不温较前无明显改善，口不渴不苦，小便调，舌淡白，苔白腻，脉沉迟。

白附片30g（先煎），干姜25g，甘草30g，黄芪30g，炒白术30g，桂枝15g，吴茱萸20g，党参30g，肉桂12g，生牡蛎20g，生龙骨20g，白芍15g。7剂，水煎服，日1剂，分早、中、晚三次温服。

三诊5月24日：患者腹满明显缓解，纳食逐渐恢复，每餐能食一碗米饭，且饭前有饥饿感，未诉明显腹痛，腹泻症状进一步减轻，日行两三次，且首次大便成形，夜寐明显缓解，可安稳睡眠5小时左右，然肢体不温症状稍有缓解，无口干口苦，小便调，舌淡白，苔白腻，脉沉。

白附片40g（先煎），干姜25g，甘草30g，黄芪30g，炒白术30g，桂枝15g，吴茱萸20g，补骨脂20g，肉桂10g，生牡蛎20g，生龙骨20g，白芍15g。5剂，水煎服，日1剂，分早、中、晚三次温服。

四诊5月30日：患者腹满腹痛好转，纳食基本恢复，大便日行2次，偶有稀便，夜寐可，肢体不温症状逐渐缓解，身着衣裤与旁人基本一致，但手脚仍较冰凉，口淡不渴，小便调，舌淡白，苔薄白腻，脉沉。

白附片50g（先煎），干姜25g，甘草30g，黄芪30g，炒白术30g，桂枝15g，吴茱萸20g，补骨脂20g，肉桂10g，白芍15g，川芎12g，防风12g。5剂，水煎服，日1剂，分早、中、晚三次温服。

治疗效果：患者诸症好转，肢体不温基本缓解，其余诸症皆除。随访1年多，患者未再复发。

按语：患者常年在外打工，风餐露宿，一则易受寒侵袭，二则贪凉饮冷，损伤脾阳，从而致使脾阳虚弱，寒湿内盛，故腹满腹痛；脾主四肢，脾阳不足，则肢体不温；本病日久，损及少阴，故腰膝酸冷，小便清长。

然病主在中焦,"自利不渴者,属太阴"(《伤寒论》),故仍辨为太阴病。其寒象较重,故用方四逆汤加减,温中缓急,散寒通阳。方中白附片、干姜、甘草为四逆汤,可救逆回阳,再配以吴茱萸、肉桂温中散寒,用以振太阴少阴之阳气;《素问·阴阳应象大论》有言:"阳化气。"张介宾注言:"阳动而散,故化气。"说明补气与补阳密不可分。故而本案在用四逆汤补阳时配伍黄芪、白术、党参补气;龙骨、牡蛎针对患者夜寐不安,既能安神,又可止泻;用桂枝助阳气行散,通达四肢,温煦脏腑,为使药,使阳气得复,阴寒自消。二诊患者症状皆有缓解,肢体不温症状却无明显改善,故加大白附片、肉桂、吴茱萸等温阳药用量,配以白芍,一者,可防温燥太过,二者,可柔肝缓急止痛,用药立效,而无口干。三诊逐渐加大白附片量,再加用苦辛、大温之补骨脂。补骨脂归脾肾二经,可温肾补阳、温脾止泻。睡眠好转后,随症换药,去龙骨、牡蛎,加防风、川芎。此因本案以四肢不温为主,故用防风、川芎,疏通经络,以助桂枝通阳之功。

太阴中风证

《伤寒论》第274条:"太阴中风,四肢烦疼,阳微阴涩而长者,为欲愈。"本条文中的"烦疼"为并列结构,即"烦"和"疼"都是一种病症,谓疼痛不适。其缘由乃风寒邪气侵袭四末,致使局部气血失和,筋脉拘挛而发疼痛。之所以辨为太阴病,是因为脾主四肢,四肢为太阴之表,故此证也有学者称之为太阴表证。本证因无头项强痛、恶寒发热,而与太阳病鉴别。张仲景在《伤寒论》第276条指出:"太阴病,脉浮者,可发汗,宜桂枝汤。"提示太阴中风,四肢烦疼不能自愈者,当用桂枝汤疏通经络,调和营卫。

▶ 桂枝汤证

病案 李某,男,47岁,2016年7月15日就诊。

主诉: 四肢疼痛不适半年。

病史: 患者半年前受寒后出现四肢疼痛,遇寒加重。刻下症:四肢疼痛,以酸痛为主,肘膝较甚,伴有麻木,汗出较多,汗后身凉,无发热,时有头晕，纳差，寐差，疲乏身重，大便溏，日2次，小便可，舌淡红苔薄腻，脉浮。抗核抗体检查阴性，CRP稍增高。

辨病辨证：太阴病——太阴中风证。

治法：调和营卫，温阳和里。

选方：桂枝汤加减。

用药：黄芪18g，白芍15g，桂枝15g，生姜6g，大枣6g，甘草10g，炒白术15g，黄芪30g。5剂，水煎服，日1剂，分早、中、晚三次温服。

二诊7月22日：患者服药5剂后，肢体疼痛明显好转，尤以上肢缓解为显，汗出较前减轻，头晕好转，纳食有所好转，仍寐不安，精神可，略疲乏，大便日行2次，成形，舌淡红，苔白腻，脉濡。

黄芪18g，白芍15g，桂枝15g，生姜6g，大枣6g，甘草10g，炒白术15g 鸡血藤15g，酸枣仁10g。7剂，水煎服，日1剂，分早、中、晚三次温服。

治疗效果：患者诸症基本缓解。随访3个月，患者未复发。

按语：本案因风寒之邪外袭四末，气血不和，筋脉失养，故肢体关节疼痛麻木；里虚则纳差；腠理疏松，外受，风邪，故微恶风寒，汗出较多、汗后身凉；外受风寒，内则影响气机，太阴气机不畅，清阳上升受影响，则时有头晕，夜寐不安；水湿下流，则大便溏，日2次；水饮困表，则身重疲乏；脉浮提示病机的主要矛盾在表而非里。患者一派风寒外袭四末、营卫不和之象，兼有轻微的太阴虚寒，故辨为太阴中风证。故治以桂枝汤，加黄芪、白术，既可调和营卫以去"脉浮"之象，又可温补中虚以除太阴之病。

太阴腹痛证

《伤寒论》第279条："本太阳病，医反下之，因而腹满时痛者，属太阴也，桂枝加芍药汤主之。大实痛者，桂枝加大黄汤主之。"本条证型，属太阳病误下伤脾，致使脾家经脉气血不和之腹痛证。其经脉气血不和之轻者，出现腹满时痛，治以桂枝加芍药汤；其重者，经脉气血瘀滞，遂致"大实痛"，治以桂枝加大黄汤。本证无论轻重，均为病在太阴脾之经脉气血不和，非病在脾阳虚，故病情中只现腹满、腹痛，而无吐利之症。

▶ 桂枝加大黄汤证

病案 林某，女，27岁，2016年2月12日就诊。

主诉： 小腹疼痛剧烈1周。

病史： 患者于20天前生产，产后第6天恶露已尽。1周前，患者出现小腹疼痛急剧，大便不行4天。刻下症：腹痛剧烈，急迫难忍，夜间尤甚，纳差，寐不安，小便调，大便不通，无便意，查其下腹疼痛拒按，舌质淡，舌下脉络青紫，苔白腻，脉弦涩。产科彩超提示：宫腔内有少量积液。

辨病辨证： 太阴病——太阴腹痛证。

治法： 温阳通络，导滞行瘀。

选方： 桂枝加大黄汤。

用药： 桂枝12g，赤芍20g，大枣10g，炙甘草10g，生姜10g，生大黄10g（后下），生白术15g，黄芪30g，当归20g，川芎12g，火麻仁20g。5剂，水煎服，日1剂，分早、中、晚三次温服。

医嘱： 忌食生冷辛辣油腻食品，调畅情志，注意保暖。可用小茴香或盐封包外敷。

二诊2月19日： 患者服药2剂后，大便已通，现大便通畅，日行一两次，成形，腹痛较前减轻，饮食改善，夜间疼痛，夜寐欠佳，舌淡红，苔薄白腻，脉弦涩。

桂枝12g，赤芍20g，大枣10g，炙甘草10g，生姜10g，酒大黄8g，炒白术12g，黄芪30g，当归20g，川芎12g，木香12g，香附15g。7剂，水煎服，日1剂，分早、中、晚三次温服。

三诊2月26日： 患者腹痛明显减轻，夜寐安，纳食可，二便调，舌淡红，苔薄白，脉弦滑。

桂枝12g，白芍20g，大枣10g，炙甘草10g，生姜10g，炒白术15g，黄芪15g，当归20g，川芎12g，桃仁12g，干姜12g。5剂，水煎服，日1剂，分早、中、晚三次温服。

治疗效果： 患者诸症皆除。

按语： 产后多虚，多瘀。患者素体虚弱，脾胃虚寒，中阳不足，寒湿内生，湿阻气滞，络脉瘀阻故见腹痛剧烈；气滞不行，腑气不畅，故见大便秘结；中阳不足，寒湿内盛，故见舌淡苔白；病在太阴，腹痛故见脉弦；气滞致瘀，则脉涩，舌下脉络青紫。故辨证太阴腹痛，即张仲景言"大实痛"，用桂枝加大黄汤加减。方中桂枝汤调和营卫，加赤芍（白芍长于柔肝止痛，芍则长于活血祛瘀止痛），主邪气腹痛，除血痹；加大黄，一则此证因腹部血络瘀滞，取大黄活血之功，二则因此证有大便不通之症，取大黄通便之用；黄芪、白术温中健脾；当归、川芎痛经行气活血；火麻仁润肠通便。后加木香、香附行气止痛。诸症减轻后，再予桂枝汤合生化汤巩固疗效，调和营卫，去瘀生新。

▶ 桂枝加芍药汤证

病案　何某，男，50岁，2016年11月1日就诊。

主诉：腹部胀满伴疼痛半月。

病史：患者有慢性胃炎病史10年，常吐清涎，纳食欠佳，偶有烧心感。1个月前患者不慎受凉，出现头痛项强，身热微恶寒，体痛，半月后，又见口干口苦，上腹部胀痛，大便3天未解，苔白根部黄腻，脉弦数。半月前患者在某医院诊为"太阳阳明并病"，与调胃承气汤合小柴胡汤治疗。患者服药后吐泻不止，腹满更甚，有时腹部剧痛，周身疼痛。刻下症：腹部胀满不适，伴腹痛，胀痛为主，阵发加重，口淡不苦，微恶风寒，四肢不温，纳食欠佳，夜寐不安，二便调，舌淡苔白滑，脉沉细涩。

辨病辨证：太阴病——太阴腹痛证。

治法：健脾温阳，调和营卫。

选方：桂枝加芍药汤。

用药：桂枝12g，白芍25g，生姜10g，炙甘草10g，大枣10g，木香20g，川芎12g，柴胡12g，香附30g，干姜15g，黄芪30g。5剂，水煎服，日1剂，分早、中、晚三次温服。

二诊11月8日：患者腹满腹痛改善明显，四肢不温好转，二便调，纳食欠佳，夜寐安，舌淡苔白腻，脉涩，重按无力。再服原方5剂。

三诊11月15日：患者无腹胀腹满，时有反酸，饮食较前有所改善，夜寐安，舌淡苔薄白腻，脉弱。

党参 30g，茯苓 20g，炒白术 15g，炙甘草 10g，黄芪 30g，干姜 15g，厚朴 12g，海螵蛸 30g，瓦楞子 30g。10 剂，水煎服，日 1 剂，分早、中、晚三次温服。

治疗效果：患者腹满腹痛好转，反酸基本缓解，纳食佳，寐安。

按语：本案患者素体脾气不足，运化失职，湿浊内阻。又加感受风寒，出现恶寒体痛等症，后因误用下药，更伤脾阳，导致中焦虚寒，气机郁滞，脾络瘀阻，不通则痛。正如《伤寒论》所言："本太阳病，医反下之，因而腹满时痛者，属太阴也。"舌淡苔白滑，脉沉细涩均为脾阳不足，寒湿内盛之征。本证即为营卫失和之腹痛，取桂枝汤调和营卫，加芍药针对腹痛之症。桂枝汤为"群方之祖"，桂枝配甘草辛甘化阳，通阳益脾；生姜大枣亦能辛甘助阳；而重用白芍，既可柔肝止痛，与甘草大枣等，又可酸甘化阴。故桂枝汤虽为解表剂，然实则调和阴阳之功。再配以柴胡、川芎、香附、木香健脾行气止痛；用干姜、黄芪温中健脾以扶正治本。腹痛等症皆除后，予四君子汤加味，以健脾巩固疗效。

五、少阴经证

少阴之为病，脉微细，但欲寐也。（281）

此条文为少阴病的提纲，不同医家对其性质有不同的看法。有的医家认为此条文是少阴病寒化证的提纲，有的医家认为此条文是少阴病热化证的提纲，还有医家认为此条文是整个少阴病的提纲，涵盖寒化、热化二证，即总纲。杨德钱教授认同最后一个观点，认为此条文为少阴病的总纲。清代医家沈又彭说："微，薄也，属阳虚；细，小也，属阴虚。但欲寐者，卫气行于阴而不能行于阳也，此是少阴病之提纲，凡称少阴病，必见但欲寐之证情，而其脉微或细，见一即是，不必并见。"清代温病学家陈平伯亦说："微细是少阴之病脉，欲寐是少阴之病情，以少阴为藏精之脏，生气之源，邪入其经而枢机不利，则精不上承而脉微细，神不精明而但欲寐，无论寒邪、热邪，病则皆见是证是脉，故以此为少阴病提纲。"病至少阴，心肾虚衰，阴阳气血俱虚，阳气衰微则鼓脉无力，故见脉微；阴血不足，脉道不充，故脉细；阳虚，则精神萎靡；阴虚，肌肉骨节充养不足，则致疲惫不堪，因此患者出现似睡非睡的衰弱状态。"脉细微，但欲寐"正是少阴阴阳俱衰而又以肾阳虚为主的特征。之所以发少阴病，其因有二，一者，他经传变：多由三阳病或太阴病失治误治，损及心肾，邪犯少阴；二者，外邪直中：患者年老体弱、脏腑虚衰，或肾阳素虚，导致少阴正气空虚，邪气直中而发病。正如《医学心悟》言："少阴经病，有传、有中。"

少阴病临床症状多变，病情较为复杂，故当仔细辨识。少阴寒化证为阳气虚衰，阴寒内盛所致，症见无热恶寒，呕吐，下利清谷不止，脉微细等一派虚寒之象。然在阴盛阳虚的基础上，又可出现阴盛格阳之真寒假热、阳虚水泛、寒湿凝滞、下焦滑脱等多种病证。而少阴热化证为阴虚火旺，心肾不交所致，症见心烦，不得眠，舌红少苔，脉细数等一派阴虚内热之象。在其基础上又能出现水热互结等病证。另外还可因为少阴阳气内郁，致阳郁厥逆之证。少阴经上达咽喉，故又可出现咽痛等症。总之，少阴病临床表现颇为复杂，应仔细体会。

其治疗之法，少阴寒化治宜回阳救逆，代表方为四逆汤；热化证宜养阴清热，代表方为黄连阿胶汤；阳郁致厥证，宜调畅气机、透达郁阳，代表方为四逆散。至于其兼证、变证，要本着辨证论治的原则，随证选用麻黄细辛附子汤、大承气汤等。治疗少阴咽痛证以利咽止痛为主。

▶ 四逆汤证

病案 1　文某，男，56 岁，2016 年 5 月 4 日就诊。

主诉： 嗜睡半年余。

病史： 患者半年前无明显诱因出现嗜睡，怕冷等症，逐渐加重，最近站立也能睡着，在外院用金匮肾气丸等长期治疗无效，遂来就诊。刻下症：嗜睡，语声低微，回答应题，精神差，怕冷，自觉腰背寒风习习，寒气透骨，四肢厥冷，纳欠佳，二便调，口不渴，舌淡苔白稍厚腻，脉沉紧。

辨病辨证： 少阴病——少阴寒化证。

治法： 温阳救逆。

选方： 四逆汤加减。

用药：白附片 30g（先煎），干姜 30g，炙甘草 30g，肉桂 20g，巴戟天 20g，枸杞子 15g。3 剂，水煎服，日 1 剂，分早、中、晚三次温服。

医嘱：①可用艾叶泡脚；②忌食生冷寒凉；③煎药宜久煎、浓煎。

二诊 5 月 8 日：患者嗜睡改善不明显，但是精神稍有好转，其余症状皆无明显变化，舌淡苔白稍厚腻，脉沉紧。

白附片 60g（先煎），干姜 60g，炙甘草 60g。3 剂，水煎服，日 1 剂，分早、中、晚三次温服。

三诊 5 月 11 日：患者嗜睡较前缓解，上午症状不明显，怕冷、纳差等症状均有好转，现无寒凉透骨感。效不更方，再服前方 7 剂。

四诊 5 月 18 日：患者嗜睡较前明显缓解，晚上 10 点睡觉，一天睡 8 小时左右，白天精神可，纳食可，腰背四肢不温较前明显缓解，舌淡红，苔薄黄，脉滑。

熟地黄 30g，山药 30g，牡丹皮 20g，泽泻 12g，山茱萸 15g，茯苓 20g，桂枝 12g，白附片 15g（先煎）。5 剂，水煎服，日 1 剂，分早、中、晚三次温服。

治疗效果：患者诸症皆除。随访半年，患者未再复发。

按语：患者主症嗜睡，正是少阴病"但欲寐"的症状。畏寒怕冷，腰背寒风习习，寒气透骨，纳欠佳，四肢厥冷，脉沉紧均是阳气虚衰、阴寒内盛的表现，故治以四逆汤回阳救逆，温中散寒。患者之前在外院处方的金匮肾气丸亦为温阳基本方，应当用之有效，但是患者阳虚至极，阴寒内盛，病重药轻，杯水车薪，于事无补。正如张景岳在《景岳全书》中所说："用补之法，贵乎轻重有度，难从简也。"故而本案在处方上用了大剂量的四逆汤。首诊时，用肉桂以防相火妄动，巴戟天温补肝肾，枸杞子起佐制用，应"阴中求阳"之言，然效果仍不明显。考虑本案乃阳气至虚，机能推动无力，神失所养，故肉桂引火归元，致使阳气补而不走；枸杞子性滋腻，阻碍阳气运行；巴戟天虽补肝肾，然力不足。因此在二诊时去其加味，加大剂量，以其纯补回阳。因此方药力强大，方能斩关夺门，破阴回阳，起到显著疗效。而后，连服重剂四逆汤 10 剂后，阳气得复，最后以肾气丸收功。

病案 2　林某，女，65 岁，2016 年 9 月 2 日就诊。

主诉：心胸憋闷隐痛、气短、心悸 1 年，加重半年。

病史：患者 1 周前因胸闷疼痛，冷汗淋漓，气短，喘促，倚息不得卧而就诊于当地某医院，诊断为"急性左心衰"，治疗 10 天后病情未见好转，遂放弃治疗而出院。出院后家属心有不甘，遂邀余前往诊治。刻下症见：面青息微弱，口鼻气冷，唇甲青紫，舌冷如冰，四肢厥冷，尿少，水肿，舌质紫暗苔白润，舌面水滑，脉微欲绝。

辨病辨证：少阴病——亡阳欲绝证。

治法：回阳救逆，补气固脱，活血通脉。

选方：四逆汤加味。

用药：白附片 50g（先煎），干姜 40g，炙甘草 50g，人参 20g，红芪 20g，桂枝 15g，炒白术 15g，茯苓 30g，五灵脂 12g，丹参 30g，檀香 12g，砂仁 15g，法半夏 12g，山茱萸 30g。7 剂，水煎服，日 1 剂，分早、中、晚三次温服。

医嘱：戒烟限酒；清淡饮食，控制喝水量；调畅情志；适当运动。

二诊 9 月 9 日：患者服药第 1 剂第一煎之后数分钟，即呕吐殆尽，继服第 2 煎，无呕吐且胸中略感舒畅。待 7 剂药服毕，患者心中憋闷疼痛感已十去六七。患者神清，语声低弱，面色苍白，气短乏力，手足不温，尿多肿消，舌淡而温，苔薄白而润，脉细无力。

白附片 50g（先煎），干姜 40g，炙甘草 50g，人参 20g，红芪 30g，桂枝 15g，炒白术 15g，茯苓 30g，五灵脂 12g，丹参 30g，檀香 12g，砂仁 15g，法半夏 12g，山茱萸 30g，三七粉 6g。5 剂，水煎服，日 1 剂，分早、中、晚三次温服。

三诊 9 月 14 日：患者四肢已温，饮食如常，起卧自如，仍气短乏力，舌淡红，苔薄润脉细弱。病已愈八九，故酌减前方回阳之力，辅以复脉之品。

白附片 20g（先煎），干姜 15g，炙甘草 10g，黄芪 30g，人参 15g，麦冬 15g，五味子 15g，山茱萸 15g，丹参 30g，檀香 12g，砂仁 15g，桂枝 12g，炒白术 15g，茯苓 20g，五灵脂 15g。10 剂，水煎服，日 1 剂，分早、中、晚三次温服。

治疗效果：患者诸症悉除，随访 3 年未复发。

按语：本案气脱阳亡之势昭然在目，非张仲景辛热重剂难能回阳救脱。故重用大辛大热之白附片、干姜以回阳救逆；人参、红芪、炙甘草甘温力宏，补气固脱；山茱萸酸敛固脱；桂枝振奋心阳，温通血脉；白术、茯苓及半夏健脾利湿化饮；丹参、五灵脂活血通脉；檀香、砂仁理气止痛。诸药合用，切中病机，故效如桴鼓，救垂危于须臾。

▶ 真武汤证

病案 1 李某，男，36 岁，2017 年 2 月 3 日就诊。

主诉：肢体水肿 3 年，加重半月。

病史：患者有 3 年肾病综合征病史，近半月因肢体水肿加重前来诊治。刻下症：肢体水肿，腰酸困痛，小便不利，手足不温，倦怠乏力，不思饮食，大便溏泄，舌质胖淡，边有齿痕，苔白厚腻，脉沉弱。检查：蛋白尿（+++）。

辨病辨证：少阴病——阳虚水泛证。

治法：温补脾肾，化气行水。

选方：真武汤加减。

用药：茯苓 20g，白芍 15g，生姜 15g，炒白术 15g，白附片 15g（先煎），桂枝 12g，红参 10g，干姜 15g，法半夏 10g，陈皮 12g，阿胶 20g（烊化），炙甘草 10g。6 剂，水煎服，日 1 剂，分早、中、晚三次温服。

二诊 2 月 10 日：患者小便较前通畅，水肿略有减轻，余症未见明显变化，舌质胖淡，边有齿痕，苔白厚腻，脉沉弱。再服原方 10 剂。

三诊 2 月 21 日：患者大便恢复正常，肢体水肿消退，舌质胖淡，边有齿痕，苔白，脉沉。经复查蛋白尿（++）。再服原方 10 剂。

治疗效果：电话回访，患者诉肢体水肿基本缓解，药毕 1 周后复查尿常规尿蛋白（+-）。随访 1 年，患者一切尚好。

按语：本案根据腰酸困痛、手足不温辨为肾阳虚，再根据不思饮食、倦怠乏力辨为脾虚，因肢体水肿、小便不利辨为水气内停，又因苔白厚腻辨为水湿蕴结，综上，辨为脾肾阳虚、水气浸淫证，方以真武汤温阳利水。

病案2　邬某，女，66岁，2016年12月2日就诊。

主诉：腹部胀痛2年，加重1个月。

病史：患者有多年慢性肠胃炎病史，2年前出现腹部胀痛，近1个月因病症加重前来诊治。刻下症：脘腹胀痛，腹中雷鸣，口苦，口腻，大便时溏时干，午后下肢水肿，怕冷，舌质淡红，苔黄腻，脉沉弱。

辨病辨证：少阴病——阳虚水停，脾胃湿热证。

治法：温阳化水，清热燥湿。

选方：泻心汤合真武汤加减。

用药：生大黄6g（后下），黄连10g，黄芩20g，栀子15g，黄柏20g，茯苓20g，白芍15g，生姜10g，白附片20g（先煎），炒白术15g，法半夏12g，炙甘草10g，红参10g（另煎）。6剂，水煎服，日1剂，分早、中、晚三次温服。

二诊12月9日：患者脘腹胀痛明显缓解，口苦及腹中雷鸣减轻，午后水肿有所缓解，大便溏泻，余症无明显变化，舌质淡红，苔薄腻，脉沉弱。

黄连10g，黄芩20g，栀子15g，黄柏20g，红参10g（另煎），白芍15g，生姜10g，炒白术15g，白附片20g（先煎），法半夏12g，炙甘草10g，茯苓20g。10剂，水煎服，日1剂，分早、中、晚三次温服。

三诊12月16日：患者脘腹胀痛消除，午后未再出现水肿，大便略干结，诸症基本消除，舌质淡红，苔薄白，脉沉。

茯苓20g，白芍15g，生姜10g，炒白术15g，白附片20g（先煎），炙甘草10g，山药30g，山茱萸20g，黄芪30g，肉桂12g，牡丹皮20g，泽泻12g。6剂，水煎服，日1剂，分早、中、晚三次温服。

治疗效果：患者诸症好转，随访1年，一切尚好。

按语：本案根据脘腹胀痛、口苦辨为湿热，再根据下肢水肿、怕冷辨为阳虚，因脉沉弱辨为气虚，综上，辨为阳虚水停，脾胃湿热证。方以泻心汤清泻脾胃湿热，以真武汤温阳利水，加红参补益中气，半夏降逆燥湿。

诸症好转后，予真武汤合金匮肾气丸收功，巩固疗效。

病案3 王某，女，78岁，2015年4月14日就诊。

主诉： 胸闷心悸反复5年多，心累气促1个月。

病史： 患者5年前出现胸闷心悸，反复发作，1个月前出现心累气促，双下肢水肿，下午为主，遂来就诊。刻下症：心累气促，双下肢水肿，双膝冷痛刺骨，夜尿多，舌淡嫩，少苔，脉结代无力。既往史：冠心病病史，曾行永久性心脏起搏器植入术。

辨病辨证： 少阴病——心肾阳衰证。

治法： 温阳利水，养血复脉。

选方： 真武汤合炙甘草汤加减。

用药： 白附片15g（先煎），茯苓20g，炒白术15g，干姜12g，炙甘草15g，桂枝15g，党参30g，麦冬20g，大枣10g，炒麦芽20g，生地黄30g。7剂，水煎服，日1剂，分早、中、晚三次温服。

二诊4月21日： 患者心累、气紧较前缓解，仍双下肢发冷，夜尿多，舌脉同前。效不更方。

白附片25g（先煎），茯苓20g，炒白术15g，干姜12g，炙甘草15g，桂枝15g，党参30g，麦冬20g，大枣10g，炒麦芽20g，生地黄30g。7剂，水煎服，日1剂，分早、中、晚三次温服。

三诊4月28日： 患者症状进一步好转，仍感双下肢有冷风刺骨之感，夜尿多，全身乏力，舌淡嫩，无苔，脉结代无力。

白附片30g（先煎），茯苓20g，炒白术15g，干姜12g，炙甘草15g，桂枝15g，党参30g，麦冬20g，大枣10g，炒麦芽20g，生地黄30g，黄芪30g。7剂，水煎服，日1剂，分早、中、晚三次温服。

治疗效果： 患者诸症好转。

按语： 此案患者心肾阳微，气化不能，水气凌心，则见心动悸，脉结代；水液泛溢肌肤则为水肿；下元亏虚，温煦无力，则见双膝冷痛；肾与膀胱相表里，膀胱的气化有赖于肾阳的蒸腾，肾阳亏虚，膀胱气化失司，则夜尿频多；肾阳不能上温心火，胸中阴霾密布，则见胸闷气紧等症。治当振奋心肾阳气，散寒逐饮，通阳复脉，以真武汤合炙甘草汤治之。真武汤温肾助阳，散寒逐饮，炙甘草汤益气、滋阴、复脉，二方合用而收效全。

▶ 吴茱萸汤证

病案1 熊某，男，28岁，2015年8月6日就诊。

主诉： 眩晕呕吐10小时。

病史： 患者平素喜爱吃热食，忌生冷，当天中午朋友聚餐，喝了1瓶可口可乐，致当晚胃部胀痛未能进食，夜间12点开始眩晕呕吐，清晨时分出现视物旋转，如坐舟船，动则呕吐。

辨病辨证： 眩晕——胃气虚寒证。

治法： 散胃寒，降逆阴，升清阳。

选方： 吴茱萸汤加减。

用药： 吴茱萸6g，党参15g，炒白术15g，陈皮10g，姜半夏8g，生姜15g，大枣12枚，天麻8g。3剂，水煎服，日1剂，煎好后徐徐口服，每隔半小时口服一次，一剂分三次喝完。

医嘱： 忌食寒凉食品。

治疗效果： 患者服药1剂后症状大减，2剂后诸症则除。半年后随访，患者未再复发。

按语：《丹溪心法·头眩》提出"无痰不作眩"，《景岳全书·眩晕》则强调"无虚不能作眩"。《灵枢·海论》云："髓海不足，则脑转耳鸣，胫痠眩冒，目无所见。"从喜热饮的生活习惯来看，患者本属胃气虚寒，此次发病为冷饮诱发，本虚标实。胃气虚寒，痰浊内生，蒙蔽清窍，或土虚木旺，虚风内动，风扰清阳，发为眩晕。吴茱萸汤病机为虚寒并重，与本案眩晕病机一致，故投吴茱萸汤加减。方中以吴茱萸、生姜散寒，党参、大枣益气，加陈皮、姜半夏降逆和胃，天麻平肝息风、利清窍、止眩晕，疗效立竿见影。

病案2 孙某，女，45岁，2017年1月3日就诊。

主诉： 胃痛反复十余年，加重2周。

病史： 患者胃痛反复十余年，近2周因气温骤降，胃痛加重。刻下症：

胃脘胀痛，每因受凉饮冷而加重，胸满，食入欲呕，吐涎沫，纳差，舌淡苔白滑，脉沉缓。胃镜检查示：浅表性胃炎，胃黏膜脱垂。西医诊断为"浅表性胃炎"；中医诊断为"胃痛"。

辨病辨证：胃痛——胃虚寒凝饮停证。

治法：散寒降逆，温中补虚。

选方：吴茱萸汤加减。

用药：吴茱萸20g，党参20g，生姜10g，姜半夏8g，茯苓20g，陈皮12g，大枣10g，香附20g，延胡索15g，砂仁15g，厚朴12g。3剂，水煎服，日1剂，分早、中、晚三次温服。

医嘱：忌烟酒，忌生冷饮食。

二诊1月6日：患者胃脘胀痛消失，呕吐、胸满减轻，食欲增加，舌淡苔薄白、脉沉缓。

吴茱萸20g，党参20g，生姜10g，姜半夏8g，茯苓20g，陈皮12g，大枣10g，香附20g，延胡索15g，砂仁15g，厚朴12g。7剂，水煎服，日1剂，分早、中、晚三次服。

治疗效果：患者诸症消除。胃镜复查示：活动性炎症消失，慢性炎症好转达轻度。随访半年，患者除偶食生冷出现脘闷外，病未复发。

按语：本案胃痛主要是肝胆脾胃功能失调所致。"肝随脾升，胆随胃降"（《四圣心源》），一旦这种功能被破坏，则出现胃痛、吞酸、呕吐等症状。《金匮要略》云："呕而胸满者，茱萸汤主之。"经过对经典的研读及临床实践，本案应用吴茱萸汤加减治疗。方中吴茱萸为君药，既能温胃暖肝以祛寒，又能和胃降逆以止呕；生姜温胃止呕为臣药；党参健脾补气，姜半夏、茯苓健脾燥湿，陈皮健脾调中；香附疏肝解郁；延胡索理气止痛为佐药；肝苦急，急食甘以缓之，配伍使药大枣甘温补中，以助胃气之降浊；厚朴理气，砂仁温脾开胃，化湿行气。全方温中与降逆并施，寓补益于降逆之中，共奏温中降逆止呕之功。

▶ 黄连阿胶汤证

病案 刘某，女，57岁，2017年7月6日就诊。

主诉： 失眠间断发作十余年，加重1周。

病史： 患者10年前无明显诱因出现睡眠障碍，近1周加重。患者失眠以入睡困难为主，睡中醒后不能再次入睡，近两日几乎彻夜不眠，伴心烦，时有心慌及烘热汗出，两颧泛红，饮食正常，小便频多，时有小便失禁，大便正常，口干欲饮凉水，舌淡红苔少有裂纹，脉弦细。

辨病辨证： 少阴病——少阴热化证。

治法： 滋阴清热，交通心肾。

选方： 黄连阿胶汤加减。

用药： 黄连10g，黄芩20g，阿胶15g（烊化），白芍10g，生鸡蛋黄1枚（自备）。4剂，水煎服，只煮黄芩、黄连、白芍，煮好后去药渣取一次量的热药液，将阿胶打碎后溶于药液，稍冷后再打入生鸡蛋黄1枚，搅拌均匀。日1剂，分早、中、晚三次温服。

二诊7月11日： 患者服药1剂后仍入睡困难，但可入睡，无心烦症状，入睡后整夜未醒，睡眠时间约5小时。2剂药后患者轻松入睡，夜间睡眠质量良好，无夜尿，睡眠时间约7小时。3剂药后患者睡眠已正常，精神情绪良好。遂予黄连阿胶汤合六味地黄丸加减，继服7剂。

黄连5g，黄芩20g，阿胶10g（烊化），白芍10g，生地黄30g，山茱萸10g，生鸡蛋黄1枚（自备），山药10g，茯苓20g，乌药10g，牡丹皮20g，益智仁10g，陈皮20g。7剂，水煎服，日1剂，分早、中、晚三次温服。

治疗效果： 随访患者睡眠良好，小便次数及失禁次数明显减少。

按语： 患者近日因儿子工作不稳定，内心焦急，导致失眠发作。患者年过半百，肝肾渐亏，加之常年劳作亦损伤肝肾，故有肝肾不足为内因，情绪因素为外因，内外相合，疾病乃生。结合患者舌脉，此类不寐正为《伤寒论》少阴病"黄连阿胶汤"主证，故予以黄连阿胶汤原方口服。服药3剂后，患者睡眠已正常，精神情绪良好。二诊予以黄连阿胶汤合六味地黄丸加减，1剂药下后患者即心烦止，3剂药服完患者睡眠明显改善，可谓疗效显著。本方有较明显的镇静作用，思量黄连阿胶汤的组成药少而精，滋阴清热各司其职，从而药到病除。杨德钱教授还运用此方治疗各种精神、神经系统疾病，包括顽固性失眠、焦虑症、神经衰弱、抑郁症、精神分裂症、老年痴呆等。黄连阿胶汤主证肾水下亏、心火上炎，故临床属此证，兼有失眠、心烦等症状的疾病均可考虑应用。

▶ 四逆散证

病案 王某，女，61 岁，2016 年 3 月 15 日就诊。

主诉： 胃胀、反酸反复发作 2 年。

病史： 患者近 2 年经常感觉胃胀、反酸，曾在外院行胃镜等相关检查，确诊为"慢性胃炎、胃息肉"，服用西药奥美拉唑及吗丁啉等药物对症治疗，效果不佳。刻下症：胃胀、反酸、食道烧灼感，餐后加重，偶尔打嗝，平素胃怕凉，四肢不温，纳差，心情焦虑易急躁，常失眠，腰痛，上肢肌肉酸痛，大便干、数日一行，小便正常，已绝经，舌暗胖苔白，脉细弦。

辨病辨证： 少阴病——少阴阳郁证。

治法： 疏畅气机，透达郁阳。

选方： 四逆散合左金丸、温胆汤。

用药： 柴胡 12g，青皮 15g，陈皮 20g，竹茹 15g，海螵蛸 30g，枳壳 15g，香附 20g，佛手 15g，瓦楞子 30g，赤芍 12g，白芍 12g，合欢皮 20g，首乌藤 30g，炙甘草 10g，黄连 40g，生大黄 6g（后下），姜半夏 20g，吴茱萸 10g。7 剂，水煎服，日 1 剂，分早、中、晚三次温服。

医嘱： 畅情志，调饮食。

二诊 3 月 22 日： 患者胃中不适症状较前缓解，心情较前愉悦，睡眠改善，大便稍干。继服原方 7 剂。

治疗效果： 患者多年胃中不适症状均愈，心情舒畅、体力增强。

按语： 四逆散的病位在少阴经，病机为阳气内郁，阴阳气血失调，多见于少阴病主症之四肢厥逆。但四逆散病机因"郁"致病，故临床亦可见其他诸多症状。张志聪《伤寒论集注》曰："此言少阴四逆不必尽属阳虚，亦有土气郁结胃气不舒而为四逆之证。"本案患者从病机上分析，主要与肝失疏泄、胆热犯胃、胃气上逆有关。肝主疏泄，可以调节中焦气机的升降，促进胃的受纳和脾的运化，故治疗该病仍以四逆散为基础，合左金丸清泻肝火、和胃降逆；合温胆汤理气化痰，和胃利胆。杨德钱教授还擅用香附、佛手这一对药，治疗肝郁气滞，肝气犯胃。佛手芳香辛散，苦温通降，以醒脾开胃、舒肝理气、行气止痛为主；香附和胃化痰。二药相须为用，理气、宽胸、止痛、舒肝和胃、健脾化痰之力益彰。另患者大便干燥，根据"六腑以通为用"理论，予理气药配合适量的大黄以通腑气。诸药合用，效如桴鼓。

六、太阳腑证

太阳腑证的内容有二：一是太阳蓄水证，二是太阳蓄血证。

太阳蓄水证

太阳病，发汗后，大汗出，胃中干，烦燥不得眠，欲得饮水者，少少与饮之，令胃气和则愈。若脉浮，小便不利，微热消渴者，与五苓散主之。（71）

本条文论述了太阳腑证中五苓散证的证治。《内经》曰："太阳之上，寒气治之，中见少阴。"说明太阳是本寒标热之经。膀胱为水寒之腑，所以太阳病里寒水证较多。"太阳病，发汗后，大汗出。"太阳病发汗太过就会耗伤津液，则胃中干。胃是水谷之海，津液干涸，阳气有余，就会烦躁不得眠。胃里津液干涸则求助于外，就会欲得饮水来滋润胃燥。这种欲饮水是一种病态。且胃气已经不和，若饮水过多，容易导致水液代谢异常而内停，故少少与饮之。由于经表之证不解，加之大汗，导致膀胱腑气不利，气化功能失常，故而小便不利。小便不利，津液不行，则出现消渴。渴欲饮水，饮后小便不利，形成膀胱蓄水证，则五苓散主之。五苓散证被称作是"假白虎汤证"，白虎汤证是阳明气分大热所致，一般具有大热、大渴、大汗、脉洪大等特点，五苓散证的辨证要点是微热消渴，小便不利。

▶ **五苓散证**

病案 1 邓某，女，52 岁，2018 年 9 月 26 日就诊。

主诉：腰痛伴腹胀 5 天。

病史：患者 5 天前受凉后出现腰部疼痛，呈持续性隐隐胀痛，伴有腹部胀满不适，无畏寒、发热，无胸闷、气促等不适。刻下症：腰腹胀满疼痛，动则明显，大便稀，小便痛，口干，易起夜，舌淡，苔薄黄，脉细弦。

辨病辨证：淋证—太阳蓄水证。

治法：化气利水，清热通淋。

选方：五苓散加减。

医嘱：注意保暖，多饮水，切忌受凉感冒。

用药：茯苓30g，猪苓30g，车前子30g（包煎），白术15g，黄柏20g，海金沙20g（包煎），金钱草30g，泽泻12g，萹蓄20g，瞿麦20g，延胡索15g，黄连5g，丹参30g，鸡内金30g，甘草10g。5剂，水煎服，日1剂，分早、中、晚三次温服。

治疗效果：患者服药后腰腹胀痛明显改善，二便基本正常。

按语：太阳蓄水证指人体感受外邪，其邪未解，传入太阳膀胱之腑，热与水互结于膀胱，使膀胱气化失调而造成的一组临床症候群，类似于现代医学所讲的泌尿系感染性疾病。五苓散由猪苓、泽泻、白术、茯苓、桂枝组成。本案中猪苓、茯苓、车前子、泽泻，导水下行，通利小便；白术、鸡内金健脾利湿；加黄柏、黄连、金钱草、萹蓄、瞿麦以清热通淋；延胡索、丹参活血散瘀止痛。全方共奏内通水腑，助膀胱气化，清热通淋之功，使水有出路，膀胱气化功能正常。

病案2 宁某，男，80岁，2018年10月2日就诊。

主诉：尿频、尿痛3天。

病史：患者3天前外出受凉后出现畏寒、发热，最高体温38.5℃，伴有鼻塞、流清涕，全身酸痛不适，无咳嗽、咳痰，无胸闷、胸痛等不适，自行于院外服用感抗后畏寒、发热、鼻塞、流清涕等症状缓解，但出现尿频、尿痛，口干不适。刻下症：尿频、尿痛不适，腰部酸软，伴有口干欲饮，无口苦，无畏寒、发热，无咳嗽、咳痰，精神、睡眠一般，大便干结，食纳可，舌质淡红，苔白，脉细。

辨病辨证：淋证—太阳蓄水证。

治法：化气利水，清热通淋。

选方：五苓散加减。

医嘱：注意保暖休息，多饮水，切忌受凉感冒。

用药：茯苓 20g，猪苓 30g，泽泻 12g，车前子 30g（包煎），白术 15g，金钱草 30g，海金沙 20g（包煎），萹蓄 20g，瞿麦 20g，黄柏 20g，生地黄 30g，火麻仁 30g，丹参 30g，赤芍 15g，川芎 12g，三七粉 1 瓶，甘草 10g，红芪 2 袋。7 剂，水煎服，日 1 剂，分早、中、晚三次温服。

二诊 10 月 10 日：服药 7 剂之后，患者尿频、尿痛症状消失，但仍有腰部酸软，畏冷不适，精神、纳寐可，二便正常，舌质淡，苔薄，脉沉细。

党参 30g，白术 15g，茯苓 15g，甘草 10g，熟地黄 30g，山药 15g，山茱萸 12g，牡丹皮 12g，泽泻 10g，肉桂 10g，杜仲 20g，当归 15g，川芎 12g，三七粉 1 瓶，红芪 2 袋。7 剂，水煎服，日 1 剂，分早、中、晚三次温服。

治疗效果：服药 7 剂之后，患者腰部酸软、畏冷较前好转，效不更方，继续服用 7 剂，以观后效。

按语：从药物组成讲，五苓散与苓桂术甘汤比较接近，但从组方意义及治疗重点分析，两者则有较大差异。本案中猪苓、茯苓、车前子、泽泻，导水下行，通利小便；白术健脾利湿，加黄柏、金钱草、萹蓄、瞿麦、海金沙以清热通淋；生地黄、火麻仁滋阴生津，润肠通便；佐以丹参、赤芍、川芎、三七活血化瘀行气；红芪补气利尿。气血同治，共达病机。复诊时患者膀胱气化正常，小便通利。因患者为老年男性，遗留肾虚症状，故予以四君子汤健脾益气，六味地黄丸补肾填精，使后天滋养先天，使脾肾同补。

太阳蓄血证

太阳病不解，热结膀胱，其人如狂，血自下，下者愈。其外不解者，尚未可攻，当先解外，外解已，但少腹急结者，乃可攻之，宜桃核承气汤方。（106）

成无己认为："太阳，膀胱经也。太阳经邪热不解，随经入腑，为热结膀胱……太阳多热，热在膀胱，必与血相搏，若血不为蓄，为热迫之则血自下，血下则热随血出而愈。"结合《伤寒论》原文对蓄血证的论述，不难发现其主要证候特点为：发狂、喜忘、少腹硬满、身黄、消谷善饥、大便干结、脉沉结或数等。其病因病机为外邪入里，热入血分，瘀热互结，血蓄于内。由于瘀热在内，扰乱神明，故出现狂躁不安、喜忘等精神症状。《伤寒论》提出："小便自利者……血证谛也。"可见张仲景将小便是否通利作为有无蓄血证的鉴别要点。小便自利说明膀胱的气化功能正常，邪气不在膀胱腑，而在少腹也，故小便利，而少腹急结也。其代表方为桃核承气汤，具有外散风寒，下通瘀热之功效。

▶ 核桃承气汤证

病案 1 张某，女，28 岁，2018 年 6 月 7 日就诊。

主诉： 月经期前烦躁喜忘反复 2 年。

病史： 患者 2 年前因工作繁重，于月经前 1 周出现低热，体温最高为 37.5℃，伴有心烦意乱，喜忘易怒，少腹急痛，腰酸，乳房胀痛，不欲饮食，大便干结难解，经量少并夹有血块，月经结束后诸症自行缓解，曾多次就诊于外院，效果不明显。刻下症：月经即将来潮，再次出现低热，烦躁易怒，喜忘，胸胁胀痛，不欲饮食，失眠，大便干结，小便黄，舌质暗红边有齿痕，苔薄黄，脉沉涩。

辨病辨证： 痛经——肝郁脾虚，瘀热互结证。

治法： 疏肝健脾，泻热通瘀。

选方： 桃核承气汤合逍遥散加减。

用药： 牡丹皮 10g，栀子 10g，党参 15g，赤芍 15g，柴胡 12g，茯苓 12g，甘草 10g，白术 12g，薄荷 6g，桃仁 12g，酒大黄 9g，桂枝 9g，当归 20g，红花 10g，香附 10g，芒硝 6g（溶服）。3 剂，水煎服，日 1 剂，分早、中、晚三次温服。

医嘱： 注意休息，保持心情舒畅。

二诊 6 月 11 日： 患者服药 1 剂后即大便通畅，发热止。现患者大便畅通，质偏稀，诸症减，纳寐可，舌质暗红，边有齿痕，苔薄黄，脉沉涩。原方去大黄、芒硝，继续服用 7 剂。

治疗效果： 服药 7 剂后，患者月经来潮，胸胁胀痛、不欲饮食、失眠等症状皆好转，月经量多色黑。效不更方，月经结束后续服 5 剂。电话随访，患者月经基本正常。

按语：痛经是指经行腹痛，病机为气机郁滞，血行瘀阻，不通则通，临床表现为腰痛拒按、胸胁胀满、口苦、便燥、经行不畅。经行不畅，以致腹痛，故用桃核承气汤泻热逐瘀，活血止痛，使之通则不痛。大黄味苦、气香、性凉，能开气、破血，方中用桃仁者；取其能引大黄之力专入血分以破血也；方中用桂枝者，引诸药入血分，且引诸药下行，以清下焦之热，瘀热除而诸狂症除。

病案 2 李某，女，30 岁，2018 年 4 月 5 日就诊。

主诉：腹胀伴有大便难反复 3 个月。

病史：患者 3 个月前与人争吵后出现胸闷、腹胀，伴有大便秘结难解，4—5 日一行，质硬、色黑，伴喜忘易怒，不欲饮食，月经经量少并夹有血块，曾多次就诊于外院，服用西药及中药后效果不明显。刻下症：腹胀便秘，烦躁易怒，不欲饮食，口干口苦，失眠，小便黄，舌质暗红，苔黄，脉弦。

辨病辨证：便秘——肝郁血瘀证。

治法：疏肝解郁，行气活血。

选方：桃核承气汤合柴胡疏肝散加减。

用药：桃仁 12g，桂枝 10g，柴胡 12g，白芍 20g，甘草 10g，党参 20g，香附 12g，酒大黄 6g（后下），枳实 10g，白术 12g，神曲 15g，当归 20g，芒硝 3g（溶服）。5 剂，水煎服，日 1 剂，分早、中、晚三次温服。

医嘱：注意休息，多饮水，保持心情舒畅。

二诊 4 月 11 日：患者服药 1 剂后解出大量黑色粪便，腹胀明显减轻，易疲劳，纳寐一般，大便 2 日一行，质地干，小便黄，舌质暗红，边有齿痕，苔黄，脉弦细。

柴胡 10g，白芍 15g，川芎 10g，枳壳 12g，香附 12g，陈皮 10g，桃仁 15g，红花 12g，生地黄 30g，当归 20g，火麻仁 20g，党参 30g，麦冬 15g，甘草 10g。7 剂，水煎服，日 1 剂，分早、中、晚三次温服。

治疗效果：服药 7 剂后患者腹胀痛消失，大便 2 日一行，质软，无口干、口苦，纳寐可，月经来潮，量可，无血块。效不更方，患者月经结束后续服5剂，电话随访，基本正常。

按语： 桃仁逐瘀破血，桂枝除助桃仁逐瘀破血外，尚善助阳益气；大黄、芒硝泻积食及肠道糟粕；柴胡、香附疏肝解郁行气，使肠道气机顺畅，以降为顺；肝脏体阴而用阳，故用当归、白芍养肝血以助肝气舒畅；白术、神曲健脾消食除湿，使气血生化有源，升清而降浊。全方共奏疏肝行气，活血通便，兼以养血之用。

七、阳明腑证

阳明病，下之，心中懊𢙐而烦，胃中有燥屎者可攻。腹微满，初头硬，后必溏，不可攻之。若有燥屎者，宜大承气汤。（238）

阳明病，其人多汗，以津液外出，胃中燥，大便必硬，硬则谵语，小承气汤主之。若一服谵语止，更莫复服。（213）

阳明病，谵语发潮热，脉滑而疾者，小承气汤主之。因与承气汤一升，腹中转失气者，更服一升；若不转失气，勿更与之。（214）

阳明病，不吐不下，心烦者，可与调胃承气汤。（207）

太阳病三日，发汗不解，蒸蒸发热者，属胃也，调胃承气汤主之。（248）

伤寒吐后，腹胀满者，与调胃承气汤。（249）

问曰：病有太阳阳明，有正阳阳明，有少阳阳明，何谓也？答曰：太阳阳明者，脾约是也。正阳阳明者，胃家实是也。少阳阳明者，发汗，利小便已，胃中燥烦实，大便难是也。（179）

趺阳脉浮而涩，浮则胃气强，涩则小便数，浮涩相搏，大便则难，其脾为约，麻仁丸主之。（247）

阳明腑证是指邪热内盛阳明之里，与肠中糟粕相搏，燥屎内结所表现的证候。潮热汗出，腹满疼痛，大便秘结，苔黄燥，脉沉实等为其辨证要点。针对阳明腑实证，《伤寒说意》云："阳明病，自经传腑之始，发表宜彻，汗出不彻，则经热郁蒸，自表传里。阳气拂郁，不得汗泄，身热面赤，烦躁短气，疼痛不知处所，乍在腹中，乍在四肢，此必入胃腑。若以表药发之，汗出热退，犹可不成腑证，迟则传腑，而成承气汤证，较之在经，顺逆攸分矣。缘其里阳素盛，而皮毛不开，经热莫泄，则腑热续发，表里感应，自然之理也。"治疗多用大承气汤、小承气汤及调胃承气汤。

大承气汤中大黄、芒硝两味泻下药并用，厚朴、枳实两味行气药并存，且以气药为君，厚朴用量倍于大黄，故名大承气。小承气汤中大黄用量倍于厚朴，以气药为臣，故名小承气。调胃承气汤中无枳实、厚朴等气药，但加入甘草，后纳入芒硝，重在泻胃中邪热、调胃中之气，故名调胃承气。大黄虽为攻下之品，本善清血分之热，心中发烦实为血分有热也。大黄浸以清酒，可引其苦寒之性上行以清心之热而烦可除矣。证无大便燥结而仍用芒硝者，《内经》谓热淫于内而治以咸寒也。芒硝味咸性寒，实为心家对宫之药（心属火，咸属水，故为心家对宫之药），善清心热，故无大便燥结证而亦加之也。用甘草者，缓药力之下行，且又善调胃也。不用朴、实者，因无大便燥结及腹满之证也。大承气汤所主之病为大肠中有燥粪，是以用芒硝软坚以化其燥粪。小承气汤所主之病为腹大满不通，是其病在于小肠而上连于胃，是以用大黄、朴实以开通其小肠，小肠开通下行，大便不必通下，即使通下亦不至多，而胃中之食可下输于小肠，是以胃气得和也。此大、小承气汤用法之分别也。而大、小承气汤之外，又有调胃承气汤，更可连类论及之。

除阳明腑实证外，脾约证也是阳明腑证的常见证型。足阳明胃经的冲阳穴处，可扪及足背动脉搏动，此即趺阳脉。趺阳脉可候脾胃之气的盛衰。趺阳脉浮，主胃有热，因此说浮则胃气强。胃有热则逼迫津液偏渗，而见小便数多。小便多，脾阴伤，趺阳脉则见涩象。浮涩相搏，即胃热盛与脾阴亏相并见。胃强而脾弱，脾输布津液的功能被胃热所约束，使津液不能还入肠道，肠道失润而导致大便硬，故称为脾约。后世医家对于脾约有脾不能为胃行津液、脾土过燥、脾阴约少等诸多解释。脾约之证，临床特点是大便干结，甚则干如羊屎，但数日不大便亦无所苦，不见潮热、谵语、腹满痛等症，故易与承气汤证相区别。脾约证的病机为胃强脾弱，肠燥便结，治宜用麻子仁丸泻热润肠，缓通大便。

麻子仁丸由火麻仁、芍药、枳实、大黄、厚朴、杏仁组成，因治脾约证，故又名脾约麻仁丸。今人多将麻子仁丸看作只是具有润肠通便功效，主治一般性便秘的方剂，却忘了其原本是治疗脾约证的方剂。脾约证的临床特点与一般性便秘同中有异，相同的是均有"大便难"，不同的是脾约证还有"小便数"及"趺阳脉浮而涩"的症状。因此，运用麻子仁丸治疗脾约证，在润肠通便的同时，还可以纠正小便频数。

▶ 小承气汤证

病案 1 何某，男，68 岁，2017 年 10 月 20 日就诊。

主诉：头晕头胀 1 周。

病史：患者 1 周前无明显诱因出现头晕头胀，伴有口苦、耳鸣心烦，腰膝酸软，食纳夜寐一般，大便 3 日未解，小便黄，舌红，苔黄，舌下脉络紫，脉弦数。既往史：高血压病史二十余年，平时口服替米沙坦、美托洛尔，血压控制不详。刻下血压 150/90mmHg。

辨病辨证：眩晕——肝阳上亢证。

治法：平肝潜阳息风。

选方：小承气汤加减。

用药：生大黄 10g（后下），枳实 10g，厚朴 10g，三七 15g（捣碎），红花 10g，桃仁 12g，天麻 20g，钩藤 15g，丹参 30g，牛膝 15g，杜仲 15g，车前子 30g（包煎），甘草 6g。7 剂，水煎服，日 1 剂，分早、中、晚三次温服。

医嘱：按时服用降压药。

二诊 10 月 27 日：患者头晕头胀减轻，口微苦，耳鸣减轻，大便已通，但仍干燥，继服原方 7 剂。

三诊 11 月 3 日：患者无明显头晕头胀，口微苦，大便稍干，前方加肉苁蓉 15g，再服 7 剂。

治疗效果：后电话随诊，患者大便 1 日 1 次，无明显头晕头胀，血压控制可。

按语：《古方选注》："承气者，以下承上也，取法乎地，盖地以受制为资生之道，故胃以酸苦为涌泄之机，若阳明腑实，燥屎不行，地道失矣，乃用制法以去其实。大黄制厚朴，苦胜辛也，厚朴制枳实，辛胜酸也，酸以胜胃气之实，苦以化小肠之糟粕，辛以开大肠之秘结，燥屎去，地道通，阴气承，故曰承气。独治胃实，故曰小。"患者素有高血压病史，头晕、头胀、口苦、耳鸣为肝阳上亢之象，伴有大便秘结，腰膝酸软，故首诊予小承气汤通腑泄热；加天麻、钩藤平肝息风；杜仲、牛膝益肝肾强筋骨；红花、桃仁、丹参、三七活血化瘀；车前子清利湿热；甘草调和诸药。复诊时患者大便仍干燥，故加肉苁蓉增强润肠通便功效，疗效满意。本方临床多次应用于肝火上炎、肝阳上亢导致的高血压，效果满意。

病案2 王某，男，59岁，2018年3月6日就诊。

主诉：糖尿病病史2年。

病史：患者有2年糖尿病病史，平日服用拜糖平控制血糖，血糖控制情况不详，刻下查空腹血糖：7.5mmol/L。现症见多食，易口渴，易有饥饿感，疲劳乏力，消瘦，大便干燥，舌红苔黄，脉滑。

辨病辨证：消渴（中消）——胃热炽盛证。

治法：泻热生津。

选方：小承气汤加减。

用药：生大黄10g（后下），厚朴10g，枳实10g，黄芪30g，白术15g，天花粉20g，丹参30g，玄参120g，山茱萸15g，枸杞子15g，黄精20g，党参20g，甘草6g。7剂，水煎服，日1剂，分早、中、晚三次温服。

医嘱：合理饮食，适量运动，规律服药。

二诊3月4日：患者大便稍干，多食、口渴症状明显减轻。前方加火麻仁30g，服7剂。

三诊3月21日：患者大便正常，偶有口干，夜寐欠佳，余无不适，舌红苔干，脉滑。

北沙参30g，麦冬15g，玉竹15g，石斛30g，黄芪30g，白术15g，天花粉20g，丹参30g，玄参20g，山茱萸15g，枸杞子15g，黄精20g，党参20g，酸枣仁30g，夜交藤30g，甘草6g。7剂，水煎服，日1剂，分早、中、晚三次温服。

治疗效果：1 个月后电话随诊，患者大便通畅，血糖控制可，余无不适。

按语：《医方考》："邪在上焦则作满，邪在中焦则作胀，胃中实则作潮热……阳乘于心则狂，热干胃口则喘，枳、朴去上焦之痞满，大黄荡胃中之实热。此其里证虽成，病未危急，痞、满、燥、实、坚犹未全俱，以是方主之，则气亦顺矣，故曰小承气。"患者多食、口干，腑气不通，予小承气汤通腑气，泄中焦之热，加黄芪、党参补气；白术健脾渗湿；山茱萸、枸杞子、黄精补益肝肾；天花粉、玄参清热凉血，生津止渴；丹参活血化瘀；甘草调和诸药，共奏通腑泄热生津之效。二诊患者大便仍干燥，故加火麻仁增强润肠通便功效。《内台方议》："证属阳明者，皆为可下也，若大满、大实者，属大承气汤。今此潮热，大便硬，未至于大实，只属小承气汤也。以大黄为君，而荡除邪热；以枳实为臣，而破坚实；以厚朴为佐使，而调中除结燥也。"

病案 3 王某，女，53 岁，2017 年 6 月 13 日就诊。

主诉：头痛、腹胀 2 周。

病史：患者 2 周前与他人生气后，自觉头胀痛，腹内胀气，伴有口苦、耳鸣，烦躁易怒，腰膝酸软，大便 3 日未解，小便黄，舌红苔黄，脉弦数。查血压 160/110mmHg。既往史：高血压病史 6 年多，平时未规律服用降压药。

辨病辨证：头痛——肝阳上亢证。

治法：通腑泄热，平肝息风。

选方：小承气汤加减。

用药：生大黄 10g（后下），枳实 10g，厚朴 20g，天麻 20g，石决明 15g，钩藤 10g（后下），杜仲 10g，栀子 10g，黄芩 10g，怀牛膝 15g，龙胆草 6g，甘草 10g。3 剂，水煎服，日 1 剂，分早、中、晚三次温服。

医嘱：调畅情志。

二诊 6 月 21 日：患者大便已解，头痛、烦躁、口苦、腰膝酸软等症明显好转，但仍有腹内胀满。

生大黄 10g（后下），枳实 10g，厚朴 20g，天麻 20g，石决明 15g，钩藤

10g（后下），杜仲 10g，栀子 10g，黄芩 10g，怀牛膝 15g，槟榔 10g，甘草 10g。3 剂，水煎服，日 1 剂，分早、中、晚三次温服。

三诊 6 月 27 日：患者大便正常，偶有头痛，无明显烦躁、口苦，腰膝酸软较前减轻，舌红苔稍黄，脉弦。

天麻 20g，钩藤 10g，石决明 15g，栀子 10g，杜仲 10g，黄芩 10g，怀牛膝 15g，桑寄生 15g，夜交藤 30g，茯苓 15g，车前子 30g（包煎），甘草 10g。7 剂，水煎服，日 1 剂，分早、中、晚三次温服。

治疗效果：后电话随诊，患者偶有腰膝酸软，余无不适。

按语：本案患者因肝失条达、气郁化火，致肝阳上亢、腑气不通。朱丹溪有"五志烦劳，皆属于火"之说，故用小承气汤通腑泻热，折其火势。《伤寒附翼》云："夫诸病皆因于气，秽物之不去，由于气之不顺，故攻积之剂，必用行气之药以主之。亢则害，承乃制，此承气之所由。又病去而元气不伤，此承气之义也……大黄倍浓朴，是气药为臣，名小承气……味少，性缓，制小，其服欲微和胃气也，故名曰小……三物同煎，不分次第，而服只四合，此求地道之通，故不用芒消之峻，且远于大黄之锐矣，故称为微和之剂。"又加入天麻、石决明、钩藤平肝潜阳息风；栀子、黄芩苦寒清泄肝热；患者病程较久，且有肝火燔灼而致肝肾虚损，故以牛膝、杜仲补益肝肾，且《医学衷中参西录》云："（牛膝）原为补益之品，而善引气血下注，是以用药欲其下行者，恒以之为引经。"加入牛膝可引火热下行；甘草调和诸药。二诊患者腹中胀气不解，再加槟榔下气除满，宣利五脏六腑壅滞。药证相合，故能数剂奏效。

▶ **大承气汤证**

病案　余某，男，48 岁，2018 年 4 月 4 日就诊。

主诉：眩晕半月。

病史：患者半月前因工作忙碌出现眩晕，如坐舟车，伴有口干，汗多，恶心呕吐，脘腹痞满拒按，大便干燥难解，数日一行，舌红，苔黄燥，脉沉实。

辨病辨证：眩晕——阳明热盛证。

治法：泻热通腑。

选方：大承气汤加减。

用药：生大黄9g（后下），枳实9g，厚朴9g，芒硝10g（冲服），麦冬15g，栀子15g，知母10g，天麻15g，大枣3枚。7剂，水煎服，日1剂，分早、中、晚三次温服。

医嘱：劳逸结合，按时服药。

二诊4月11日：患者大便通，量多，臭秽难闻，无明显眩晕，口干、汗多症状明显减轻，纳差，夜寐欠佳，小便稍黄，舌红，苔薄黄稍腻，脉弦滑。予以三仁汤加减。

苦杏仁12g，薏苡仁30g，草豆蔻15g，车前子30g（包煎），黄柏12g，泽泻12g，茯神30g，酸枣仁30g，夜交藤30g，白术15g，白芍12g，党参20g，炙甘草10g。7剂，水煎服，日1剂，分早、中、晚三次温服。

治疗效果：后电话随诊，患者诸症皆消。

按语：成无己《伤寒明理论》："承，顺也。伤寒邪气入胃者，谓之入腑，腑之为言聚也。胃为水谷之海，荣卫之源，水谷会聚于胃，变化而为荣卫。邪气入于胃也，胃中气郁滞，糟粕秘结，壅而为实，是正气不得舒顺也。《本草》曰：通可去滞，泄可去邪。塞而不利，闭而不通，以汤荡涤，使塞者利而闭者通，正气得以舒顺，是以承气名之。"本案因邪热与糟粕互结于阳明，使运化失司，清阳不升，浊阴不降，精气被郁，故发眩晕、耳鸣、呕吐等症，故以大承气汤攻其燥结，通其腑气。方中大黄苦寒硬攻，泻热通便；芒硝咸寒软坚，泻热通便；枳实辛寒行气降浊；厚朴苦温行气下气；加入天麻治疗眩晕；栀子泻火除烦，《神农本草经》言栀子主五内邪气，胃中热气；知母清热生津；麦冬、大枣和胃止呕。诸药合用，使阳明腑气得通，燥结得除，中土转枢，清阳升而浊阴降，故眩晕愈。

▷ 麻子仁丸证

病案1 董某，女，62岁，2017年3月14日就诊。

主诉：口渴、乏力十余年，伴大便秘结5天。

病史：患者既往糖尿病史十余年，反复口渴、乏力，血糖控制不佳，大便 5 日未解，腹胀纳呆，小便频数，舌暗红，苔黄燥，脉弦滑。查体：腹软，无压痛。检验结果提示：HbA1c7.2%，TG3.12mmol/L，CHOL8.04mmol/L。

辨病辨证：消渴——阴虚津亏证。

治法：滋阴泻热，润肠通便。

选方：麻子仁丸加减。

用药：火麻仁 15g，白芍 15g，枳实 15g，生大黄 6g（后下），厚朴 15g，杏仁 10g，玄参 15g，生地黄 30g，麦冬 10g，甘草 10g。7 剂，水煎服，日 1 剂，分早、中、晚三次温服。

医嘱：规律服药。

二诊 3 月 21 日：患者大便已通，仍有口渴、乏力，继用前方 5 剂。

三诊 3 月 28 日：患者大便 2 日一行，小便正常，偶有口干乏力，舌红，苔少，脉弦。查空腹血糖 6.8mmol/L，餐后 2 小时血糖 8.3mmol/L。

北沙参 30g，麦冬 15g，玉竹 15g，白扁豆 15g，天花粉 30g，石斛 30g，生地黄 30g，玄参 15g，丹参 30g，火麻仁 30g，甘草 10g。7 剂，水煎服，日 1 剂，分早、中、晚三次温服。

治疗效果：后电话随诊，患者无特殊不适症状。

按语：本案为消渴阴虚内热，日久气虚无力行血而致瘀血阻络，脏腑经络失去其滋养作用，故气血不畅，津液不行，肠道失润而致便秘。《伤寒论》中所描述的脾约证，与消渴便秘的临床表现有相近之处："趺阳脉浮而涩，浮则胃气强，涩则小便数，浮涩相抟，大便则鞭，其脾为约，麻子仁丸主之。"脾约者，指脾之输布津液的功能为胃热所约束，脾不得为胃行其津液，津液不能下行肠道，肠道失润而传导失司，大便硬结而停留于肠中。脾运化之水津不能还肠道而偏走水道，肠道失润而致大便硬结，小便频数。麻子仁丸为润下之剂，在《伤寒论》中用于治疗津伤便结的方证。方中火麻仁益脾胃之阴而润肠通便；杏仁肃肺润肠；白芍养血敛阴；大黄、枳实、厚朴三药合用，以小承气汤之轻下热结而除胃肠之燥热；玄参、麦冬、生地之增液汤滋阴润肠。诸药合用，润下以通便，开结泄热以复脾之运化功能。患者三诊大便正常，仍有口渴，故予沙参麦冬汤加减以益胃生津，消渴症状显著改善。

病案2 杨某，男，67岁，2017年5月5日就诊。

主诉：便秘、尿频1个月。

病史：患者患有顽固性便秘多年，经治疗反复发作，1个月前便秘再发，大便数日一行，自觉胃脘部胀满，伴有尿频，夜尿五六次，舌红，苔薄黄，脉弦滑数。

辨病辨证：脾约证——下焦湿热证。

治法：利湿通腑泄热。

选方：麻子仁丸加减。

用药：火麻仁30g，枳壳12g，枳实15g，厚朴12g，杏仁9g，白芍15g，生大黄10g（后下），木香30g，槟榔30g，牵牛子30g，路路通12g，三棱9g，莪术9g，覆盆子15g，桑螵蛸12g，黄芪30g。5剂，水煎服，日1剂，分早、中、晚三次温服。

医嘱：规律用药，注意劳逸结合，缓解精神压力。

二诊5月12日：患者大便已通，胃脘胀满消除，夜尿减至四五次，原方继服7剂。

三诊5月19日：患者大便正常，夜尿减至三四次，方药加减如下。

火麻仁30g，枳壳12g，枳实15g，厚朴12g，杏仁9g，白芍15g，生大黄10g（后下），牵牛子30g，路路通12g，三棱9g，莪术9g，覆盆子15g，桑螵蛸12g，黄芪30g，肉苁蓉30g，虎杖20g。7剂，水煎服，日1剂，分早、中、晚三次温服。

治疗效果：后电话随诊，患者大便正常，夜尿两三次，余无不适。

按语：麻子仁丸证的辨证要点为大便硬，小便数，与《伤寒论》中所述脾约证之症状相同，但二者不可等同。小便数可非脾所因，胃热亢盛迫津外泄，同样可以导致小便数，故临证用麻子仁丸不可拘泥于脾约一证，若方、证相和，即可大胆用治。《素问·经脉别论》云："饮入于胃，游溢精气，上输于脾，脾气散精，上归于肺，通调水道，下输膀胱，水精四布，五经并行。"津液并不是由脾运输到膀胱，而是通过脾运输到肺，通过肺的通调水道作用到达膀胱。因此是肺失传送之职，脾亦失转输之权，方出现大便燥结。反之，大便通畅，津液运化恢复正常，则小便利也。方中火麻仁益脾胃之阴而润肠通便；大黄主泻热，使热不得约束脾主为胃家行其津液；杏仁泻肺，使肺协调脾气，运化水津而不偏走水道；白芍泻肝柔肝，使肝气疏达，脾气运化水津而不克于脾；枳实清脾热而理脾气，使气机得以通畅；厚朴一则帮助枳实理气下行，一则制约大黄、枳实寒性太过而不伤脾气，使脾气既不为热约，又不为寒凝；本案因患者便秘、尿频程度均较甚，且见脘腹胀满，故加木香、槟榔以助推大便；加覆盆子、桑螵蛸、黄芪益气补肾以助缩泉。诸药合用，疗效明显。

病案3 孔某，女，53岁，2017年8月15日就诊。

主诉：尿频，大便难解半月余。

病史：患者小便频数，每晚四五次，伴有大便干燥难解，两三日1次，平素腰膝酸软，睡眠欠佳，时有头痛，舌淡红，苔黄腻，脉细弦。

辨病辨证：脾约证——阳明热结证。

治法：清热利湿。

选方：麻子仁丸加减。

用药：火麻仁15g，杏仁12g，厚朴10g，枳实12g，生大黄10g（后下），白芍15g，川芎12g，全蝎3g，合欢皮30g，夜交藤30g，酸枣仁30g，连翘15g，山楂15g，麦芽15g。7剂，水煎服，日1剂，分早、中、晚三次温服。

医嘱：按时服药，注意劳逸结合，缓解精神压力。

二诊8月22日：患者夜尿次数明显减少，每晚一两次，大便已解，但仍较干燥，夜寐欠佳，腰膝酸软，舌脉同前。

火麻仁30g，杏仁12g，厚朴10g，枳实12g，生大黄10g（后下），白芍15g，川芎12g，全蝎3g，合欢皮30g，夜交藤30g，酸枣仁30g，麦芽15g，木香12g，槟榔12g，莱菔子15g。7剂，水煎服，日1剂，分早、中、晚三次温服。

治疗效果：患者大便通畅，1日1次，夜尿频数明显好转，每晚一两次，其余症状消失。

按语：成无己《注解伤寒论》云："趺阳者，脾胃之脉，诊浮为阳，知胃气强；涩为阴，知脾为约。约者，俭约之约，又约束之约……今胃强脾弱，约束津液，不得四布，但输膀胱，致小便数，大便难，与脾约丸，通肠润燥。"胃中燥热积滞，脾亦受约，致气机升降失常，清气不升，浊气不降，影响及肺，肺失传送，津液不得正常输布，偏渗膀胱，终致大便硬、小便数之脾约证。本案脾约证兼头痛、失眠，故以麻子仁丸治疗的同时，加川芎、全蝎以活血祛风止痛，加合欢皮、夜交藤、酸枣仁以养心安神。病案中虽未加益气补肾之品，但患者夜尿仍从四五次减少至一两次，且二诊因患者大便仍难而加重火麻仁的分量，不仅使患者大便得以通畅，而且夜尿减少效果明显，充分说明麻子仁丸能治疗脾约证之"小便数"。其机理或如方有执云："然二便者，水谷分行之道路，此通则彼塞，此塞则彼通，小便出少，则津液还停胃中，胃中津液足，则大便润，润则软滑，此其所以必出可知也。"

病案4 张某，女，7岁，2017年8月15日就诊。

主诉：发热、咳嗽反复1周。

病史：患儿1周前因外感出现咳嗽、发热，自行服用消炎药（具体不详）后热退，但仍有咳嗽，痰少色黄，纳差，小便调，大便难解，发病以来解大便1次，无明显腹痛，平素大便干，2～3日/次，眠差，舌尖红，苔中根厚腻，脉弦。查体触得患儿颈部多个淋巴结肿大。

辨病辨证：咳嗽——肺气上逆证。

治法：通腑泄热，清肺降气。

选方：麻子仁丸加减。

用药：火麻仁30g，杏仁12g，厚朴10g，枳实12g，生大黄10g(后下)，白芍15g，川芎12g，全蝎3g，合欢皮30g，夜交藤30g，酸枣仁30g，麦芽15g，木香12g，槟榔12g，莱菔子15g。7剂，水煎服，日1剂，分早、中、晚三次温服。

医嘱：按时服药，注意劳逸结合，缓解精神压力。

二诊8月22日：患儿咳嗽明显减轻，大便通畅，食纳好转，流清涕。

火麻仁 12g，杏仁 6g，厚朴 8g，枳实 8g，酒大黄 5g，党参 15g，山楂 15g，麦芽 15g，荆芥 3g，夏枯草 10g，玄参 6g。7 剂，水煎服，日 1 剂，分早、中、晚三次温服。

治疗效果：患儿无流涕、咳嗽，大小便正常，纳寐可。

按语：《伤寒论》247 条："跌阳脉浮而涩，浮则胃气强，涩则小便数，浮涩相搏，大便则难，其脾为约，麻仁丸主之。"脾约证，多由胃有燥热，脾津不足所致，以麻子仁丸主之。麻子仁丸临床适用于以大便秘结不通为主症，小便数而大便硬，多腹无所苦的病证。《内经》言："五脏六腑皆令人咳，非独肺也。"患儿大便不通，肺与大肠相表里，腑气不通，肺气宣降失职，气机上逆则咳嗽，故予麻子仁丸润肠泻热，行气通便。方中火麻仁量大为君，用以润肠通便，杏仁上肃肺气，下润大肠，二味质润多脂，兼能润肺燥；白芍养血敛阴，缓急止痛；大黄、枳实、厚朴即小承气汤，轻下热结，除胃肠燥热；木香、麦芽、莱菔子健脾行气消食；槟榔消积；合欢皮、夜交藤、酸枣仁宁心安眠。诸药合用，故咳嗽消，大便调，胃纳亦转佳。唐步祺《咳嗽之辨证论治》对于肺久燥热，咳嗽不愈，常移热于大肠而成肺热肠燥之证，予大承气汤加桑白皮、杏仁、麻仁。此案虽亦为阳明腑实证，但病机侧重于热已伤津，胃强而脾弱，脾不能为胃行其津液，故宜予麻子仁丸润肠通便。

八、合病、并病

合病、并病的概念

"合病"与"并病"是《伤寒论》六经辨证中特有的中医名词，用以表述不能单用某一经来归纳的复杂证候。两经或三经证候同时出现者称为合病；一经病证未罢，又出现另一经证候者，称为并病。合病多为感邪重，或病人体虚引起，证情急重；并病多因治疗不当，或病重药轻，或延误失治所致，证情较缓。

《伤寒论》中，合病有太阳阳明合病，太阳少阳合病，少阳阳明合病及三阳合病，并病有太阳阳明并病，太阳少阳并病，阳明少阳并病。

1. 合病刍议

《伤寒论》中关于合病的叙述相当多，叙述太阳阳明合病的有第 32 条："太阳与阳明合病者，必自下利，葛根汤主之。"第 33 条："太阳与阳明合病，不下利，但呕者，葛根加半夏汤主之。"第 36 条："太阳与阳明合病，喘而胸满者，不可下，宜麻黄汤主之。"太阳表邪郁闭过重，内迫阳明，或使大肠传导失职故而出现下利，或使胃失和降而作呕。其基本病机为太阳表邪未解，内中阳明，阳明受邪所致，治疗予葛根汤加减。葛根汤既可解太阳表证，又可生津止利、降逆止呕。

《伤寒论》中叙述太阳少阳合病的有第 172 条："太阳与少阳合病，自下利者，与黄芩汤；若呕者，黄芩加半夏生姜汤主之。"太阳在表之邪内入少阳，出现口苦咽干等一系列化火症状，火热之邪内迫于里而下利。因其热不在表而在里也，故予以黄芩汤清热止利，里和则表自解。

《伤寒论》中叙述少阳阳明合病的有第 256 条："阳明少阳合病，必下利，其脉不负者，顺也；负者，失也。互相克贼，名为负也。脉滑而数者，有宿食也，当下之，宜大承气汤。"此条文因宿食而下利，又伴有少阳病的口干、口苦、咽干、目眩之证，故称之为少阳阳明合病。胃中宿食不化，致脾胃运化失常，土实反侮其所不胜，致使少阳郁而化火，故出现口苦、咽干、目眩。因其重点仍是宿食内停，胃失和降而出现的阳明腑实证，故下之，宜大承气汤。

《伤寒论》中叙述三阳合病的有第 189 条："阳明中风，口苦咽干，腹满微喘，发热恶寒，脉浮而紧。若下之，则腹满、小便难也。"第 219 条："三阳合病，腹满身重，难以转侧，口不仁，面垢，谵语遗尿。发汗则谵语，下之则额上生汗，手足逆冷。若自汗出者，白虎汤主之。"第 268 条："三阳合病，脉浮大，上关上，但欲眠睡，目合则汗。"以上三条原文皆为三阳合病，表里俱热，但重点病机是阳明热盛，里热外蒸。条文中"但欲睡眠"与"脉浮大，上关上"并见，此与少阴病"脉微细，但欲寐"不同，属热盛神昏。"目合则汗"为盗汗也，是阳明太盛，阳不能内守所致，其重点仍为阳明热盛，故治疗予以白虎汤直折阳明之热。

2. 并病刍议

《伤寒论》关于并病的原文，叙述太阳与阳明并病的有第48条："二阳并病，太阳初得病时，发其汗，汗先出不彻，因转属阳明，续自微汗出，不恶寒。"第220条："二阳并病，太阳证罢，但发潮热，手足漐漐汗出，大便难而谵语者，下之则愈，宜大承气汤。"以上两条原文论述了太阳阳明并病的成因和证治。太阳初得病，如果汗出不彻，可以转属阳明。阳明是多气多血、阳气昌隆之经，里热盛，逼迫津液外越，故见汗出，表邪已尽，则不恶寒。因此，汗出、不恶寒是表邪全部入里，阳明燥热已成的表现，治疗应用下法。

叙述太阳与少阳并病的有第142条："太阳与少阳并病，头项强痛，或眩冒，时如结胸，心下痞鞕者，当刺大椎第一间、肺俞、肝俞，慎不可发汗，发汗则谵语。脉弦，五六日，谵语不止，当刺期门。"第150条："太阳少阳并病，而反下之，成结胸，心下硬，下利不止，水浆不下，其人心烦。"第171条："太阳少阳并病，心下硬，颈项强而眩者，当刺大椎、肺俞、肝俞，慎勿下之。"头项强痛，是太阳病症状，继又出现眩冒，是少阳被郁，时如结胸、心下痞硬，是太阳病邪不解，内迫于少阳。从条文中"或"及"时如"的用词来看，本条文的病机是太阳病邪初步影响少阳，重点在太阳。171条则重点在少阳，故用词不是"或""时如"，而是"心下硬""颈项强而眩"。可见171条的证候是142条的证候的继续发展，病情重点不在太阳而在少阳。病邪已波及少阳，虽有表证，也不可发汗，用刺法最为适宜。如不顾邪入少阳而妄用汗法，必致谵语等变证，妄用下法，必致正虚邪入，出现"结胸，心下硬，下利不止，水浆不入，其人心烦"等变证。

张仲景原文未明确写出少阳阳明并病，但《伤寒论》第104条论述道："伤寒十三日不解，胸胁满而呕，日晡所发潮热，已而微利。此本柴胡证，下之而不得利，今反利者，知医以丸药下之，非其治也。潮热者实也，先宜小柴胡汤以解外，后以柴胡加芒硝汤主之。"本条即少阳兼里实证，即少阳阳明并病。

综上，张仲景对"合病"及"并病"的论述非常多。在《伤寒论》中，合病的条文只见于三阳病中，而三阴病各条中未见合病条文。《医宗金鉴》延展张仲景合病的范畴，在《医宗金鉴·辨合病并病脉证并治》中指出："诚以人之脏腑互根，阴阳相合，三阳既有合并之病，则三阴亦有合并之病，不待言矣。""如太阳病脉反沉，少阴病反发热，是少阴、太阳合病也。"清代医家柯琴亦认为三阴病有"合病""并病"。《伤寒论翼》云："病有定体，故立六经而分司之；病有变迁，更求合病、并病而互参之，此仲景二法之尽善也。夫阴阳互根，气虽分而神自合，三阳之里，便是三阴，三阴之表，即是三阳。如太阳病而脉反沉，便合少阴；少阴病反发热，便合太阳。阳明脉迟，即合太阴；太阴脉缓，即合阳明。少阳细小，是合厥阴；厥阴微浮，是合少阳。虽无合、并之名，而有合、并之实"。可见"合病""并病"之说，演进愈来愈明。《伤寒论》中，"合病""并病"为其原始概念，"兼证""兼症"在《伤寒论》原文中并未出现，而"兼"字时有见于方后注中。后世所谓某某病兼证，是为讲解《伤寒论》而加入的概念。杨德钱教授认为，其原始概念中，合病、并病与"某某病兼证"多有重复，为尊重张仲景原意、理顺张仲景思路，似应强化其原始概念，以"合病""并病"解说《伤寒论》章节、文意，比解释为"某某病兼证、变证"更接近张仲景原意。

合病、并病的治法

合病、并病临床症状比较复杂，处理亦较困难。关于其治疗方法，历来有不同的论述。总结有关条文，主要有：偏于表的以治表为主，偏于里的以治里为主，或先表后里，或先里后表，或独解一经，或两经同治。总之，虽治法多变，但万变不离其宗，即"观其脉证，知犯何逆，随证治之"。

病案1 宋某，男，35岁，2017年6月8日就诊。

主诉：纳寐不佳3个月。

病史：患者3个月前无明显诱因出现睡眠差，入睡困难，多梦心烦，伴胃脘部烧灼胀满感，无反酸嗳气，于外院行胃镜检查提示"慢性胃窦炎"，肝功能提示转氨酶稍高，余无特殊异常。遂予以西药及中药服用，效果改善不明显。刻下症：胃脘烧灼胀满感，心烦不寐，怕冷易汗出，不欲饮食，口干口苦，大便质稀，小便可，舌质淡，少苔，脉浮弦。

辨病辨证：不寐——太阳少阳合病证。

治法：和解少阳，温中理气。

选方：黄芩汤合小建中汤加减。

用药：黄芩 12g，桂枝 10g，白芍 12g，甘草 10g，大枣 10g，生姜 10g，酸枣仁 20g，神曲 15g，香附 12g，首乌藤 20g，柴胡 10g，沙参 15g。6 剂，水煎服，日 1 剂，分早、中、晚三次温服。

医嘱：注意休息，忌食辛辣刺激，保持心情舒畅。

二诊 6 月 16 日：患者睡眠稍改善，腹中烧灼胀满感亦稍减轻，仍有畏寒畏风，胃纳一般，二便可，舌质淡有齿痕，苔薄，脉细。

桂枝 10g，白芍 15g，甘草 10g，大枣 12g，香附 12g，陈皮 10g，党参 20g，茯神 30g，白术 12g，延胡索 10g，鸡内金 12g，首乌藤 30g，麦冬 15g。7 剂，水煎服，日 1 剂，分早、中、晚三次温服。

治疗效果：患者腹部烧灼感基本消失，纳寐明显好转，无口干、口苦，继续予以养心安神之药善后，后随访基本恢复正常。

按语：本案寐差乃胃病所致，正所谓"胃不和则卧不安"，本病病机为少阳枢机不利，郁而化火，少阳火冲迫胃中津液，则表现为口渴口苦，上冲则表现为食入不畅，有阻滞胀满感，腹中烧灼感更可作为火盛的佐证。但患者同时伴有脾胃阳气不足，不能升清于表，故而畏寒易汗出。此虽病在肠胃，根则在少阳，故清泻少阳则肠胃不固之诸症可除。予黄芩汤合小建中汤加减尤为对证。前医虚实寒热未辨，是典型的以症用方，其方不效亦可料见。

病案 2　李某，女，60 岁，2016 年 3 月 12 日就诊。

主诉：右侧大腿及臀部疼痛 5 个月。

病史：患者 5 个月前吹空调后出现右侧大腿及臀部疼痛不适，呈持续性，活动后可稍缓解，坐凉凳子则臀部冰冷，天气转冷后疼痛明显，无活动受限。刻下症：右侧大腿及臀部冷痛不适，遇冷加重，遇热减轻，口中和，大便偏干，日一行，苔白腻，脉左弦。

辨病辨证： 痹证——少阴太阴合病证。

治法： 温阳通脉，散寒除痹。

选方： 桂枝加术附汤加减。

用药： 桂枝10g，白芍20g，炙甘草10g，苍术15g，茯苓12g，酒大黄3g，生姜3片，川附子20g（先煎），大枣4枚，桃仁12g，党参20g，独活12g。7剂，水煎服，日1剂。

医嘱： 注意休息保暖。

二诊3月20日： 患者右腿痛早起较轻，眠好转，大便为常，苔白，脉细弦。前方增附子至25g。7剂，水煎服，日1剂。

治疗效果： 服药后冷痛明显缓解。

按语： 患者右腿痛因吹空调引起，坐凉凳子则臀部冰冷，口中和，整体呈现但寒无热之象，为少阴；苔白腻，大便偏干，为太阴虚寒导致人体正常津液生成不足而成水饮，而非阳明里热；脉弦，提示有寒，有水饮，有筋脉拘急。故六经辨证属少阴太阴合病，宜用桂枝加术附汤加减。加大黄者，因于患者疼痛偏于一侧，故仿大黄附子汤意而加之。

病案3 吴某，男，61岁，2017年2月13日就诊。

主诉： 全身起红疹伴瘙痒发热3天。

病史： 患者3天前无明显诱因发现双足部出现红疹并瘙痒。红疹迅速扩及躯干四肢，初始为点状红疹，逐渐增多融合成片，瘙痒感明显。患者自觉恶寒，体温未测。给予抗组胺及对症治疗，患者皮疹无好转，且颜面新起水肿性红斑。刻下症：颜面、躯干、四肢见弥漫性水肿性暗红斑，压之不完全褪色，双眼睑水肿明显，其上密集或散在分布大量针头大小丘疹，双小腿胫前及双腘窝可见密集瘀点瘀斑。患者瘙痒甚，偶干咳，畏寒发热，测体温最高38.1℃，口干口苦欲饮水，咽痛，纳差，伴恶心欲呕，心慌胸闷等不适，小便黄，大便4日未解，舌红，苔黄厚腻，脉弦滑数。

辨病辨证： 荨麻疹——三阳合病证。

治法： 和解少阳，活血化瘀。

选方： 小柴胡汤合桂枝茯苓丸加减。

用药： 柴胡 24g，黄芩 10g，党参 10g，姜半夏 10g，生石膏 30g，大枣 15g，炙甘草 6g，桂枝 10g，茯苓 15g，桃仁 12g，牡丹皮 10g，白茅根 10g，赤芍 10g，生姜 9g，玄明粉 10g。5 剂，水煎服，日 1 剂。

医嘱： 注意休息，避免接触致敏物质。

二诊 2 月 19 日： 患者服药 5 剂后，全身皮疹颜色及瘙痒感较前减轻，口干苦及咽痛减轻，畏寒乏力、恶心欲吐较前缓解。但患者口周有新发丘疹脓疱，仍诉发热，测体温最高 37.4℃，大便仍干结，小便黄，脉弦。前方加枳实 12g，厚朴 12g，酒大黄 9g。5 剂，水煎服，日 1 剂。

治疗效果： 患者服药 5 剂后发热已，大便干结好转，全身皮疹瘙痒较前进一步减轻，畏寒乏力、口干口苦、干咳咽痛、恶心欲吐等症状基本消退，小便正常。

按语： 三阳合病是指六经中太阳、少阳、阳明三经同时发病。三阳经各经病势多有所侧重，故在治疗上，对于病势的把握是指导临床用药的关键。本案患者的主要症状体现在口苦、咽干、喜呕、胸胁苦满等，偏少阳证较多，同时三阳合病重视转动少阳枢机，结合《伤寒论》第 99 条："伤寒四五日，身热恶风，颈项强，胁下满，手足温而渴者，小柴胡汤主之。"故主要从少阳论治，使用小柴胡汤合桂枝茯苓丸加减。方中柴胡苦平，是疏气行滞的解热药，有治疗胸胁苦满的特性，为方中君药；黄芩除热止烦，与柴胡同用以和解少阳；党参、大枣、炙甘草温中健胃；姜半夏、生姜和胃化逆；桂枝温经通脉兼以解表；茯苓、白茅根利水消肿；桃仁、牡丹皮、赤芍活血化瘀；生石膏清泻里热，玄明粉润肠通便，二者同用，以增泄阳明里热之力。

九、直中三阴诸证

直中，是六经发病特殊形式的一种，指的是病邪不经过三阳直接侵犯三阴而发病。直中最早见于宋·朱肱《类证活人书》，在其《阴证》篇中提出："有初得病便见少阴证者，直攻少阴，亦不必先自太阳次传而至。"对于直中发生的原因，主要是由于素体阳虚，抗邪无力，使病邪得以长驱直入阴经，从而发病。凡是属于直中者，病情一般都比较严重，尤其是少阴直中，病情就更加严重，预后较差。但也有患者原本阳气并不衰，因邪气太盛而直接入侵内脏者，对于这种情况，及时祛除病因后，预后都比较好。

历代医家皆有对于直中的论述，如李梴《医学入门·伤寒》："若不自阳经传来，直中三阴之经，初起厥逆腹痛，自利不渴，太阴自受寒也；上症加之呕吐，少阴自受寒也；又加之小便清利，厥阴自受寒也。"程国彭《医学心悟·直中三阴诸证》："直中者，初起不由阳经传入，而径中三阴者也。中太阴，宜用理中汤；中少阴，宜用四逆汤；中厥阴，宜用白通加猪胆汁汤。""直中之邪，则但寒而无热也。"《伤寒捷诀》中对三阴经直中也做出了详细的注解，提出太阴经直中寒症，为直中阴经不发热，腹痛恶寒四肢厥，唇青面黑是真阴，四逆理中真妙诀，其脉为沉细无力，宜温之；少阴经直中寒症，恶寒无热厥如冰，吐泻交加腹内疼，六脉沉迟阴毒盛，身如被杖爪唇青，其脉沉细无力，宜温之，如四逆汤理中汤之类是也；厥阴经直中寒症，口吐涎沫不作渴，呕逆腹疼四肢厥，爪唇青黑是真寒，回阳救急功尤捷，其脉沉迟无力宜温之。这些论述都提示了直中三阴的病机为寒邪。脏受寒侵，不温则殆，故治法宜急投辛热，不可迟缓。

那么，直中只见于三阴吗？只见于寒证吗？杨德钱教授在多年临证中发现"直中"也可见于三阳，也是存在热证的，治法不当仅有温之一法。《伤寒论》190 条："阳明病，若能食，名中风；不能食，名中寒。"191 条："阳明病，若中寒，不能食，小便不利，手足濈然汗出，此欲作固瘕，必大便初硬后溏。所以然者，以胃中冷，水谷不别故也。"以上两条都论述了阳明中寒的表现，故直中证亦可见于三阳，但是在本书中就不加以论述了。

直中三阴可有哪些症状呢？如寒邪直中太阴证，症见"呕吐清涎沫，腹中冷痛，或下利清谷，吐蛔虫，脉来沉"（《医学心悟》）。此皆为太阴受寒，运化失职，寒湿内停，升降失常而致，故治法宜温中散寒，健脾燥湿，方用附子理中汤，即于理中汤中加附子以增强温中散寒之力。如寒甚者，加干姜二钱；口渴欲饮水者，加人参、白术；当脐有动气，去白术加肉桂等。若寒邪直中少阴，其症可见"手足厥冷，下利清谷，脉沉细，但欲寐"（《医学心悟》）。此皆为少阴心肾虚衰，阴寒内盛所致，肾阳虚衰，釜底无薪，脾阳不运，故下利清谷。治疗当回阳救逆，方用四逆汤。若阴盛而格阳于上，见面赤等症，加葱白以宣通上下阳气；腹中痛者，加芍药以缓急止痛；呕者，加生姜以温胃降逆；咽痛者，加桔梗以利咽止痛；利止脉不出者，加人参以大补气阴，以救阴竭；若小便不利，身重疼痛，或咳，此为有水气，去干姜，加白术、茯苓，生姜三片。若寒邪直中厥阴，则可现阴盛格阳之证，热药相拒不入，故治以破阴回阳，宣通上下，反佐咸寒，方用白通加猪胆汁汤。

▶ 直中太阴证

病案 1 许某，女，50 岁，2017 年 9 月 26 日就诊。

主诉： 腹部隐痛 2 天。

病史： 患者 2 天前因天气炎热冲洗冷水澡，加之夜睡时贪凉而未盖衣被，于凌晨 1 时突发腹部绞痛，以脐周为主，疼痛难忍，呻吟不止，大汗出，随后大便泄泻如水，服热饮后疼痛、泄泻缓解，疼痛持续时间为 10 分钟。刻下症：腹部隐痛，夜间较甚，喜温喜按，畏寒，手足不温，无发热，精神倦怠乏力，稍感腰酸无力，无汗出，无头晕、头痛，无耳鸣，无口渴、口苦，无心慌、心悸，纳差，夜间休息较差，大便稀溏，一日两三次，小便清长，舌质淡，苔薄白，脉沉迟。查体：腹软，于中脘穴及双侧天枢穴处有轻微压痛。

辨病辨证： 太阴脏病——寒邪直中太阴证。

治法： 温阳祛寒，补气健脾。

选方： 附子理中汤。

用药： 党参 30g，干姜 10g，白术 15g，炙甘草 10g，白附片 15g（先煎）。3 剂，水煎服，早、晚温服。

医嘱： 注意保暖，可用热水袋外敷腹部，切忌受凉感冒。

二诊 9 月 29 日： 患者腹痛明显减轻，精神好转，体力逐渐恢复，手足回温，腰酸无力缓解，但仍纳差，不欲饮食，大便成形，色淡黄。

原方去白附片，加陈皮、木香各 10g，继服 3 剂。

治疗效果： 已无腹痛，手足温，纳眠可，二便调。

按语： 患者夜卧贪凉而感寒邪，寒邪直中太阴而出现腹中绞痛，泄泻如水样；邪正抗争有力，迫津外泄，故大汗出；腹部隐痛，喜温喜按，精神倦怠乏力等症，皆为脾阳虚衰之象；脾阳虚，水谷不能运化，脾不能升清，则出现食后腹胀、痞闷不舒；结合舌淡苔薄白，脉沉迟，证属中阳不振，脾脏虚寒。根据《伤寒论》273条："太阴之为病，腹满而吐，食不下，自利益甚，时腹自痛。若下之，必胸下结硬。"277条："自利不渴者，属太阴，以其脏有寒故也。当温之，宜服四逆辈。"因患者出现腰酸无力，小便清长等肾阳虚衰之象，故选用附子理中汤加强温补脾肾之功，意在防止病邪深入少阴而导致治疗困难，预后较差。郑钦安《医理真传》云："非附子不能挽欲绝之真阳，非姜、术不足以培中宫之土气。"方中以白附片温补脾肾，党参补气益脾，白术健脾燥湿，炙甘草和中补土，干姜温胃散寒。五味药配合得当，治疗中下焦虚寒、火不生土诸证，多获佳效。

病案2 王某，男，40岁，2017年8月14日就诊。

主诉：上腹部疼痛3天。

病史：患者体型偏胖，常于多食或进食生冷食物后即出现脘腹胀痛，肠鸣便溏，曾在当地医院诊为"慢性胃炎"，常服雷贝拉唑钠肠溶片、复方颠茄铋镁片等抑酸解痉药。3天前，时值农历七月，夏收忙碌之际，患者下田劳作时畅饮冷饮，傍晚归家时又不慎淋雨，晚饭后出现腹痛如绞，剧烈难忍，于当地卫生院予以对症治疗，腹痛未得缓解。刻下症：腹痛，两手捧腹，四肢欠温，纳差，眠可，大便黏滞，小便正常，面色苍白，鼻头微青，难以安坐，舌体胖大，舌质淡红，边有齿痕，苔白厚滑腻，脉沉紧。行腹部触诊，患者满腹拒压，手不可近，得温痛减。

辨病辨证：腹痛——寒邪直中太阴，脾家虚寒证。

治法：温中祛寒，除湿止痛。

选方：理中汤加味。

用药：党参30g，干姜10g，白术15g，炙甘草10g，木香15g，薏苡仁30g，花椒10g，白芍12g。3剂，水煎服，早晚温服。

医嘱：注意保暖，可用热水袋外敷腹部。

二诊8月17日：患者腹痛明显减轻，精神好转，手足回温，效不更方，继服 3 剂。

治疗效果： 患者已无腹痛，手足温，纳眠可，二便调。

按语： 此寒邪直中太阴，脾家虚寒证也。《素问·举痛论》云："寒气客于肠胃之间，膜原之下，血不得散，小络急引故痛。按之则血气散，故按之痛止。"本案患者平素有脾家虚寒之疾，加之体型偏胖，胖者多湿，又复感寒邪，寒湿之邪直中太阴，故见腹部剧痛难忍，四肢欠温。治疗上选用理中汤以温阳散寒，加薏苡仁除湿；又因患者疼痛剧烈，故加以木香、花椒温中止痛，白芍缓急止痛。全方共奏温中祛寒，除湿止痛之功，效如桴鼓。

▶ 直中少阴证

病案 1 何某，男，68 岁，2017 年 11 月 28 日就诊。

主诉： 恶寒伴周身疼痛 3 天。

病史： 患者 3 天前因外出赴宴不慎受寒，出现恶寒肢冷，尤以背部恶寒明显，现蜷卧于床，四肢逆冷，周身骨节疼痛，腰部酸重，神志清楚，面色青灰，伴腹痛、腹胀，无口干、口苦、口燥，无头晕、头痛，纳差，小便清长，大便溏薄，舌质淡，苔薄白润，脉沉细。

辨病辨证： 痹症——寒邪直中太阴，阳虚身痛证。

治法： 扶阳温经，散寒除湿。

选方： 附子汤加味。

用药： 枳壳 15g，干姜 6g，茯苓 30g，炙甘草 10g，党参 15g，白术 15g，白芍 12g，陈皮 30g，白附片 15g（先煎）。3 剂，水煎服，早、晚温服。

医嘱： 注意保暖，可灸关元、气海、丹田、大椎、膈俞等穴。

二诊 11 月 20 日： 患者恶寒明显减轻，周身疼痛有所好转，无明显腹痛，仍感腹胀伴腰部酸重明显，大便仍稀溏，脉转有力。前方白术改 30g，加薏苡仁 30g，再服 5 剂而愈。

治疗效果： 患者已无明显恶寒身痛，稍感腹胀，腰膝有力，小便正常，大便时有稀溏，余无特殊不适。

按语： 患者年近七旬，肾阳已亏，寒邪乘虚直犯少阴而致病。患者恶寒身痛，虽似太阳表证，但无头痛、发热之象，故除外太阳伤寒表实证；

其背虽恶寒，但口不干不苦不燥，故除外阳明胃热弥漫致津气两伤，气不固表的背微恶寒；而面色苍白、脉沉细、四肢逆冷，则是少阴虚寒证的典型症状。《伤寒论》304条："少阴病，得之一二日，口中和，其背恶寒者，当灸之，附子汤主之。"及305条："少阴病，身体痛，手足寒，骨节痛，脉沉者，附子汤主之。"故投以附子汤，以温阳散寒。方中白附片合党参以温壮元阳；干姜温阳散寒；茯苓渗湿；白芍止痛，与附子同用，还可制约附子燥烈之性，相得益彰；纳差、腹痛、腹胀，加以白术、陈皮、枳壳健脾理气。所谓"湿胜则重"，二诊时患者仍感腰部酸重，为湿邪未尽之象。《金匮要略》治疗痹证兼"重"之症者，多用白术；治疗"肾着"，即腰以下冷痛沉重者，多用甘姜苓术汤温土以胜湿。金·张元素认为，附子以白术为佐，是除寒湿的圣药。故二诊加重白术剂量，兼以薏苡仁除湿，方证对应，疗效显著。

病案2 刘某，女，35岁，2017年12月15日就诊。

主诉： 失眠、头晕4天。

病史： 4天前，患者不慎受寒后出现感冒发热，经治疗后表证虽解，但随即出现失眠、头昏，期间服甜梦胶囊，效果不明显，以致精神萎靡，严重影响工作和生活。刻下症：寐浅多梦，心中悸烦，辗转反侧，坐卧不宁，头昏不适伴视物旋转，咽干口燥，五心烦热，纳可，大便较干，小便正常，舌质红绛，苔少，脉细数。查体：血压124/80mmHg。头颅CT及心、脑电图未见明显异常。

辨病辨证： 失眠——少阴热化之阴虚火旺，心肾不交证。

治法： 滋阴清热，交通心肾。

选方： 黄连阿胶汤加味。

用药： 黄连6g，白芍15g，五味子15g，酸枣仁20g，天麻10g，黄芩10g，知母10g，阿胶6g（烊化），生鸡蛋黄1枚。3剂，只煮黄芩、黄连、白芍，煮好后去药渣取一次量的热药液，将阿胶打碎后溶于药液，稍冷后再打入生鸡蛋黄1枚，搅拌均匀，早晚服用。

二诊5月7日： 患者睡眠有所改善，头昏明显缓解，精神渐佳，舌红，苔薄白，脉细数，仍感口干咽燥明显。于前方加玄参 10g，继进 5 剂后诸症悉平。

治疗效果： 患者睡眠已安，精神充沛，偶有口干便秘，舌淡红，苔薄白，脉沉细，余无特殊不适。

按语： 本案是少阴热化证所致的心烦不得眠。《伤寒论》303 条："少阴病，得之二三日以上，心中烦，不得卧，黄连阿胶汤主之。"《清代名医医案精华·陈良夫医案》述："心火欲其下降，肾水欲其上升，斯寤寐如常矣。"少阴属心肾，心主火，肾主水，心火下交于肾，使肾水不寒，肾水上济于心，制心火不亢，谓之心肾相交，水火既济。本案患者素体阴虚阳亢，本已肾阴不足，又复感热邪，邪客少阴，从阳化热，肾阴受损，肾水不足，不能上济于心，水火失济，心肾不交，则心火独亢，表现为心中烦不得卧，是故选用黄连阿胶汤聚清热、育阴、泻火、滋水于一方中。方中黄连苦寒入心，直折心火；辅以黄芩意在防治心中之热扰及于肺，肺为肾之上源，故清肺亦所以清肾也；阿胶甘平，为血肉有情之品，滋真阴补肾水，交融水火，除烦安神；白芍补血敛阴，与黄芩并用，滋阴降火；生鸡蛋黄甘平，入心肾，既泻心火有余，又补肾水不足，与黄连、黄芩配于降心火中补心血，与白芍、知母伍于补阴中敛阴气；再加入天麻止晕、酸枣仁安神。诸药共用，使水火既济，心肾相交，诸恙自平。

▶ 直中厥阴证

病案 1 刘某，女，46 岁，2017 年 7 月 26 日就诊。

主诉： 头痛反复十余年，复发并加重 2 天。

病史： 患者平素体虚怕冷，反复头痛十余年，以颠顶痛为主，间断服用盐酸氟桂利嗪胶囊止痛，效果尚可，但停药后易复发，曾于我院行头颅 CT 检查未见异常。2 天前患者于户外游玩，感受风寒后，头痛如劈，颠顶尤甚，痛时连及双目发胀，手足俱冷，泛吐清稀涎沫，舌质紫暗，舌下脉络瘀紫，苔白润，脉沉弦紧。

辨病辨证： 厥阴脏寒——肝寒犯胃，浊阴上逆证。

治法： 暖肝胃，降浊阴。

选方：吴茱萸汤加味。

用药：吴茱萸10g，生姜10g，大枣20g，党参15g，鸡血藤30g，川芎12g，全蝎6g，当归20g。3剂，水煎服，早晚温服。

医嘱：注意保暖，切忌受凉感冒，忌食生冷食物。

二诊7月29日：患者泛吐涎沫渐少，头痛减轻，前方继服5剂。

治疗效果：患者诸症悉愈，后于随访时诉偶感风寒后复发头痛，但无之前发作次数之频繁，且头痛程度较轻。

按语：厥阴肝脉挟胃贯膈，连目系，上出额，与督脉会于颠。厥阴寒盛，饮邪不化，浊阴循经上扰清窍则见颠顶痛，痛连目系，多于夜间发作或加重。此种头痛，多伴有肢冷吐清水，可绵延十余年而不愈，且每于受风寒或进食生冷食物后易发。治当以暖肝散寒，温胃化饮，使浊阴之邪不上逆，则头痛自愈。《伤寒论》378条："干呕，吐涎沫，头痛者，吴茱萸汤主之。"本案患者体虚怕冷，复感寒邪后出现颠顶头痛、泛吐清稀涎沫，故投以吴茱萸汤加味。方中吴茱萸味辛苦，性大热，旨在暖肝降浊，肝阳振则浊阴自降；生姜味辛，性温，可温胃散寒；"邪之所凑，其气必虚"（《内经》），故以党参益气固本；川芎气香质润，味辛，性温，归肝胆经，为血中气药，其性升散走窜，善上行头目，祛风止痛，有通达气血之效，为治头痛之要药；患者病程长久，久病多瘀，结合舌质紫暗、舌下脉络瘀紫，故加入鸡血藤、当归养血活血；再以全蝎通络止痛。全方配伍得当，虽沉年顽疾，亦可除也。

病案2　任某，女，46岁，2016年12月20日就诊。

主诉：四肢冷痛2天。

病史：患者既往有冻疮病史十余年，每于冬季发作，发作时手足冷痛，红肿发紫，略痒。2天前患者用冷水洗碗后上述症状复发并加重，伴头晕头痛，面色苍白，唇爪不华，结膜苍白，舌淡，苔白，脉细弱。

辨病辨证：厥阴经寒——血虚寒厥证。

治法：养血通脉，温经散寒。

选方：当归四逆汤加味。

用药： 当归20g，桂枝15g，细辛6g，白芍15g，鸡血藤30g，川芎12g，大枣30g，炙甘草10g。3剂，水煎服，早晚温服。

医嘱： 注意保暖，可用药渣煮水熏洗患处。

二诊 12月23日： 患者手足冷痛有所减轻，头晕头痛较前缓解，前方继服7剂。

治疗效果： 后进行随访，患者次年冬天头晕头痛虽有发作，但症状较前明显减轻。嘱患者冬天来临之际，可用本方煮水熏洗患处，防冻疮复发。

按语：《伤寒论》351条："手足厥寒，脉细欲绝者，当归四逆汤主之。" 本案患者素体肝血不足，经脉失养，又复感寒邪，致冻疮复发；脉细弱，提示肝血不足，脉道不充；手足冷痛、头晕头痛、颜面苍白、唇爪不华、结膜苍白皆为血虚之象。虽然少阴证也可出现手足厥冷的症状，但病机以肾阳虚衰为主，主要表现有下利清谷，恶寒蜷卧，脉微细，但欲寐等。故本案为厥阴肝血不足，寒凝肝脉所致的手足厥寒证，当以当归四逆汤主之。方中当归补肝养血，又能行血，有补中有动，行中有补之功，是为君药；配以桂枝温经通阳；白芍和营养血；细辛温散血中之寒邪；鸡血藤养血通络；大枣、甘草益脾养营；加川芎者，因其活血行气，且性走窜而善达颠顶，善治头晕头痛。诸药相合，有散寒邪、养血脉、通阳气之功效，是临床上治疗血虚寒厥之证的首选方。

十、两感

伤寒，医下之，续得下利，清谷不止，身疼痛者，急当救里；后身疼痛，清便自调者，急当救表。救里宜四逆汤；救表宜桂枝汤。（91）

病发热，头痛，脉反沉，若不差，身体疼痛，当救其里。（92）

少阴病，始得之，反发热，脉沉者，麻黄附子细辛汤主之。（301）

少阴病，得之二三日，麻黄附子甘草汤微发汗。以二三日无里证，故发微汗也。（302）

《伤寒论》第91条说明，伤寒表证，误下之后，不仅脾阳衰惫，运化无权，而且累及下焦肾中真阳，火不生土，造成阳衰阴盛之危证，故有"续得下利，清谷不止"。此时患者虽有身疼痛的表证，亦无暇顾及。因脾肾阳衰，若再强行解表，易致损阳伤阴之变证也。因此必须急救其里，用四逆汤回阳救逆。服汤后，如大便恢复正常，是里阳已复，阳回利止，若身疼痛仍在，为表证未罢，则又当急与桂枝汤，调和营卫，以和其表，此乃先里后表之法。

92条紧承91条而来，91条是详其证，92条是辨其脉。"脉反沉"者，因其以所宜之方"四逆汤"测之，脉当为沉细而无力，却见发热头痛之太阳表证兼脉不浮而沉，故曰"反"。再结合301条"少阴病，始得之，反发热，脉沉者，麻黄附子细辛汤主之"，可知本证是太阳与少阴两感证之表里同病，可斟酌选用麻附细辛、麻附甘草二方，以温阳发表。若服之不效，则是里虚之证重而且急，此时虽有身疼痛等表证，亦当先救其里，用四逆汤，以温里壮阳，固其根本。若阳回寒去，里和而表不解，可再用桂枝汤调和营卫，解表祛邪。

91条为表病误下，邪陷少阴，太少同病。92条则是未经误治，起始即为太少两感证。两者皆属表里同病，阳虚寒盛，里急且重，故治法皆取先救其里。此二证若从先病者为本、后病者为标之说来看，又是急则治其标之法。由此可见，标本学说与表里先后治则，立论角度虽有不同，然其精神实质却是一致的。

301条为少阴病阳虚阴盛，临床表现多为无热恶寒。本不应发热，今始病即见发热，故曰"反发热"。初得病则发热多见于太阳病，而太阳病其脉当浮，今脉不浮而沉，脉沉主里，属少阴里虚。脉证合参，本证当属少阴阳虚兼太阳表证。既兼表证，则除发热外，应当还有无汗恶寒、头痛等症。张仲景虽未言之，当为省文笔法。总之，本证属表里同病，亦称为"太少两感"证。既为表里同病，当视其表里轻重缓急之不同而确定先后表里治则。本条原文谓少阴病，并有脉沉，已属里阳虚之脉，然并无下利清谷、手足厥冷等症，说明里阳虚未甚，其"反发热"，当是表证所致。综上，本证表里同病而里证未甚，治当表里同治，温经解表，麻黄附子细辛汤主之。

麻黄附子细辛汤用麻黄外散风寒，附子内温肾阳，细辛走窜表里、温阳散寒，以加强麻黄、附子的作用。全方药仅三味，组成简单，配伍严谨，作用全面，以方立法，是"托里解外法"的代表方剂。柯韵伯评价本方曰："少阴主里；应无表证；病发于阴；应无发热；今始受风寒即便发热……夫太阳为少阴之表；有热无汗；太阳之表不得不开；沉为在里；少阴之本不得不固。设用麻黄开揍理；细辛散浮热；而无附子以固元气；则少阴之津液越出；太阳之微阳外亡；去生远矣。惟附子与麻黄并用；内外咸调；则风寒散而阳自归；精得藏而阴不扰。"此说十分精当。

将302条证候当与301条脉证合参，"二三日无里证"是本证的辨证关键。因少阴寒化以阳虚为本，故病亦有自表起者，但少阴表证发热多轻浅，病程多短，邪迅速传里，出现典型的少阴里虚寒证。病至二三日，未出现四肢厥逆、呕吐、下利等里虚寒证，说明本证阳虚不甚。治以"微发汗"，提示本证为少阴阳虚兼表证，证情轻缓。若出现典型的里虚寒证，则当先回阳救逆，而非温经发汗、表里同治。

麻黄附子甘草汤为温阳发表之剂。方中附子、甘草温表里之阳，麻黄、甘草微除在表之邪。附子量大，温阳固本为君；麻黄量小，微汗解表为臣。妙在甘草坐镇中州，不使麻黄发汗过速，但叫附子缓补表里之阳。由于张仲景论述简要，加之药物峻猛，使本方运用范围受到局限。张仲景虽指出"脉沉""发热"之症，然仅是此方治症之一。在临床中往往出现有脉沉无发热者，或有发热无脉沉者，或脉沉或浮大无力者等，甚至无此二症者，此时则要辨其是否属于上述病机，不要被中西医的各种病名所限。细审张仲景所冠"少阴病"三字，有着深远的意义：从脏腑关系看，少阴包括心肾，兼水火二气，水能克火，故易从寒化。若肾阳素虚，感受外邪，则表现出本虚标实之症。故辨证凡属肾阳不足，寒邪外袭者，皆可以本方加减施治。

麻黄、附子二药均为峻烈之品，有"有汗不得用麻黄"的说法。但张仲景对"汗出而喘，无大热者，用麻黄杏仁甘草石膏汤"治疗，实乃有汗用麻黄之例。根据临床中观察，杨德钱教授发现麻黄和甘草并用，对少阴有温经散寒之功，用量大则有下通肾气、内化寒饮之效，且入煎剂内从未出现过中毒的表现。杨德钱教授通过临床实践验证，虽用大剂麻黄，若伍附子仅为微汗出，对于四肢病变，则有通其经、温四肢、直达病所之功。

▶ 麻黄附子细辛汤证

病案 王某，女，40 岁，2017 年 8 月 4 日就诊。

主诉： 鼻塞、喷嚏、流涕反复 8 年。

病史： 患者过敏性鼻炎病史 8 年，去年冬天以来逐渐加重，稍凉则鼻塞流涕，喷嚏连连，日常经常戴口罩，害怕去公共场所。患者多次往返于诊所、医院，寻求多方治疗，疗效始终不满意。刻下症：患者鼻塞流涕，嗅觉减退，伴神疲乏力，形体羸瘦，面白萎黄，畏寒，手足冷，便溏，舌淡胖有齿痕，苔薄白腻，脉沉细。

辨病辨证： 鼻鼽——风寒袭表证。

治法： 祛风散寒，宣通鼻窍。

选方： 麻黄附子细辛汤合玉屏风散加减。

用药： 麻黄 10g，生甘草 6g，细辛 10g，蝉蜕 6g，辛夷 10g，白芷 10g，防风 20g，炒白术 30g，黄芪 30g，白附片 15g（先煎）。7 剂，水煎服，日 1 剂，分早、中、晚三次温服。

二诊 8 月 11 日： 患者服药后鼻塞、流涕、喷嚏等症状明显减轻，信心大增。要求继续治疗，以求全效。考虑患者病久，阳气虚损，前方加党参 15g，干姜 3g，继服 7 剂，以强后天之本。患者药后症状又减，续服二十余剂。后来因为患者咽痛，前方去干姜及附子，加桔梗、射干各 6g，再服 7 剂 6 月以后患者因天热而停服。嘱患者注意锻炼身体，增强体质，预防感冒。进入秋冬后，患者鼻炎又再反复，但是程度较轻及持续时间较短。继予前方随症加减，服用 2 个多月后，迄今未再复发。患者高兴之余，遂将使用多年的口罩付之一炬。

按语： 鼻塞、喷嚏者，脉浮者为上焦不开属表，脉沉者为下焦有寒属里。少阴虚寒，火不生土，脾胃亦虚，湿浊内生，故见舌淡胖，有齿痕，苔薄白腻，治宜麻黄附子细辛汤温里开表。该患者病程较久，体质虚弱，虽然兼有脾阳不足之证，但涉病脏腑及病症表现主要责之肺肾二经，所用方药亦多为循经之品。细辛一味，辛散温通，芳香透达，散风邪，化湿浊，通鼻窍，常用于治疗鼻渊等鼻科疾病之鼻塞、流涕、头痛者，为治鼻渊之良药，且与白芷、苍耳子、辛夷等散风寒、通鼻窍药配伍，效果极佳。过敏性鼻炎之病根在于少阴之里，冰冻三尺，非一日之寒，故表症解后施以温经通脉，尚须经月乃至经年之功，方有病愈之望。

▶ 麻黄附子甘草汤证

病案 曹某，男，72 岁，2017 年 12 月 8 日就诊。

主诉：咳喘伴痰多反复二十余年，伴二便失禁 6 年。

病史：患者患慢性气管炎二十余年，经常头昏头痛，咳喘痰多，不能平卧。6 年前患者出现二便失禁，每日大小便约 15 次，每解小便，大便即出，时稀时秘，于某医院诊断为"慢性支气管炎并发感染、慢性肠炎、尿道萎缩"。刻下症：咳嗽，痰多，稀白，心累喘急，只能半卧，时腹痛，大便频繁，呈灰白黏液，间有秘结，如筷头状，临厕努挣，憋胀难忍，小便淋沥不尽，量少刺痛，欲解而不畅，头昏头痛，恶寒乏力，四肢清冷，面色苍白，体虚胖，舌质淡，微紫暗，前半部无苔，舌根部白腻夹黄而厚，脉沉微。

辨病辨证：咳喘——少阴寒化兼太阳表实证。

治法：温阳发汗。

选方：麻黄附子甘草汤。

用药：制附片 30g（久煎），麻黄 10g，甘草 15g。5 剂，水煎服，日 1 剂，分早、中、晚三次温服。

二诊 12 月 13 日：患者恶寒、咳嗽、头痛等症状减轻，太阳表寒初解，腹胀、便难等症状稍有好转。但阴寒凝聚于里，非通下不足以破其结。患者惟大便不通，应为少阴寒证阴结为主的二便失常，当用温通之法。投以阴阳共济，寒热同炉之大黄附子汤。

生大黄 9g，白附片 45g（久煎），细辛 3g。4 剂，水煎服，日 1 剂，分早、中、晚三次温服。

三诊 12 月 17 日：患者二便皆觉通畅，憋胀、急迫感等多年痛楚消失，咳喘、痰涎亦进而减轻。予以理中丸调理脾胃，以培后天之本。

治疗效果：患者服理中丸一个多月后，调理而安。

按语： 本案患者为孤寡老人，生活无人照顾，以致沉疾迁延，病情日益复杂，阴阳表里虚实交错。患者面色苍白，舌质淡微紫暗，苔白厚腻，脉沉微，肢冷，恶寒，心累，乏力，显然是心肾阳衰，气血不足的表现，应属阴、寒、里、虚的少阴之证；病入少阴，必损及心肾与膀胱，故本案病根为肾阳虚衰；肾阳衰微，必影响肺之肃降，导致气机不畅，故患者头昏头痛，咳喘痰多，不能平卧；久病之后，少阴寒化，肾气日衰，开阖失司，二便排泄随之失调；肾累及脾，脾失健运，故腹胀满；脾虚湿盛，则大便色白。其中，腹胀痛之证，虽非阴证虚寒所独有，但阳证实热的腹胀痛表现则与此不同。本案腹胀，时痛时止，伴大便时利时秘，恶寒无热，口不渴，舌质淡，前半部无苔，舌根部白滑而腻，为阴盛腹痛胀满之象。初诊时，患者恶寒、头痛，舌质淡润而苔白夹黄，乃兼有太阳外感表实之邪。单解表则里证不去，单治里则表实不解。因此，投以麻黄附子甘草汤，兼顾阴阳表里之治。制附片与麻黄并用，使寒气散而不伤元阳，救其里而及其表，且以甘草缓之，微发其汗也。患者上、中、下三焦，肺、脾、肾、胃、大肠、小肠、膀胱等脏腑皆已受病，互相牵连。其症结在于肾阳虚衰，致使下焦失固，咳喘缠绵。日久失治，病传少阴，则寒化益深，以致缠绵数载，交证蜂起。本案病情虽然复杂，但是通过抓住六经辨证的线索，取得了满意的疗效，为临床施治提供了可靠依据。

第二章　脏腑辨证

脏腑辨证过程中，首先要辨明脏腑病位，再结合病变所在的病位，分辨此病的具体病性。杨德钱教授在临床辨证中，辨病位以心、脾、肝、肺、肾，病性以虚实为纲。虚证有气、血、阴、阳之分，实者有气郁、痰浊、瘀血、寒凝、火热等之分。其独特之处在于结合重庆地区气候多湿多热以及饮食偏嗜辛辣油腻的特点，临床辨证多见湿热内蕴，如脾胃湿热、肠道湿热、下焦湿热等，以三仁汤为基础方，随证加减。因湿性黏滞，缠绵难愈，容易湿阻气机，气滞血瘀，久病入络，故常合以活血化瘀、疏肝理气之品。至于其余脏腑，证型多样，均有所体悟，见诸各脏腑辨证篇章。

一、心系病症

心主血脉，主藏神。心之气血阴阳是其生理功能的物质基础：心主血脉主要依赖于心气心阳的充沛，心主神志主要依赖心阴心血的濡润作用。心之气血阴阳失常，会直接导致心主血脉、主藏神两大功能的异常，引起的常见症状有：心悸、怔忡、胸闷、胸痛、失眠、健忘、精神错乱、神志昏迷等。

1.胸痹

胸痹是指以胸部闷痛，甚则胸痛彻背，喘息不得卧为主症的一种疾病。《金匮要略·胸痹心痛短气病脉证治》云："夫脉当取太过不及，阳微阴弦，即胸痹而痛，所以然者，责其极虚也。今阳虚知在上焦，所以胸痹、心痛者，以其阴弦故也。""阳微"与"阴弦"体现了胸痹病的病因病机，即本在上焦阳虚，标在下焦阴寒邪盛、痰饮内停，所以胸痹的病机多为本虚标实，治疗时应标本兼顾。本虚则温补心阳之品必不可少，心阳充足，心气充沛，自然心主血、行血的功能得到保障，血液生成充足则荣则不痛，血液通调则通则不痛。其余虚证如阴虚、血虚，治以滋阴养血。而标实除了阴寒、痰饮以外，还包括血瘀、气滞，因此在治疗时，需要根据具体情况配伍辛温散寒、温化痰饮、活血化瘀、疏肝行气之品。值得注意的是，胸痹多与西医的冠心病相对应，而冠心病有急性发作期和慢性缓解期的不同，因此应本着"急则治其标，缓则治其本"的原则，急性发作期应迅速选择相应的西医止痛药剂以缓解疼痛、控制病情，而慢性缓解期可采用中医治疗，根据具体辨证结果对症下药，标本兼顾。

病案1 胥某，女，52岁，农民，2018年10月9日就诊。

主诉：胸闷头晕半月余。

病史：患者近半月来胸闷时作，以闷重为主，伴头晕、痰多、口干、全身困重乏力，大便结燥，小便色黄，眠差多梦，舌质红，苔白腻，脉滑。既往史：高血压病史数年。查体：形体偏胖，血压168/98mmHg。心电图：窦性心律，心率68次/分，ST-T段低平。

辨病辨证：胸痹——湿热内蕴，热扰心神证。

治法：清热化湿，宁心安神，活血化瘀。

选方：三仁汤加减。

用药：薏苡仁30g，竹茹15g，首乌藤30g，酸枣仁30g，鸡血藤30g，茯神30g，黄芩15g，草豆蔻15g，丹参30g，炙甘草10g，车前子20g，红芪10g，苦杏仁12g。7剂，水煎服，日1剂，分早、中、晚三次温服。

医嘱：清淡营养饮食，注意休息，适当锻炼。忌食肥甘厚腻、生冷粗硬、腥膻异味及辛辣刺激之品。

二诊10月16日：胸闷较前减轻，仍诉头晕，掉头发，小便正常，大便仍秘结，睡眠较前稍好转，舌质淡红，舌边齿印，苔薄白，脉滑。

薏苡仁30g，草豆蔻15g，杏仁12g，首乌藤30g，鸡血藤30g，酸枣仁30g，磁石30g，肉苁蓉30g，桑寄生30g，钩藤30g，龙骨30g，牡蛎30g，炙甘草10g，红芪20g。7剂，水煎服，日1剂，分早、中、晚三次温服。

治疗效果：患者胸闷明显减轻，诸症皆缓解。

按语：患者以胸闷为主症，辨病当属"胸痹"范畴。患者为中老年女性，形体偏胖，肥人多痰多湿，且久居湿地，湿邪内侵，湿阻胸阳可见胸闷重；湿蒙清窍可见头晕；湿邪郁遏经络、肌肉可见全身困重乏力；湿郁化热，炼津为痰，痰湿内阻，津液不布，可见口干；热扰心神可见失眠多梦；舌红、小便色黄为热象；苔白腻、脉滑为痰湿征象。综上，病初可辨为湿热内蕴，热扰心神证。胸痹病机不外虚实两方面，治疗时应分清主次，先治其标，后治其本，先从祛邪入手，然后再予扶正。标实当泻，本案属痰湿挟热，故初诊以清热化痰除湿为主。方中薏苡仁下气，除湿痹，正可抑制上犯之湿邪水饮。又因胸痹均可致血瘀，故酌情加入活血化瘀之品。本虚应补，患者高血压病史多年，耗伤肝阴，且年过半百，肾阴不足，故治疗后期，待胸闷症状稍缓后以补益肝肾为主，辅以化痰。

病案 2　贺某，女，74 岁，2018 年 11 月 14 日就诊。

主诉：胸闷、剑突下疼痛 1 小时。

病史：患者 1 小时前无明显诱因出现胸闷心悸，剑突下疼痛，疼痛放射至背部，乏力，气促，头晕，饮食及睡眠稍差，平素怕冷，大小便正常，舌质淡，苔薄白，脉沉细。既往史：患者半年前无明显诱因出现心悸胸闷，剑突下不适，曾于我院住院治疗，行冠脉造影提示冠脉狭窄病变，未予支架植入，长期口服阿托伐他汀钙、氯吡格雷、阿司匹林肠溶片。高血压病史二十余年，最高收缩压 190mmHg，长期规律口服降压药物，血压控制尚可。心电图示：窦性心律；V4-6 导联 ST 段抬高。

辨病辨证：胸痹——胸阳不振，阴寒凝结，气血痹阻证。

治法：温阳理气，散寒止痛。

选方：瓜蒌薤白半夏汤合枳实薤白桂枝汤加减。

用药：薤白 40g，瓜蒌仁 20g，瓜蒌皮 20g，姜半夏 15g，枳实 10g，干姜 5g，白术 15g，桂枝 10g，茯苓 15g。3 剂，水煎服，日 1 剂，分早、中、晚三次温服。

医嘱：清淡营养饮食，注意休息，适当锻炼。忌食肥甘厚腻、生冷粗硬、腥膻异味及辛辣刺激之品。

二诊 11 月 17 日：患者胸闷心悸明显减轻，剑突下疼痛好转，仍诉怕冷，大便稍干，小便正常，舌质淡红，苔薄白，脉沉。辨证同前，再予前方7剂。

治疗效果：患者诸症皆缓解，疗效可。

按语：患者以胸闷、剑突下疼痛为主症，疼痛放射至背部，伴心悸乏力气促，辨病当属"胸痹"范畴。患者为老年女性，年过半百，肾气自半，精血渐衰，肾阳虚衰，不能鼓舞五脏之阳，可致心气不足或心阳不振，血脉失于温运，痹阻不通，不通则痛，发为胸痹，心神失于温养，可出现心悸；肾阳虚衰，不能化气利水，饮停下焦，上凌心肺，出现心悸气促；长期血脉不通，瘀血阻滞，瘀血不去，新血不生，均可使心脉失于濡养，不荣则痛；乏力、舌淡、苔白、脉沉细，均为气虚、阳虚之征象。综上辨证为阳气虚衰，胸阳不振，阴寒凝结，气血瘀阻。《金匮要略》言："胸痹之病，喘息咳唾，胸背痛，短气，寸口脉沉而迟，关上小紧数，瓜蒌薤白白酒汤主之。"此条言胸痹病机为属胸阳不振，阴邪阻滞，其中"胸背痛，短气"为辨证关键。本案患者就诊时症状恰是胸闷、剑突下疼痛放射至背部，伴乏力气促，加之平素怕冷，故辨证当属胸阳不振，阴寒凝结，气血瘀阻证，选方以瓜蒌薤白半夏汤为基础方，合枳实薤白桂枝汤加减。方中瓜蒌仁、瓜蒌皮、薤白通阳行气止痛，且薤白最能通胸中之阳与散大肠之结；加用桂枝、干姜温阳散寒，通阳止痛；姜半夏温阳燥湿；茯苓、白术健脾利水；枳实理气通脉。全方共奏温阳散寒，行气通阳止痛之效。本方不足之处在于未予白酒加入，白酒味甘辛而色白，为自脾入肺，动荡不羁之品，使于脾肺之间，疏通浚沦，令阴阳异而相入。上下气相通则胸中阳气清肃时行，呼吸往远，津液上下，润养无壅。且现代药理研究，白酒具有的媒介作用，能使薤白的有效成分更多地溶解，从而发挥更好的作用。

病案3 王某，男，46岁，2015年4月14日就诊。

主诉：心前区疼痛3年。

病史：患者3年前出现心前区疼痛，每日发作两三次，每次发作前有情绪激动或失落等情况。近1年来患者开始出现心慌失眠，多梦，头晕胀痛，胁肋部常感觉不适，口干口苦，间断口服硝酸甘油品及降压药等治疗药物。

刻下症：心前区发作性疼痛，每日两三次，伴心慌失眠，胸胁胀痛，口干口苦，偶有反酸，舌质暗红有瘀斑，苔薄白，脉弦。查体：脉搏 68 次 / 分，血压 138/88mmHg，心率 98 次 / 分，心律绝对不齐，第一心音强弱不等，各瓣膜区未闻及病理性杂音，肺部及腹部查体无明显异常，双下肢无浮肿，神经系统查体未见异常。辅助检查：心电图：心房纤颤，心室率 98 次 / 分。

辨病辨证： 胸痹——肝气郁结，心血瘀阻证。

治法： 疏肝行气，活血化瘀，辅以宁心安神。

选方： 血府逐瘀汤合柴胡疏肝散加减。

用药： 当归 15g，生地黄 20g，桃仁 20g，红花 15g，柴胡 10g，川芎 15g，陈皮 15g，白芍 15g，枳壳 10g，赤芍 20g，牛膝 15g，丹参 15g，酸枣仁 30g，龙骨 30g，牡蛎 30g，甘草 10g。7 剂，水煎服，日 1 剂，分早、中、晚三次温服。

医嘱： 清淡营养饮食，注意休息，适当锻炼。忌食肥甘厚腻、生冷粗硬、腥膻异味及辛辣刺激之品。

二诊 4 月 21 日： 患者心前区疼痛减轻，胁肋部胀痛、心悸较前好转，查体：心室率 78 次 / 分。继用前方 7 剂，加用川楝子 12g，改丹参为 20g，加苦参 15g。

治疗效果： 患者心前区疼痛、胁肋部胀痛、心悸明显减轻，诸症缓解，疗效可。

按语： 患者以反复心前区疼痛为主症，辨病当属"胸痹"范畴。患者平素每于情志变化时引发胸痹，说明此病多与患者长期肝气郁结有关。气为血之帅，血为气之母，气行则血行，肝主疏泄，喜条达，肝气郁结，气机不畅，气滞血瘀，血瘀则心脉不通，不通则痛，则发为胸痹；肝经巡行于胁肋部，肝气不舒，故胁肋部胀痛；肝气犯胃，胃气不降，故偶有反酸；肝气郁久化热，热扰心神，心神不安，故可出现心烦失眠；舌质暗红有瘀斑为瘀血内停征象。综上，本案可辨为肝气郁结，心血瘀阻证。治病求本，针对病因，治法当以疏肝行气，活血化瘀为主，并辅以宁心养血安神，方用血府逐瘀汤合柴胡疏肝散加减。方中柴胡疏肝理气止痛，合枳壳一升一降，开胸行气，使气行则血行；陈皮理气；当归、桃仁、红花、川芎、赤芍活血逐瘀，且当归也可养血；牛膝通血脉，引血下行；酸枣仁、白芍养血柔肝；丹参除烦安神，龙骨、牡蛎滋阴潜阳安神，酸枣仁养血安神；生地黄凉血清热；甘草调和诸药。全方通补兼施，选方得当，用药恰当，随症加减，气行血活，瘀化热清，肝气舒畅，故疗效可。后患者症状明显减轻，故继用前方巩固疗效，并加川楝子疏肝清热，使热症得以减轻，则心神得安。另外本案患者胸痹的病因主要是情志失常，故平日应注重精神调摄，舒缓心情，避免情志反复对病情造成影响。

病案 4 张某，55 岁，男，渔民，2018 年 6 月 24 日就诊。

主诉：胸痛 5 年，加重 1 个月。

病史：患者 5 年前出现胸痛，近 1 个月来自觉胸中重闷，有窒息感，阴雨天时加重，伴头重如裹，面垢，口中黏腻，口干不欲饮，脘腹痞满，肢体困重乏力，纳少，小便可，大便时溏，舌质淡，苔白腻，脉濡。既往史：曾住院治疗诊断为冠状动脉粥样硬化性心脏病心绞痛；慢性胃炎病史 15 年。查体：脉搏 67 次 / 分，血压 120/68mmHg，心肺腹查体未见明显异常。心电图：窦性心律，心率 67 次 / 分，ST-T 段改变。

辨病辨证：胸痹——湿浊痹阻，胸阳不展证。

治法：醒脾化湿，振奋心阳。

选方：三仁汤合六一散加减。

用药：薏苡仁 30g，草豆蔻 15g，杏仁 12g，桃仁 10g，厚朴 10g，石菖蒲 15g，半夏 10g，藿香 10g，枳壳 10g，泽泻 10g，滑石 30g，甘草 5g。7 剂，水煎服，日 1 剂，分早、中、晚三次温服。

医嘱：清淡营养饮食，注意休息，适当锻炼。忌食肥甘厚腻、生冷粗硬、腥膻异味及辛辣刺激之品。

二诊 7 月 1 日：胸中憋闷感减轻，脘腹痞满好转，食欲尚差，舌质淡，苔白微腻，脉濡。前方加入陈皮 10g，白术 10g，再进 7 剂，日 1 剂，水煎服。

治疗效果：患者胸中憋闷感、脘腹痞满明显好转，诸症缓解，疗效可。

按语：患者以胸痛憋闷为主症，辨病当属"胸痹"范畴。患者久居湿地，湿邪内侵，加之脾胃病久，脾失健运，湿邪内生，内外湿邪相合，痰湿内聚，上犯心胸清旷之区，阻遏心阳，胸阳失展，气机不畅，心脉痹阻，而成胸痹，且阴雨天加重；湿性重浊，困遏清阳，清阳不升，则头重如裹；湿邪阻滞经脉关节，阳气不得布达，则见全身困重；湿浊为污秽之浊气，在上则表现为面垢；湿阻中焦，脾胃气机升降失常，纳运失司，则可见脘腹痞满，食欲减退；苔白腻，脉濡，均为湿邪内聚征象。综上，本案辨证为湿浊痹阻，胸阳不展证。胸痹病因有虚有实，其中湿浊痹阻，胸阳失展者较多，究其湿浊成因，不外湿邪外侵，加之饮食内伤脾胃，脾失健运则生内湿，故治疗时调理脾胃功能尤为关键。治法当以醒脾健脾，脾的运化功能恢复则湿邪得去，从而胸阳施展，胸痹好转。薏苡仁、杏仁、草豆蔻宣上、畅中、渗下，调畅气机，使湿邪从三焦分消；泽泻利水除湿，藿香芳香化湿，厚朴行气化湿，消痞除闷；石菖蒲芳香避秽化浊；半夏燥湿降逆和胃；滑石配伍甘草，既清热利湿又甘寒生津，使小便利而津液无伤。全方重在从多途径利湿，辅以枳壳行气，桃仁活血，共同达到醒脾开胃，健脾祛湿，淡渗利湿之功效。二诊时患者症状好转，但食欲不佳，皆因湿性黏滞缠绵，很难即消即愈，脾胃功能的恢复也非一日之功，故继用前方利湿化浊，并加入陈皮、白术增强健脾化浊开胃之力。若患者日久难愈，必伤及气血，应及时加入行气活血化瘀之品。又因湿为阴邪，日久不愈，易伤心阳，故也应酌情加入温阳化饮之品。《难经》："损其脾者，调其饮食，适其寒温。"故除药物治疗外，还应谨慎调摄饮食，避免进食生冷、辛辣、刺激、油腻之品，并注意胃部保暖。

2. 心悸

心悸是指心之气血阴阳亏虚，或痰饮瘀血阻滞，导致心神失养或心神受扰，出现心中悸动不安甚则不能自主的一种病证。心悸在临床上一般多成阵发性，每因情志波动或劳累过度而诱发，且常伴有胸闷、气短、失眠、健忘、眩晕等症。心悸病位在心，与肝、脾、肾、肺四脏密切相关。心悸的病机为本虚标实，以本虚为主，虚者为气、血、阴、阳亏损，实者多由痰火扰心、水饮凌心，或气血瘀阻，气血运行不畅所致。其虚实可相互夹杂或转化，虚证可因虚致实而兼见实证表现，实证日久又可伤正而出现气血阴阳亏损。临床治疗时应辨清虚实，虚者益气养血、滋阴温阳，实者行气化瘀、化痰逐饮。由于心藏神，任何病因导致的心悸，均可出现心神不宁的现象，故治疗上都应酌情加入宁心安神之品。此外，心为五脏六腑之大主，心脏病变会引起其余脏腑的病变，其他脏腑病变也会影响心，故治疗时可根据具体症状，随症加减。

心悸多与西医的心律失常相对应，临床上心律失常包括快速型及缓慢型心律失常，根据严重程度又分为恶性心律失常和良性心律失常，因此临证时务必针对心律失常的性质，分别给予处理。对于致命性的心律失常，应立即予西医紧急抢救措施，对于良性或病情稍缓的心律失常，则可采用中西结合或纯中医治疗。

病案 1 黄某，女，70 岁，农民，2018 年 11 月 8 日就诊。

主诉： 心悸不适反复发作 1 年，复发 1 天。

病史： 患者 1 年前无明显诱因出现心悸不适，长期口服丹参片等药物，症状无明显缓解。1 年间患者病情反复发作，曾多次住院以西医治疗控制病情。1 天前患者心悸再次复发，伴有打嗝，反酸，焦躁不安，遂于门诊就诊。刻下症：心悸，反酸，呃逆，情绪焦躁，偶有牙疼、腰胀痛，无头昏、头痛，无潮热、盗汗，无黑矇、晕厥，无心前区压榨感，无胸闷、胸痛、呼吸困难等不适，双下肢未见肿胀，饮食欠佳，心烦失眠，二便正常，平素脾气急躁，舌红，舌苔黄少津，脉弦数。既往史：患者 3 年前发现血压升高，最高收缩压 169mmHg，间断性口服降压药，具体用药不详，血压控制不详。心电图：窦性心动过速，心率 102 次 / 分。

辨病辨证： 心悸——肝肾阴虚，心神内扰证。

治法： 滋阴清火，疏肝解郁。

选方： 柴胡疏肝散合酸枣仁汤加减。

用药： 当归 12g，白芍 12g，柴胡 15g，茯苓 20g，白术 15g，炙甘草 10g，香附 10g，川芎 10g，酸枣仁 10g，知母 12g，黄芩 8g，法半夏 12g，竹茹 10g。5 剂，水煎服，日 1 剂，分早、中、晚三次温服。

医嘱： 清淡营养饮食，注意休息，适当锻炼。忌食肥甘厚腻、生冷粗硬、腥膻异味及辛辣刺激之品。

二诊 11 月 13 日：患者心悸稍有好转，发作次数减少，情绪较前平稳，夜间睡眠时间延长，仍有呃逆，进食较少，舌质淡红，苔薄黄，脉微弦。辨证同前，治法同前，继用前方，加入陈皮 15g，枳壳 10g，5 剂，水煎服，日 1 剂，分早、中、晚三次温服。

治疗效果：患者心悸症状好转，睡眠改善。

按语：患者以反复心悸为主症，辨病为心悸。患者为老年女性，平素情绪急躁，怒伤肝，肝阴受损，肝肾同源，则肾阴精亏于下，阴虚于下，火逆于上，撼动心神发为惊悸；阴不制阳，故可出现心烦失眠；患者为农民，长期劳倦伤脾，脾之生化之源不足，则心之气血阴阳亏乏，亦可发为心悸；脾为气机升降之枢纽，脾虚则气机升降失调而出现呃逆、反酸；苔黄、脉数均为热象。综上，本案辨证为肝肾阴虚，心神内扰证。患者心悸受情绪波动影响较大，故予方时多从疏肝着手，大量运用柴胡、香附、川芎、行气疏肝之品；阴虚心烦失眠，故加入当归、白芍及酸枣仁汤滋养肝阴，养血安神；黄芩、竹茹清心除烦；白术健脾益气，法半夏降逆止呕。诸药合用，患者心悸及失眠症状明显好转。因首方治疗脾胃的效力较弱，故二诊时加入陈皮、枳壳健脾行气，以期达到气机升降协调之效。肝郁不舒，肝气郁结为惊悸早期病机，以女性多见，若气滞日久，病情加重，波及血分，瘀血阻滞则会出现胸痛等症状，故心悸早期应及早正确辨证、选方用药。

病案 2　周某，女，77 岁，2017 年 11 月 22 日就诊。

主诉：心悸 5 年，加重 4 小时。

病史：患者 5 年前无明显诱因出现心悸。4 小时前患者因受风寒出现寒战，发热，汗出后持续性心悸，伴胃脘部嘈杂感，胸闷，气短，乏力，口干，饮水多，纳差，无胸痛，无头身疼痛等不适，失眠多梦，大便正常，小便量少，舌质红，少苔，脉弦细。既往史：高血压病史 9 年，最高收缩压 170mmHg，长期口服药物控制血压，血压控制情况不良。查体：脉搏 98 次/分，血压 110/68mmHg。心电图：窦性心律，心率 98 次/分。R 波递增不良。

辨病辨证：心悸——气阴两虚证。

治法： 益气滋阴，辅以温心阳，安心神。

用药： 龙骨20g，牡蛎20g，桂枝10g，白芍10g，麦冬15g，天花粉20g，甘草6g，酸枣仁20g，黄芪20g，生地黄10g。7剂，水煎服，日1剂，分早、中、晚三次温服。

医嘱： 清淡营养饮食，注意休息，适当锻炼。忌食肥甘厚腻、生冷粗硬、腥膻异味及辛辣刺激之品。

二诊11月29日： 心悸、失眠均好转，食欲仍较差。前方加山药20g，生姜10g，木香10g，大枣3枚，继服7剂。

治疗效果： 患者诸症悉除。

按语： 患者以心悸伴胸闷气短为主症，辨病当属"心悸"范畴。患者为老年女性，高血压病史多年，久病伤正，耗伤心之气阴，致心神失养，故出现心悸、失眠；患者受凉后病情突然加重，乃寒邪由血脉内侵于心，耗伤心气心阴所致；老年女性，肝肾之阴竭于下，心火亢于上，心火克肺金，肺失宣降，故可出现气短、胸闷；津亏于内，口舌失于濡润，故出现口干，饮水多；舌红少苔为阴虚之象。综上，本案辨证为气阴两虚证。本案为心悸之气阴两虚证，故治法以益气滋阴为主。方中黄芪大补脾肺之气，既能养后天脾气，助气血生化，又能直接补肺气以减轻气短的症状；麦冬养阴润肺，清心除烦，天花粉生津止渴，酸枣仁柔肝养血安神；白芍、生地黄养阴敛阳以冲心体，白芍和甘草酸甘化阴，诸药配伍共同益气养阴；患者心悸明显，加之失眠多梦，恐病情加重，故加入龙骨、牡蛎镇静安神；患者年老，心阳本已衰减，加之心悸日久不愈，心阳必定有所损伤，故予桂枝配伍甘草，辛甘化阳，振奋心阳。全方在益气滋阴基础上辅以安神温阳，以治疗气阴两虚为主，以振奋心阳为辅，心之阴阳平衡互济，则血脉调和，心神内守，心悸自安。二诊时患者纳差无明显改善，说明脾胃之气仍然不足，故加入山药健脾益肾，生姜、大枣健中焦，木香理气醒脾，补而不滞。全方心脾同治，健运生化之源，充实心血，心有所养，故心悸自愈。

病案3 陈某，女，53岁，2017年10月23日就诊。

主诉： 心悸3小时。

病史：患者3小时前无明显诱因突发心悸，乏力，四肢逆冷，时有嗳气，咳嗽痰多，食欲不振，无寒颤发热，无头身疼痛，无汗出，无饥饿感，纳可，大便正常，小便清长，睡眠差，多梦，舌淡红，苔薄白，脉沉，平素怕冷，腰部酸冷。查体：脉搏88次/分，血压150/98mmHg，心脏听诊未见明显异常。心电图：窦性心律，心率88次/分。心脏彩超：左房增大，室间隔增厚。西医诊断：高血压性心脏病；左房增大；室间隔增厚。

辨病辨证：心悸——阳虚饮停，心失温养证。

治法：温阳化饮，养血安神，辅以健脾。

选方：苓桂术甘汤加减。

用药：桂枝10g，干姜10g，茯苓15g，白术15g，泽泻10g，龙眼肉15g，肉桂10g，芡实15g，酸枣仁15g，木香10g，牡蛎15g，猪苓10g。7剂，水煎服，日1剂，分早、中、晚三次温服。

医嘱：清淡营养饮食，避风寒。忌食肥甘厚腻、生冷粗硬、腥膻异味及辛辣刺激之品。

二诊10月30日：患者心悸、失眠好转，仍有咳嗽、咳痰，继用前方5剂，加陈皮10g，半夏15g，水煎服，日1剂，分早、中、晚三次温服。

治疗效果：患者诸症皆消。

按语：患者以心悸为主症，伴眩晕乏力，辨病当属"心悸"范畴。患者为中老年女性，阳气渐虚，故发病时四肢逆冷，且平素怕冷；肾之府为腰，肾阳亏虚，不能温养肾府，故可见腰部酸冷；肾阳亏虚，气化无力，故可见小便清长；肾阳为一身阳气之本，肾阳虚，可致心阳逐渐虚衰，心失温养，推动无力，故可见心悸，乏力，失眠；先天肾阳虚衰，可致后天脾阳渐衰，脾失健运，痰湿内生，脾为生痰之源，肺为储痰之器，故可见咳嗽咳痰；舌淡红，苔薄白，脉沉均为阳虚征象。综上，本案辨证为阳虚饮停，心失温养证。正如《证治汇补·惊悸怔忡》所说："有阳气内虚，心下空豁，状若惊悸。"本病例辨证在虚，偏于阳虚，但此病例除虚证以外，还夹杂实证，故在扶正补虚之时，还应注意泻实。选苓桂术甘汤为基础方，主用甘淡，辅以辛甘温。其中桂枝通阳化气，布化津液，茯苓、白术、泽泻、猪苓健脾利水化饮，利水渗湿与温阳健脾并进，为温化痰饮之配伍要法。心阳之虚，其本在肾，肾主一身之阴阳，为水火之脏，生命之根，肾中真阳不足，则不能振奋鼓舞心阳，而导致心神散越，心脉失常，故加肉桂、干姜温补肾阳固本，辅以芡实补脾益肾除湿，龙眼肉健脾养血，酸枣仁补心养血安神，牡蛎重镇宁神定悸，安抚心脉。少佐木香行气活血，于养血中配伍活血之品，补而不滞。加入二陈，加强燥湿化痰之功。

病案4 盛某，女，47岁，2018年4月8日就诊。

主诉： 心悸反复十余年，加重伴腹痛腹泻3天。

病史： 患者10年前无明显诱因出现心悸、胸闷，呈持续性，活动后加重，其余无特殊不适，曾住院治疗行冠脉造影提示冠脉轻度狭窄。3天前患者因食辛辣刺激食物后出现腹痛、腹泻、剑突下烧灼感，心悸动不安，纳差，无恶心呕吐，无胸痛等不适，纳眠差，小便可，舌质红，苔黄腻，脉弦。既往史：糜烂性胃炎3年。心电图：窦性心律，心率78次/分。

辨病辨证： 心悸——心脾两虚，兼有内热证。

治法： 健脾养血安神，辅以清热缓急止痛。

用药： 陈皮15g，海螵蛸25g，牡蛎30g，龙骨30g，生姜15g，甘草12g，大枣20g，黄芩12g，白芍15g，黄连6g。5剂，水煎服，日1剂，分早、中、晚三次温服。

医嘱： 忌食肥甘厚腻、生冷粗硬、腥膻异味及辛辣刺激之品。

二诊4月13日： 剑突下烧灼感及腹泻消失，仍有心悸。

陈皮15g，牡蛎30g，龙骨30g，肉桂10g，生姜15g，甘草12g，大枣20g，酸枣仁20g，龙眼肉15g，百合10g，白芍15g，当归10g，丹参10g。7剂，水煎服，日1剂，分早、中、晚三次温服。

治疗效果： 患者心悸明显缓解。

按语： 本案以反复心悸，加重3天为主症，辨病当属"心悸"范畴。患者此次发病因胃肠腹泻导致脾胃功能紊乱，后天生化之本受损，则心之气血受挫，故突发急性心悸；胃失濡养，故可见剑突下烧灼感；胃不和则卧不安，故可见眠差。综上，本案辨为心脾两虚，兼有内热证。患者心悸本因气阴两虚，但此次急性加重，究其原因，多为脾胃功能紊乱诱发，临床上遵循急着治其标的原则，先从脾胃论治。《素问》云："暴注下迫，皆属于热。"故予黄连黄芩清热除湿。又因其本质在脾虚，故黄连黄芩用量较小，以防伤其脾胃，且予生姜、大枣、甘草共建中州，陈皮健脾除湿。白芍缓解止痛，海螵蛸收涩止痛，并加龙骨、牡蛎安神定悸。待标实之证缓解后，再致力于治本，故二诊方大都是健脾养血，宁心安神之品，并加入当归、丹参活血，使补而不会过于滋腻。杨德钱教授每临心悸之病，多会加入安神之品，原因一是心悸多由心神不安引起，二是心悸病程中，若不加用安神助眠之品，患者夜间心神不得休养，易致心神更加耗散。

3. 心衰

心衰一病在古籍中并无明确记载，其病名在我国质量技术监督局发布的"中医临床诊疗术语"文件中明确。心衰发作时的症状体征，包括呼吸困难、水肿、心慌等，于"心水""喘证""水肿""心悸""支饮""积聚"等病中均有所论述。心衰病位在心，涉及脾、肺、肾诸脏。本病内因有先天禀赋不足，外因有外感六淫、内伤情志、劳作过度、药物失宜、饮食不节、妊娠分娩等耗损气血津液，以及久患心悸、胸痹、真心痛、肺胀等病致阴阳虚衰、脏腑功能失调，而发为心力衰竭。心衰病机主要在于因虚致实，即因心气心阳亏虚，以及肺肾亏虚，导致气滞、痰饮、血瘀、寒凝等实证。心衰分急性发作期和稳定期两期，在急性期时应"急则治其标"，以中西医结合治疗迅速处理水肿、呼吸困难、晕厥等症为主，辅以补虚。然祛邪必然伤及正气，故待标实已去，病情稳定后，则以补虚为主，对于仍存在的实证则对症处理。临证时应分清轻重缓急，辨明性质虚实，治则以温阳益气为主，针对不同实邪，分别运用行气活血、化痰逐饮、温阳散寒等治法，注意不要攻伐太过，徒伤正气。

病案 1　陈某，女，78 岁，农民，2018 年 11 月 20 日就诊。

主诉：劳力性呼吸困难反复 1 年，复发 3 天。

病史：患者 1 年前出现呼吸困难，活动后加重，休息后可缓解，曾至当地医院就诊，诊断为"冠心病：心力衰竭"，口服相关药物治疗（具体不详）未见明显好转，后病情反复发作。患者此次发病症见呼吸困难，活动后加重，乏力，不欲饮食，口干口苦，不欲饮水，无发热畏寒，无手足心潮热、盗汗，无四肢厥冷，无四肢疼痛，无胸胁苦满，精神差，胃纳差，夜寐不安，尿少，大便干，舌质暗，苔白，脉弦。既往史：患者 15 年前曾发"心肌梗死"，于医院诊治后好转。2017 年 11 月 8 日于外院行心脏彩超示：1. 全心增大；肺动脉及右室流出道增宽。2. 左室前间壁、后间壁、下壁动度减弱；左室收缩功能减退。3. 二尖瓣增厚，开放受限，关闭不全，大量返流。4. 三尖瓣轻度返流，考虑继发性中度肺动脉高压。5. 肺动脉局限性返流。6. 左室舒张功能减退。查体：呼吸急促，心率 156 次 / 分，律绝对不齐，心音强弱不等，二尖瓣听诊区可闻及 3/6 级吹风样杂音。双下肢凹陷性水肿。

辨病辨证：心衰——阳虚水泛证。

治法：温阳利水，补虚泻实。

用药：党参 20g，麦冬 20g，五味子 5g，玉竹 10g，白术 15g，茯苓 20g，泽泻 10g，猪苓 10g，制白附子 10g（先煎），干姜 20g，肉苁蓉 20g，火麻仁 20g，炙甘草 10g。3 剂，水煎服，日 1 剂，分早、中、晚三次温服。

二诊 11 月 23 日：患者呼吸困难稍缓解，双下肢水肿稍有消退，小便量多，纳差，眠尚可，舌质暗，苔薄白，脉沉弦。治宜温阳利水，健脾益肾。

党参 20g，白术 15g，茯苓 30g，泽泻 20g，猪苓 20g，制白附子 10g（先煎），干姜 20g，大枣 10g，炙甘草 10g，桂枝 10g。7 剂，水煎服，日 1 剂，分早、中、晚三次温服。

治疗效果：患者呼吸困难及水肿有所好转，但疗效较小，需继续随访，随证治之。

按语：患者心脏耗伤多年，现以呼吸困难为主症，伴双下肢水肿，辨病为心衰。患者年老，心脏旧疾日久，久病必虚，心阳受损，而年老久病，肾虚不能温化水饮，脾虚不能运化水湿，水湿内停，水饮射肺则发为气喘，劳则气耗，故劳累后加重；溢犯肌肤则发为水肿；饮停脾胃，脾失健运则纳少乏力；水饮内停，津液不能上承口舌则口干不欲饮；肾失气化则尿少；舌质暗，苔白，脉弦为水饮内停夹瘀征象。综上，本案辨为阳虚水泛证。心衰虽病机主要在本虚，治疗上应以温阳益气为主，但临证更应该辨清轻重缓急。本案患者虽年事已高，阳气渐减，但此次发病急骤，邪实明显，遵循"急则治其标"的原则，当以祛邪为首要任务，辅以扶正补虚，故加大利水之品的剂量。然而因为顾虑患者年老体虚，不敢大剂攻伐，且加用滋阴之品，碍于祛邪，故而疗效一般。后方去滋阴之品，加强渗利之药的剂量，并加桂枝以通阳化气。全方以利为主，以补为辅，通补兼施，期望达到更好的疗效。

病案2 古某，男，86岁，农民，2018年11月6日就诊。

主诉： 喘累气促伴咳嗽半月。

病史： 患者半月前受凉后出现咳嗽气促，活动后明显加重，休息后好转，伴胸闷、呃逆、小便频多，淋沥不尽，喜右侧卧位，曾于诊所就诊治疗，无明显好转，遂来我院就诊。刻下症：喘累气促，咳嗽，伴胸闷、呃逆、小便频多，淋沥不尽，无头身疼痛，无恶寒发热，无自汗盗汗，纳眠差，舌红无苔，脉细弱。

既往史： 慢性支气管炎病史10年。查体：桶状胸，呼吸音粗，双肺闻及明显湿罗音，心脏听诊无异常。心电图：窦性心律，心率88次/分，Ⅱ、Ⅲ、AVF、V1、V2、V3可见病理性Q波。胸片：双肺气肿，左上肺肺大泡形成；双肺炎症；双侧胸腔积液；心影增大，以左室增大为主；主动脉钙化。

辨病辨证： 心衰——痰湿内停证。

治法： 健脾燥湿，利水行气。

用药： 炙甘草12g，法半夏20g，陈皮30g，茯苓15g，白术30g，砂仁15g，杏仁15g，厚朴15g，桂枝20g，三七20g，柴胡12g，枳壳15g。5剂，水煎服，日1剂，分早、中、晚三次温服。

二诊11月11日： 患者咳嗽咳痰明显缓解，喘累气促减轻。

党参20g，黄芪20g，炙甘草10g，山茱萸15g，附子10g（先煎），肉桂10g，五味子10g，当归20g，熟地黄20g，丹参10g，川芎10g。7剂，水煎服，日1剂，分早、中、晚三次温服。

治疗效果： 喘累气促好转，咳嗽咳痰明显减轻。

按语： 患者此次发病以喘累、咳嗽为主症，心电图可见病理性Q波，表明患者既往有心脏梗死的心脏基础疾病，辨病当属"心衰"范畴。患者为老年男性，肾阳虚衰，加之既往慢性肺系疾病多年，耗伤肺气，肺主气司呼吸，肾主纳气，肺肾两虚，则气短，重则出现喘促；此次发病为受凉后发作，肺主皮毛，风寒袭表，乘虚伤肺，故气促喘累加重；肺主通调水道，肺虚则水液代谢失常，故可出现咳嗽咳痰，胸腔积液；肺虚日久，子病及母，伤及脾胃，脾失健运，水湿内停，久则聚湿成痰，痰阻气机，气机升降失常，故出现胸闷，呃逆。综上，本案辨证为痰湿内停证。患者急性起病，急则治其标，故前方以利水渗湿为主，以法半夏合厚朴，燥湿下气除满；砂仁、陈皮化湿理气；茯苓、白术、桂枝通阳化气，温阳化饮；久病入络，必兼夹血瘀，故以三七，柴胡，枳壳行气活血；加以杏仁止咳，炙甘草调和诸药。前方重在分利水湿，后患者病情平稳，重在治本虚。因本虚在肺肾两脏，故治疗上以补肺气，温肾阳为主：黄芪、党参补益肺气，熟地黄、山茱萸补肾益精，五味子酸收固摄，附子、肉桂温肾固元，辅以川芎、当归、丹参补血活血，补而不滞，炙甘草调和诸药。

病案3 江某，女，84岁，农民，2017年11月2日就诊。

主诉：气促伴双下肢水肿1周。

病史：患者1周前因受凉出现气促，活动后症状明显加重，休息后缓解不明显，伴剑突下疼痛，胸前区牵涉痛，呈间断性发作，饮热水或按压后可缓解，后出现双下肢水肿，呈凹陷性，自行口服药物治疗（具体不详）无明显好转。刻下症：气促，活动后加重，伴双下肢水肿，剑突下隐痛，头晕，咳嗽咳痰，心悸，夜间不能平卧，恶心欲呕，无自汗盗汗，无腹胀腹痛，小便量多清长，大便可，舌质紫暗，苔厚腻，脉弦。既往史不详。查体：颈静脉怒张，肝经颈静脉回流征阳性，桶状胸，呼吸音粗，双下肺闻及明显湿罗音。心脏听诊：心尖搏动位于左锁骨中线外2cm，心率76次/分，律齐，心音低钝。双下肢指凹性水肿。心电图：1. 窦性心律，心率76次/分。2. 左室肥大。3.ST-T改变。胸片：双侧少量胸腔积液；左室增大，心包少量积液。心脏彩超：1. 左房左室增大。2. 主动脉窦部增宽，主动脉瓣膜增厚，关闭不全，大量反流。3. 二尖瓣瓣尖增厚。4. 心包积液。

辨病辨证：心衰——水湿内停证。

治法：利水渗湿，行气活血。

选方：苓桂术甘汤加减。

用药：茯苓 20g，桂枝 10g，甘草 10g，白术 20g，厚朴 15g，枳壳 10g，薏苡仁 15g，鸡内金 10g，建曲 15g，山楂 15g，泽泻 15g，当归 15g。5 剂，水煎服，日 1 剂，分早、中、晚三次温服。

二诊 11 月 7 日：水肿消退明显，咳嗽咳痰缓解，仍诉心悸、小便清长，舌质暗红，苔薄腻，脉弦。

茯苓 20g，白芍 10g，甘草 10g，白术 20g，半夏 15g，枳壳 10g，细辛 6g，柴胡 10g，川芎 10g，陈皮 10g，生姜 10g，当归 15g，附子 15g（先煎），肉桂 10g，干姜 10g。7 剂，水煎服，日 1 剂，分早、中、晚三次温服。

治疗效果：患者心悸好转，水肿消退，二便调。

按语：患者以气促、双下肢水肿为主症，辅助检查提示心脏病变，故初步辨病为心衰。患者为老年女性，肾阳亏虚。金水相生，先天肾阳亏虚，则肺气受损。肾主纳气，肺主气司呼吸，二者功能下降，则出现气促；阳虚不能温化水气，水湿内停，犯溢肌肤，则出现下肢水肿；水饮射肺，故出现咳嗽气促，夜间不能平卧；水湿浸渍脾胃，故出现水湿欲呕；先天肾阳不足，火不暖土，则脾阳不足，温煦功能下降，故可出现剑突下胃脘部隐痛，饮热水后好转；舌质紫暗为血瘀征象，苔厚腻，脉弦为水湿内停征象。心衰属心肺同病，病机为咳喘日久，水饮内蕴，阻遏心阳，阳气耗伤，血脉失畅，致痰、湿、瘀交结不化，临证治以温阳利水。前方苓桂术甘汤温阳化饮，兼健脾开胃，辅助气血生化。标本兼顾，以平为期，疗效满意。

病案 4　龚某，女，69 岁，农民，2018 年 1 月 7 日就诊。

主诉：心累气促反复 10 年，加重 2 天。

病史：患者 10 年前无明显诱因出现心累气促，于活动后加重，休息后缓解。本病反复发作，每于气候变化之际发作频繁。1 年前患者出现双下肢指凹性水肿，曾住院治疗，行相关检查提示左房增大，左室后壁运动度下降，主动脉增宽，曾诊断为"高血压性心脏病"。今患者因受凉症状再次加重，于我院住院治疗。刻下症：气促，自觉心累，活动后明显，伴心悸、纳眠差，大便干结，小便少，舌质淡红，苔薄白，脉沉细。既往史：高血压病史三十余年，血压控制尚可；慢性支气管炎二十余年。心电图：心房纤颤，心室率 103 次 / 分。查体：颈静脉充盈，肝颈静脉回流征阴性，心率 78 次 / 分，律绝对不齐，第一心音强弱不等，二尖瓣区闻及收缩期 3/6 级吹风样杂音。双下肢水肿。

辨病辨证：心衰——阳虚水泛证。

治法：温阳利水，活血化瘀。

选方：真武汤合苓桂术甘汤加减。

用药：白附片 12g（先煎），生姜 10g，甘草 10g，茯苓 20g，泽泻 15g，猪苓 10g，白术 15g，桂枝 15g，三七 10g，肉苁蓉 30g，厚朴 10g，枳壳 10g，全蝎 5g，陈皮 10g，黄芪 20g，水蛭 10g，桃仁 10g，当归 10g。7 剂，水煎服，日 1 剂，分早、中、晚三次温服。

二诊 1 月 14 日：患者水肿明显消退，仍呈中度水肿，颈静脉轻度充盈，二便调，舌质淡，苔薄白，脉沉。

白附片 12g（先煎），黄芪 30g，党参 20g，巴戟天 20g，肉桂 10g，葶苈子 30g，丹参 20g，淫羊藿 15g，补骨脂 15g，桂枝 10g。7 剂，水煎服，日 1 剂，分早、中、晚三次温服。

治疗效果：患者水肿消退，心累气促明显缓解。

按语：患者以反复气促为主症，有高血压心脏病基础病史，辨病当属"心衰"范畴。患者为老年女性，久病伤正，心肾两虚，加之慢性肺系疾病，致肺气虚衰，心肺肾同病。心气虚衰，心失所养，则出现心悸、失眠；肺肾气虚，则气短气促；肾阳虚衰，温化不利，心气不足，血脉通利不畅，津液代谢障碍，故出现颈静脉怒张，双下肢水肿；舌淡，苔白，脉沉细，均是阳虚征象。综上，本案辨证为阳虚水泛证。遵循"急则治其标"的原则，一诊以真武汤合苓桂术甘汤加减温阳化饮利水，又因久病入络，瘀血内停，故重用逐瘀破血之药，温补心肾与逐饮利水化瘀同施，效果更佳。二诊重在补益心肺肾三脏：以黄芪、党参补肺健脾益气；以肉桂、巴戟天、淫羊藿、补骨脂温补肾阳；桂枝温通经脉，助阳化气行水；葶苈子泻肺逐瘀化痰，与丹参同用，旨在瘀血与水饮同去。本案根据病情不同阶段分证论治，灵活变通，故取得较为满意的疗效。

4．不寐

不寐亦称失眠，是由心神失养或心神不安所致，主要表现为睡眠时间和深度不足，轻者入睡困难，或寐而不酣，时寐时醒，或醒后不能再寐，重则彻夜不寐。本病病位主要在心，与肝脾肾密切相关，主要病因包括情志失常、饮食不节、劳逸失度、病后体虚，病机总属阳盛阴衰，阴阳失交：一为阴虚不能制阳，一为阳盛不得入于阴。《医宗必读·不得卧》云："不寐之故大约有五：一曰气虚……一曰阴虚……一曰痰滞……一曰水停……一曰胃不和。"指明失眠的病理因素不外虚实两方面，实者为痰热火扰心，心神不安；虚者多为阴血不足，心失所养。故治疗时应辨清虚实，实则泻其有余，虚则补其不足，并酌情加用安神之品。不寐除了通过药物治疗外，还应重视精神与饮食调摄。

病案1　邬某，女，47岁，2018年10月30日就诊。

主诉：失眠2个月。

病史：患者2个月前出现失眠，入睡难，多梦，盗汗，精神不佳，口干欲饮冷水，无口苦，头晕，平素体虚易感，二便调，纳可，月经时来时续，经量少，两颧暗红，舌下脉络偏紫，舌尖红，苔少乏津，脉弦细。血压138/90mmHg，心率94次/分。

辨病辨证：不寐——肝肾阴虚，阳亢于上，扰动心神证。

治法：滋阴潜阳，辅以益气活血，清虚热。

用药：当归20g，白术15g，磁石15g，茯神30g，牡丹皮20g，柴胡15g，栀子15g，首乌藤30g，鸡血藤30g，酸枣仁30g，龙骨30g，牡蛎30g，淡竹叶15g，黄连10g，地骨皮30g，黄芪40g。7剂，水煎服，日1剂，分早、中、晚三次温服。

二诊11月6日：患者可入睡，梦少，仍盗汗，口干喜冷饮，头晕，大便正常，小便黄，舌红，苔薄黄，脉弦细。辨证为肝肾阴虚，肝失疏泄，气郁化火证，治法以滋阴清热为主。继进前方5剂，加用生石膏30g，女贞子30g，甘草10g。

治疗效果：患者睡眠质量转佳，精神佳。

按语：患者以失眠多梦、难以入睡为主症，辨病当属"不寐"范畴。患者为中老年女性，处于绝经前后。妇女七七之年，肾气由胜渐衰，天癸渐竭，冲任二脉逐渐亏虚。肝肾同源，精血互生，肾阴亏于下，肝血亦虚。阴亏于下，阳火亢于上，扰动心神，故而出现心烦失眠；肝主疏泄功能的调畅，有赖于肝阴肝血的柔养，若肝血虚，肝失疏泄，水液运行失常，不能上承口舌，可出现口干，且因心火独亢，故喜饮冷水；盗汗、舌红少津、脉细均为阴虚之征象。综上，本案辨证为肝肾阴虚，阳亢于上，扰动心神证。患者虽然肝肾阴亏于下，但整体正气尚存，故而出现既有虚热，又有实热，虚实夹杂的复杂证型，加之肝失疏泄，气滞则血瘀，故而兼见血瘀症状，因此临床用药应分清主次，兼顾得当。方中酸枣仁味酸，主治烦心、不得眠、虚汗、烦渴，可补中，益肝气，久服安五脏，轻身延年，茯神治惊悸、善忘，开心益智，安魂魄，养精神，二者均为治失眠之要药；龙骨、牡蛎镇惊安神；磁石潜阳纳气；黄芪、牡蛎配伍益气止汗；当归补血活血，白术健脾养血，首乌藤养血安神，鸡血藤活血通经，牡丹皮清热活血；栀子、黄连、淡竹叶、地骨皮清心火、除虚热；柴胡清热疏肝。全方补泻兼施，以补为主，以通为用。二诊时患者口干喜冷饮，杨德钱教授认为此为内有热象之征，根据因地制宜原则，虑及川渝之人体质多热，且表有郁热，故加石膏以清热。《本经疏注》言："石膏，味辛，甘，微寒，大寒，主……口干舌焦……除邪鬼，三焦大热，皮肤热……解肌发汗，止消渴，烦逆。"可见石膏既能清内热，又能解表郁热，还能生津止渴，用于本案甚妙；因患者处于绝经前后，故加女贞子以缓解绝经前后诸症。

病案2 谭某，男，66岁，2017年10月26日就诊。

主诉：失眠数月。

病史：患者失眠易醒，头晕耳鸣，腰膝酸软，伴口干喜冷饮，自觉健忘，白天精神不佳，身体困重乏力，纳少，小便3次/晚，小便清长，大便每日凌晨解，偶有腹泻，面色晦暗，口角生疮，舌尖红，苔中部厚腻，脉沉数。查体：脉搏60次/分，血压110/68mmHg，双下肢无水肿。辅助检查：尿常规、肾功能未见明显异常。

辨病辨证： 不寐——肾阴阳两虚，心火偏亢，内生水湿证。

治法： 温肾阳，益精髓，清心火，祛水湿。

用药： 巴戟天20g，淫羊藿30g，山茱萸15g，生地黄30g，锁阳30g，当归20g，丹参30g，葛根30g，红芪10g，酸枣仁30g，首乌藤30g，泽泻12g，栀子15g，黄芩20g，黄连3g，甘草10g，薏苡仁30g，苦杏仁12g。5剂，水煎服，日1剂，分早、中、晚三次温服。

二诊11月1日： 患者失眠稍有好转，日间精神有所好转，夜尿减少，大便腹泻次数减少，口角疮明显消退，仍健忘，腰膝酸软，舌淡红，苔中部微腻，脉沉。去丹参、栀子、黄连、黄芩，加白术15g，肉苁蓉20g，牛膝20g，共进7剂，水煎服。

治疗效果： 患者睡眠、精神转佳，口疮消退，大便基本正常。

按语： 患者以失眠易醒为主症，辨病当属"不寐"范畴。患者已过八八之年，肾阴肾阳均亏少。肾水亏虚，不能上济于心，心火炽盛，不能下交于肾，心神扰动，故出现失眠易醒；肾气通于耳，肾和则耳能闻五音，肾精亏虚则耳鸣；肾开窍于二阴，肾阳虚衰，温煦功能减退，气化失常，可见小便清长；肾阳亏虚，火不暖土，脾阳不振，故大便稀溏；脾主运化功能下降，水湿内生，白天阳行于表，里阳更虚，水湿无以蒸化，湿浊之邪益盛，故见白天头晕、精神不佳、困重乏力；心火亢于上，舌为心之苗，故见舌尖红，口角生疮；舌中部苔厚腻，提示中焦有痰湿或积食。综上，本案辨证为肾阴阳两虚，心火偏亢，内生水湿证。本病源于肾阴阳亏虚，肾阳为一身之阳，"五脏之阳气，非此不能发"（《景岳全书》），肾阳虚衰，推动、温煦作用减退，则脏腑机能减退，出现虚寒性病证；肾阴为一身阴气之本，"五脏之阴气，非此不能滋"（《景岳全书》），肾阴不足，凉润全身脏腑官窍功能减退，则出现虚证亢奋，故治疗时应抓住主因，以温肾阳、填精髓为基础，随症加减。方中巴戟天与淫羊藿、锁阳配伍共同温肾阳，强筋骨；山茱萸与生地黄配伍共同补肾填精；失眠患者均需安神之品，故予酸枣仁、首乌藤宁心安神,丹参除烦安神;栀子、黄芩、黄连清火除烦;泽泻、茯苓、薏苡仁合用利水祛湿;当归养血,苦杏仁善治血虚津枯;红芪善治失少便溏,葛根升阳止泻;甘草调和诸药。前方服用后,患者热象明显减轻,但肾虚症状仍存在,故后方去清热之品,加益精填髓强骨之品,辅以健脾养血。肾为先天之本,脾胃后天之本,通过先后天共同补养,以期达到最大疗效。

病案3 王某,女,54 岁,2017 年 10 月 19 日就诊。

主诉: 失眠多梦 1 个月。

病史: 患者 1 个月前出现失眠多梦,平素情志抑郁,心烦,脘腹胀闷,嗳气呃逆,口干口苦,左侧头痛,偶有胁肋部游走性胀痛,小便正常,大便秘结,面色红润舌质红,苔黄腻,脉弦数。查体:心率98 次/分,血压 120/88mmHg。辅助检查:甲状腺右侧叶混合回声结节,囊性病变。

辨病辨证: 不寐——痰热内扰,心神不安证。

治法: 清热化痰,养心安神。

用药: 薏苡仁 30g,草豆蔻 15g,苦杏仁 12g,泽泻 12g,黄柏 15g,黄芩 20g,竹茹 15g,车前子 30g,当归 20g,赤芍 15g,茯神 30g,首乌藤 30g,酸枣仁 20g,炙甘草 10g。5 剂,水煎服,日 1 剂,分早、中、晚三次温服。

二诊 10 月 24 日: 患者服药后双上肢出现红疹,瘙痒,停药后症状减轻,失眠稍好转,余症均有减轻,大便正常,无口干口苦,舌质淡红,苔黄微腻,脉弦。辨证为风邪郁表,湿热内蕴证。

薏苡仁 30g,黄柏 20g,黄芩 20g,竹茹 15g,川芎 12g,茯神 30g,首乌藤 30g,酸枣仁 30g,炙甘草 10g,当归 15g,白术 15g,防风 15g,蝉蜕 12g。3 剂,水煎服,日 1 剂,分早、中、晚三次温服。

治疗效果: 红疹消退,无明显瘙痒,失眠好转。

按语: 患者以失眠多梦心烦为主症,辨病当属"不寐"范畴。患者平素情绪抑郁,忧愁思虑日久,肝气失于条达,气郁日久化热,热扰心神,出现心烦失眠多梦;热灼津液,出现口干;肝胆互为表里,肝胆热郁,胆汁上溢，出现口苦；肝经巡行于胁肋部，肝经气滞则出现胁肋部游走性胀痛；肝气乘脾，脾之升降失常，出现脘腹胀闷，胃气不降则出现嗳气呃逆；肝失疏泄、脾失健运，水液代谢输布障碍，故可出现大便秘结、口干等；气机郁滞，津液不得正常输布，易于凝聚成痰，气滞痰凝，壅结颈前，则可出现甲状腺囊性病变；舌红、苔黄腻、脉弦数均为湿热内蕴征象。综上，本案辨证为肝郁化热，痰热内扰，心神不安证。本案患者因肝郁导致脾虚生痰，气郁化火，痰火扰及心神，故出现诸多症状。虽然患者心、脾、肝俱病，虚实夹杂，病情复杂，但因该患者初次就诊时主要表现为实证，故先以泻火燥湿为主，辅以养血安神。由于气机失调，痰湿内阻，日久易引起血液郁滞，故酌情加入活血之品。加之患者老年女性，肝血日渐消减，肝体阴而用阳，故应养肝血以辅助条畅气机。杨德钱教授根据川渝之地多湿的特点，常用薏苡仁、草豆蔻、苦杏仁清利湿浊，多见成效；而黄芩、黄柏、竹茹、车前子、泽泻清利三焦湿热，加强清热利湿的效果；茯神、酸枣仁、首乌藤养血宁心安神，当归、酸枣仁、赤芍滋养肝血，同时当归也有活血之功效；炙甘草调和诸药。全方攻补兼施，攻邪而不伤正，补益而不碍祛邪。患者服药后出现皮肤瘙痒，可能是药物过敏所致，故停用前方。因患者仍以痰火内蕴为主要病机，故后方仍以清热化痰祛湿为主。由于瘙痒多为风客于表，故加入防风、蝉蜕等祛风之品，而治风先治血，故加重活血养血之品。本案提示临证时应该先辨明主证，再根据病情变化灵活加减，勿过于拘泥。

病案4　杨某，女，40岁，2018年10月10日就诊。

主诉：失眠多梦5年，加重1个月。

病史：患者近5年常因工作压力大，难以入睡，或醒后不易再入睡，睡眠质量时好时坏，长期口服安眠药物（具体不详）。近1个月，患者因心情不畅，失眠加重，辗转难以入睡，伴上肢麻木，口干不欲饮水，平素时有耳鸣，腹痛便溏，舌暗红，苔白腻，舌下脉络青紫，脉弦细。既往史：子宫肌瘤病史6年。

辨病辨证：不寐——瘀血阻滞，肝脾失调，心神受扰证。

治法：活血化瘀，柔肝健脾，养心安神。

选方：血府逐瘀汤合三仁汤加减。

用药：当归20g，白术15g，赤芍15g，桃仁10g，川芎10g，柴胡10g，生地黄15g，红花20g，枳壳10g，薏苡仁30g，杏仁20g，草豆蔻10g，炙甘草10g。7剂，水煎服，日1剂，分早、中、晚三次温服。

二诊10月17日：患者入睡明显好转，安眠药减量，仍有耳鸣、腹痛，余症悉减。前方去杏仁、豆蔻，加鸡血藤30g，白芍10g，桑寄生30g，服用5剂。

治疗效果：患者睡眠质量转佳，无明显腹痛，大便正常。

按语：患者以失眠，难以入睡，或醒后不易再入睡，睡眠质量时好时坏为主症，辨病当属"不寐"范畴。患者病程日久，久病必有瘀，加之既往有癥瘕疾患，故内生瘀血；病久不愈，情绪焦虑，则导致肝郁。瘀血不去，新血不生，心神失养，故可见失眠；肝藏血，肝在体为筋，肝生血不足，肢体失于濡养，故可见肢体麻木；肝气郁结，横犯脾土，脾失健运，湿聚于内，出现腹痛便溏；胞脉系于肾，胞脉癥瘕、瘀血内停日久导致肾气受损，故可见耳鸣；舌暗红，舌下脉络青紫，脉弦细均为瘀血征象。综上，本案可辨证为瘀血阻滞，肝脾失调，心神受扰证，治则为活血化瘀，柔肝健脾，养心安神，处方以血府逐瘀汤为基础，加入三仁汤加减。血府逐瘀汤中桃仁破血逐瘀，当归既能养血，又能和血、行血，随所引而莫不各归其所当归；红花、川芎助君活血祛瘀之力，柴胡疏肝理气，升达清阳；生地黄凉血清热，赤芍凉血散瘀止痛，合当归滋阴养血，使祛瘀而不伤正。三仁汤中杏仁善入肺经，宣统上焦肺气，使气化则湿化；草豆蔻行气化湿，宣通中焦；薏苡仁甘淡，渗湿健脾，疏导下焦，三药合用，宣上、畅中、渗下，气机条畅，使湿热从三焦分消，诸症自解。再辅以白术健脾益气燥湿，枳壳理气行滞，炙甘草调和诸药。全方活血祛瘀配伍行气，气血兼顾；活血理气中配伍养血，活血不伤正。二诊时患者湿浊之邪减轻，但因瘀血过重及肝肾亏虚，仍有耳鸣、腹痛，故减轻分利湿热之药，加桑寄生补肾益精，同时加入白芍柔肝缓急止痛，鸡血藤行血止痛。全方扶正祛邪兼顾，主次分明，邪去而不伤正，实邪得去，心神自安，后加培元固本之品以巩固疗效。

二、肺系病症

肺居胸中，上通喉咙，开窍于鼻，外合皮毛，故风、寒、燥、热等六淫之邪气由口鼻皮毛而入者，最先侵犯肺脏。肺为娇脏，为脏腑之华盖。其气灌百脉而通他脏，故他脏之病，亦会影响到肺，因此，肺的病因既有外感，又有内伤。

肺的主要生理功能有主气，司呼吸，主宣发、肃降，通调水道，朝百脉，主治节等。肺病疾病的主要病理为宣发、肃降及肺系功能的失常，常见症状为咳嗽、气喘、咳痰、胸闷胸痛、咽喉疼痛、声音嘶哑、喷嚏、鼻塞、流涕等，尤其以咳、喘、痰为特征表现。

肺病证型有虚实之分，虚证有肺气虚证和肺阴虚证，实证有风寒犯肺证、风热犯肺证、燥邪犯肺证、肺热炽盛证、痰热壅肺证、寒痰阻肺证、饮停胸胁证、风水搏肺证等。因人体是一个有机统一的整体，故肺病常累及脏腑病变，心肝脾肾等的病变也常累及肺脏，故在临床中，不同疾病可有不同证型，同种证型也可见于不同疾病，理当辨证论治。

1. 咳嗽

咳嗽是指肺失宣降，肺气上逆作声，咳吐痰液的症状，为肺系疾病的主要症候之一。

《素问·宣明五气论》中提到："五气所病……肺为咳。"指出了咳嗽的病位在肺，肺为娇脏，易受邪袭，正如《河间六书·咳嗽论》谓："寒、暑、燥、湿、风、火六气，皆令人咳。"但肺的病因不仅止于外邪侵犯，肺的功能失调，内邪干肺也可引发咳嗽。《医学心悟》言："肺体属金，譬若钟然，钟非叩不鸣，风寒暑湿燥火六淫之邪，自外击之则鸣，劳欲情志饮食炙煿之火，自内攻之则亦鸣。"《景岳全书·咳嗽》："咳嗽一证，窃见诸家立论太繁，皆不得其要，多致后人临证莫知所从，所以治难得效。以余观之，则咳嗽之要，止惟二证。何为二证？一曰外感，一曰内伤而尽之矣……但于二者之中，当辨阴阳，当分虚实耳……外感之邪多有余，若实中有虚，则宜兼补以散之。内伤之病多不足，若虚中夹实，亦当兼清以润之。"二者均将咳嗽病因分为外感和内伤，外感咳嗽属邪实，多为六淫之气侵犯肺脏，导致肺气壅遏不畅，内伤咳嗽则多为痰、火之邪侵犯肺脏，痰当辨其寒热，火当辨其虚实。

咳嗽的主要病机为邪犯于肺，肺气上逆，治疗应分清邪正虚实，外感咳嗽风寒袭肺者当疏散风寒，宣肺止咳；风热犯肺者当疏风清热，宣肺止咳，风燥伤肺者当疏风清非，润燥止咳。内伤咳嗽痰湿蕴肺者当燥湿化痰，理气止咳；痰热郁肺者当清热肃肺，豁痰止咳；肝火犯肺者当清肺泻肝，顺气降火；肺阴亏耗者当滋阴润肺，化痰止咳。咳嗽新久亦可作为参考，诚如《医学心悟》所说："肺体属金，譬若如钟然，钟非叩不鸣，风寒暑湿燥火六淫之邪，自外击之则鸣，劳欲情志，饮食炙煿之火，自内攻之则亦鸣。"外感咳嗽风寒袭肺者当疏散风寒，宣肺止咳；风热犯肺者当疏风清热，宣肺止咳，风燥伤肺者当疏风清非，润燥止咳。内伤咳嗽痰湿蕴肺者当燥湿化痰，理气止咳；痰热郁肺者当清热肃肺，豁痰止咳；肝火犯肺者当清肺泻肝，顺气降火；肺阴亏耗者当滋阴润肺，化痰止咳。《医学入门·咳嗽》所言："新咳，有痰者，外感，随时解散；无痰者，便是火热，只宜清之。久咳，有痰者，燥脾化痰；无痰者，清金降火。"总而言之，临床辨证论治时当从整体出发，兼顾其他脏腑，灵活运用，随证加减。

病案1 李某，男，41岁，2017年1月10日就诊。

主诉： 咳嗽伴发热1天。

病史： 患者昨日受凉后出现咳嗽，咳痰，痰少，色似铁锈，较易咳出，伴有发热，最高体温达39.1℃，周身均感疼痛不适，稍畏寒，得衣可减，无鼻塞流涕、咽喉痒痛等不适，纳可，二便正常。舌淡，苔薄白，脉浮数。辅助检查：血常规示白细胞$26×10^9$/L，余未见明显异常。胸部DR示右下肺阴影。

辨病辨证： 咳嗽——风热犯肺证。

治法： 解表宣肺，清肃肺热。

选方： 麻杏石甘汤合银翘散加减。

用药： 麻黄10g，杏仁15g，芦根25g，生石膏45g（先煎），荆芥10g，金银花 15g，连翘 10g，薄荷 9g（后下），炙甘草 6g，黄芩 10g，豆豉 6g。3 剂，水煎服，日 1 剂，分早、中、晚三次温服。

医嘱：防寒保暖，清淡饮食，忌辛辣炙煿之品，多食瓜果蔬菜。禁烟酒等不良嗜好。

二诊 1 月 13 日：患者热已退，仍有咳嗽，咯铁锈色痰，右侧胸部疼痛较前好转，周身未感疼痛，余证未见。舌淡，苔薄白，脉稍数。

麻黄 10g，杏仁 15g，芦根 25g，生石膏 45g（先煎），淡竹叶 6g，银花 15g，连翘 10g，薄荷 3g（后下），炙甘草 6g，黄芩 10g，豆豉 6g。5 剂，水煎服，日 1 剂，分早、中、晚三次温服。

治疗效果：患者症状渐渐好转，1 月 18 日复查胸部 DR 示右下肺阴影消失。

按语：肺为娇脏，易受邪袭，肺在外合皮毛，在窍为鼻，与外界相通。患者本内有伏火，风寒之邪从皮毛或口鼻而入，皮毛束闭，导致肺气失宣，发为外感咳嗽。此案辨病属本虚标实，故选用麻杏石甘汤合银翘散加减。方中麻黄为君药，宣肺开表而使里热外达，黄芩清肺热，重用石膏清泄肺胃，透热生津，又恐二者有碍麻黄散寒之力，故予辛温之豆豉、荆芥助麻黄发表散寒透邪，银花、连翘辛凉透邪，薄荷疏散风热，芦根清肺生津止渴，杏仁降气止咳，甘草益气和中，调和诸药。全方辛温辛凉合用温而不燥，解表宣肺。

病案 2　姜某，女，56 岁，2017 年 6 月 2 日就诊。

主诉：咳嗽半年，加重 1 个月。

病史：患者半年前受凉后出现感冒，经当地小诊所治疗后仍反复咳嗽，一月前因再次受凉，咳嗽加重。刻下症：阵发性干咳，咽痒咽痛，咽痒即咳，咳嗽有痰，量少色偏黄，不易咳出，口干欲饮，喜饮热水，纳可，小便偏黄，大便秘结，2～3 天 / 次，无头痛发热等不适。舌暗红，苔黄少津，脉沉滑。辅助检查：血常规未见明显异常。

辨病辨证：咳嗽——风燥伤肺证。

治法：清热疏风，润燥止咳。

选方：泻白散合二母丸加味。

用药：桑白皮 10g，地骨皮 10g，知母 10g，浙贝母 10g，全瓜蒌 30g，沙参 10g，天花粉 10g，芦根 30g，青风藤 15g。5 剂，水煎服，日 1 剂，分早、中、晚三次温服。

医嘱：注意天气变化，防寒保暖，加强体育锻炼，提高机体卫外功能。

二诊 6 月 7 日：患者咳嗽、咽喉痒痛、口干均缓解，痰较前易咳出，大便可。

桑白皮 10g，地骨皮 10g，知母 10g，浙贝母 10g，麦冬 10g，沙参 10g，天花粉 10g，芦根 30g，青风藤 15g。5 剂，水煎服，日 1 剂，分早、中、晚三次温服。

治疗效果：患者诸症皆除。

按语：肺病的主要病理为宣发、肃降及肺系功能失常。肺与大肠相表里，肺气不降，腑气不通，则出现便秘。方中桑白皮甘寒入肺，清肺热，泄肺气，平喘咳，知母性甘润，能泻肺火，滋肺阴，共为君药，清肺泻火，润燥止咳；地骨皮、贝母、沙参、天花粉、芦根为臣药，助君药清热化痰、养阴生津、润燥止咳，以复肺气肃降之职；全瓜蒌清热化痰、润肠通便，青风藤散风止咳共为佐药。诸药合用，甘寒平和，清降肺热而不伤阴液，养胃益肺而子母兼调，全方共奏清泄肺热，疏散风寒，化痰止咳，养阴润燥之效。

病案 3　夏某，女，24 岁，2017 年 5 月 3 日就诊。

主诉：咳嗽 2 周。

病史：患者 2 周前受凉后出现咽喉疼痛、咳嗽，伴有低热，最高体温达 37.6℃，自行于药店购买双黄连口服液服用 3 天后，体温恢复至 36.6～37.1℃之间，咽痛好转，但仍咳嗽阵发，并逐渐加重。刻下症：阵发性咳嗽，喉中有痰，量多色黄稠，较难咳出，无恶寒发热等症，口渴，喜饮，欲饮凉水，纳可，小便偏黄，大便秘结，3 天未解，舌红，苔黄，脉滑有力。查体：肺部听诊呼吸音增粗。辅助检查：血常规未见明显异常。

辨病辨证：咳嗽——痰热蕴肺证。

治法：清热化痰，降气止咳。

选方：清金化痰汤合泻白散加减

用药：全瓜蒌 30g，黄芩 10g，桑白皮 10g，浙贝母 10g，鱼腥草 30g，知母 10g，地骨皮 10g，薏苡仁 15g，北沙参 10g。3 剂，水煎服，日 1 剂，分早、中、晚三次温服。

医嘱：注意饮食，忌辛辣刺激之品，少饮凉水。保持心情愉快，适当进行体育锻炼。

二诊 5 月 9 日：患者咳嗽较前缓解，痰量明显减少，较前易咳出，服药当日解大便 2 次，均成形，1 日 1 次。予原方继服 3 剂。

治疗效果：患者诸症皆除。

按语：肺主气，司呼吸，宜清肃宣降。伏火内郁于肺，气逆不降，则见咳嗽不止；腑气不通，则便秘；口渴，欲饮凉水，小便偏黄，大便秘结，舌红，苔黄，脉滑有力皆为肺热伤阴之象。本病病机要点为痰热壅肺，肺失肃降。方中桑白皮甘寒入肺、地骨皮甘淡而寒，黄芩味苦性寒，共用清泄肺热，以复肺气肃降之职；浙贝母、全瓜蒌、鱼腥草、薏苡仁清肺化痰，且瓜蒌有润肠通便之效；知母、北沙参清肺化痰、养阴润燥。诸药共用可清热肃肺，豁痰止咳。

病案 4 梁某，男，81 岁，2017 年 2 月 17 日就诊。

主诉：干咳伴咽喉痒痛十余天。

病史：患者于十余天前因干咳、咽喉痒痛，于外院就医，当时服用左氧氟沙星进行抗感染治疗，服药 1 天后因咳嗽加重而自行停药。后自行于药店购买复方鲜竹沥服用，症状未缓解。刻下症：干咳时作，咽干，咽喉痒痛，痒作即咳，入夜后平卧则加重，口干不欲饮，偶喉中有痰，色黄质黏，不易咳出，纳可，二便正常，舌体胖大，苔薄白，脉沉滑。

辨病辨证：咳嗽——风燥伤肺证。

治法：清热祛风，滋阴化痰。

选方：泻白散合银翘散加减。

用药：金银花 10g，桑白皮 12g，浙贝母 10g，石韦 30g，麦冬 10g，南沙参 10g，北沙参 10g，地骨皮 10g，连翘 30g，知母 10g，射干 10g，马勃

10g，青风藤 10g，瓜蒌皮 10g，生甘草 6g，鱼腥草 30g。5 剂，水煎服，日1 剂，分早、中、晚三次温服。

医嘱： 清淡饮食，遵医嘱按时服药，不适随诊。

二诊： 患者咳嗽、咽部不适症状较前已明显缓解，5 剂药后病症已除。本次就诊未再开药，嘱其注意防寒保暖，加强体育锻炼，保持心情愉快。

治疗效果： 药证相符，立竿见影。

按语： 风为春季的主气，风性轻扬开泄，易袭阳位。患者干咳，咽喉不适，咳少量黄黏痰，说明不仅有热邪，还有风邪。复方鲜竹沥主要功效为清热化痰，并不能去除风邪，故服用效果不明显，予泻白散合银翘散加减。银翘散辛凉透表，清热解毒，泻白散清泻肺热，止咳平喘，麦冬、南北沙参养阴生津，鱼腥草清热解毒，瓜蒌皮润肺化痰，射干、马勃清肺利咽，而清热祛风，滋阴化痰的方药中加入青风藤，可使风邪得祛，咽喉痒痛得解，咳嗽症状因此得以痊愈。

2. 喘证

喘证是以呼吸困难，甚至张口抬肩，鼻翼扇动，不能平卧为特征的病症。

《灵枢·五阅五使》说："肺病者，喘息鼻张。"《灵枢·五邪》中提到："邪在肺，则病皮肤痛，寒热，上气喘，汗出，咳动肩背。"既说明肺为主病之脏，且可涉及肾、心、肝、脾等脏，又说明喘病的病因分为外感和内伤。《金匮要略》早已提出许多疾病，如伤寒、肺痿、肺痈、水气、黄疸、虚劳等，都可导致喘病，并附有具体的方药治疗。金元以后，诸多医家充实了内伤诸因致喘的证治。如《丹溪心法·喘》说："六淫七情之所感伤，饱食动作，脏气不和，呼吸之息，不得宣畅而为喘急。亦有脾肾俱虚体弱之人，皆能发喘。"认识到六淫、七情、饮食所伤、体质虚弱皆为喘病的病因。《景岳全书·喘促》云："实喘者有邪，邪气实也；虚喘者无邪，元气虚也。"把喘证归纳为虚实两大证。

喘证的总病机为肺气上逆，宣降失职，气无所主，肾失摄纳。治疗应分清虚实邪正。实喘治肺，风寒壅肺者宣肺散寒；表寒肺热者解表清里，化痰平喘；痰热郁肺者清热化痰，宣肺平喘；痰浊阻肺者，祛痰降逆，宣肺平喘；肺气郁痹者，开郁降气平喘。虚喘治法以培补摄纳为主，肺气虚耗者补肺益气养阴；肾虚不纳者补肾纳气；正虚喘脱者扶阳固脱。

病案 1　刘某，女，68 岁，2018 年 6 月 5 日就诊。

主诉：喘息反复发作六十余年，加重 1 周。

病史：患者有哮喘病史六十余年，1 周前因晨起锻炼受凉，出现喘息，动则喘重，尚能平卧，自觉胸闷，咳嗽，咳泡沫样痰，痰少色白，鼻流清涕，无发热恶寒等症，纳差，小便减少，大便正常，舌红，苔薄黄，脉细滑。查体：双肺呼吸音增粗。双下肢轻度浮肿。

辨病辨证：喘证——风寒壅肺证。

治法：宣肺散寒。

选方：麻黄汤加减。

用药：荆芥 10g，白芷 10g，金沸草 15g，炙麻黄 6g，百部 10g，炙甘草 6g，杏仁 9g，全瓜蒌 9g，干姜 9g，紫菀 15g，黄芩 15g，制半夏 9g，知母 10g，贝母 10g，丹参 15g。7 剂，水煎服，日 1 剂，分早、中、晚三次温服。

医嘱：注意防寒保暖，防止受邪而诱发。活动量应根据个人体质强弱而定，不宜过度疲劳。清淡饮食，加强营养。

二诊 6 月 13 日：患者气喘较前明显好转，咳嗽较前缓解，仍有咳痰，色白质清稀。近两日来，有憋醒感，时有脚麻，痉挛，仍纳差，二便可。舌红，苔薄白，脉细滑。查体：双肺呼吸音清，双下肢水肿较前缓解。

黄精 15g，白果 9g，紫河车 15g，生麦芽 30g，黄芩 15g，紫菀 15g，百部 10g，三七粉 6g（冲服），知母 10g，贝母 10g，蝉蜕 6g，地骨皮 15g，赤芍 12g，白芍 12g，桃仁 6g，杏仁 6g，生地黄 15g，熟地黄 15g，牛蒡子 15g，黛蛤散 20g（包煎），炙麻黄 6g，射干 9g。7 剂，水煎服，日 1 剂，分早、中、晚三次温服。

治疗效果：患者未再就诊，1 个月后电话回访诉咳嗽已痊愈，喘促未再发作。

按语：肺为娇脏，易受邪袭。患者外出，感染风寒，风寒上受，内舍于肺，邪实气壅，肺气不宣，则喘息、胸闷、咳嗽，理当宣肺散寒。麻黄汤宣肺平喘，散寒解表，荆芥、白芷、干姜味辛性温，均入肺经，善疏散在表上的风寒之邪；金沸草性微温，可降肺气以平喘，实为祛痰降气平喘之要药；半夏燥湿化痰，百部润肺止咳，紫菀止喘咳；舌红，苔薄黄，脉细滑，可知邪气郁久化热，以黄芩、丹参、瓜蒌清热化痰，宣肺降气，又使全方温而不燥。二诊中患者有憋醒感，时有脚麻，痉挛，为气机瘀滞，血行不畅，故在清热利肺药中加入行气活血的药物。

病案2 李某，女，56岁，2017年8月4日就诊。

主诉：喘促十余年，加重半年。

病史：患者喘证病史已有十余年，每到冬季加重。今年以来，发作持续不已，呼吸困难，动则喘甚，稍有咳嗽，痰少，色白质黏，较难咳出，喉中可闻及痰鸣声，心悸，心慌，无恶寒发热等不适。舌质淡，苔白腻，脉滑。查体：肺部呼吸音增粗。辅助检查：心电图未见明显异常。

辨病辨证：喘证——肺肾两虚证。

治法：补肺纳肾，降气化痰。

选方：苏子降气汤加减。

用药：肉桂6g，黄芪15g，当归10g，紫苏子15g，法半夏10g，胡桃肉10g，橘皮10g，沉香6g（后下），生姜3片，党参10g，炙甘草6g。6剂，水煎服，日1剂，分早、中、晚三次温服。

医嘱：注意天气变化，防寒保暖，适当进行体育锻炼，提高自身抵抗力。

二诊8月11日：患者喘促、咳嗽均较前缓解，无痰，但动则仍觉喘甚，心慌。舌淡，苔白，脉沉细。面色无华。查体：肺部呼吸音清。原方基础上去橘皮，加紫石英12g，熟地黄12g，诃子5g，予14剂。

三诊8月29日：患者气喘减轻，偶有一两声轻咳，痰少，未诉其他不适。舌淡，苔白，脉沉细。守方再服7剂。

治疗效果：患者7剂药服毕后，病情缓解，持续3个月气喘未发作，当年冬天再发时，经用前方病情再次得以控制。

按语：患者咳嗽、喘促、舌苔白腻，脉滑为"上实"，呼吸困难，动则喘肾为"下虚"，证属肺肾两虚，痰浊阻气。宜用苏子降气汤降气祛痰，平喘止咳，继合贞元饮意，摄纳肾气，补益肺气。方中紫苏子降气祛痰，为君药，半夏、紫苏子、橘皮助其降气祛痰，当归、胡桃肉、党参补肾固摄纳气，寒饮伏肺则用肉桂，甘草调和诸药。二诊时患者经补肺纳肾后气喘减轻，但仍觉动则加重，仍需补肾纳气，加入紫石英、熟地黄、诃子补气纳肾，三诊可见药证相符，治上故下，金水相调，故守方取得良效。

病案 3　杨某，男，65 岁，2017 年 3 月 8 日就诊。

主诉：喘促反复十余年，加重伴咳嗽 3 天。

病史：患者既往有支气管哮喘十余年，平素控制就好，三天前受凉后出现喘促、咳嗽、咳痰，痰稀带泡，量多色白，胸闷不适，畏寒，稍感头痛，无发热、出汗，口干，食欲可，二便尚调。查体：舌淡，苔薄白，脉浮紧。双肺呼吸音增粗，未闻及杂音。

辨病辨证：喘证——风寒壅肺证。

治法：宣肺散寒。

选方：麻黄汤加减。

用药：麻黄 6g，桂枝 10g，杏仁 12g，紫苏子 15g，橘红 12g，法半夏 10g，白前 15g，甘草 6g，生姜 2 片，细辛 3g（久煎）。6 剂，水煎服，日 1 剂，分早、中、晚三次温服。

医嘱：平时慎风寒，适寒温，节饮食。

二诊 3 月 15 日：患者头痛已痊愈，余前述症状均有好转，现觉口干，欲饮水，咽干，时有呃逆。查体：舌质干，少苔，脉浮数。肺部呼吸音清。

麦冬 30g，法半夏 6g，甘草 6g，粳米 10g，大枣 4 枚，人参 6g。3 剂，水煎服，日 1 剂，分早、中、晚三次温服。

治疗效果：患者服 1 剂后口干症状已消除，现无任何不适。

按语：患者既往有喘息病史，加之年老体虚，易受邪袭，感染风寒则咳嗽、痰白色稀，畏寒，舌淡，苔薄白，脉浮紧，宜宣肺散寒。麻黄汤中麻黄为肺经专药，善开腠理而发越人体阳气，与其他药物配伍，共奏发汗解表，宣肺平喘之效。二诊患者口干，咽干，舌质干，恐为年老体弱，发汗太过，遂与麦冬滋养肺胃，人参健脾补肺，半夏降逆下气，粳米、甘草、大枣同用补脾养胃，且甘草又可调和诸药。

病案 4 罗某，男，88 岁，2017 年 11 月 24 日就诊。

主诉： 喘促 3 天，加重 1 天。

病史： 患者 3 天前吹风后出现喘息、咳嗽，当时自服感冒灵颗粒，症状未有缓解，昨日自觉上述症状加重。刻下症：精神疲惫，喘息、动则喘甚，呼吸急促、咳嗽、无痰，咽干，自汗，腰膝酸软，纳差，小便较少，大便秘结。查体：面红，舌红少津，脉细数。辅助检查：心电图：未见明显异常。胸部 DR 示：双肺纹理增粗。

辨病辨证： 喘证——肾虚不纳证。

治法： 补肾纳气。

选方： 金匮肾气丸合参蛤散加减。

用药： 党参 15g，肉桂 12g，熟地黄 20g，炮附子 6g（先煎），山茱萸 15g，怀山药 12g，泽泻 12g，蛤蚧粉 3g（冲服），胡桃肉 12g，茯苓 12g。6 剂，水煎服，日 1 剂，分早、中、晚三次温服。

医嘱： 清淡饮食，加强营养，注意做些适当的锻炼，可选择散步、太极等。

二诊 12 月 1 日： 患者上述症状均有缓解，现仍觉口干。

党参 15g，肉桂 12g，熟地黄 20g，炮附子 6g（先煎），山茱萸 15g，怀山药 12g，泽泻 12g，蛤蚧粉 3g（冲服），胡桃肉 12g，茯苓 12g，麦冬 10g，玄参 6g。3 剂，水煎服，日 1 剂，分早、中、晚三次温服。

治疗效果： 患者药尽后诸症皆除。

按语： 患者年老体弱，肺肾俱虚，气失摄纳，故喘息、动则喘甚，呼吸急促、咳嗽，自汗，腰膝酸软，治疗宜补肾纳气。方中附子大辛大热，温阳补火；肉桂温阳通气，二药相合，补肾阳之虚；熟地黄滋补肾精，山茱萸、山药补益肝脾之精，党参补气健体；泽泻、茯苓利水渗湿，配桂枝又善温化痰饮；胡桃肉润肠通便，蛤蚧粉补肺益肾，加强全方功效。全方阴中求阳，精中求气，主以补虚，兼行通利。

3. 感冒

感冒是感受触冒风邪，导致邪犯肺卫，卫表不和的常见外感疾病。

感冒之病名，首见于北宋《仁斋直指方·诸风》，兹后历代医家沿用此名，并将感冒与伤风互称。元代《丹溪心法·伤风》明确指出本病病位在肺，治疗"宜辛温或辛凉之剂散之"。《素问·骨空论》说："风从外入，令人振寒，汗出头痛，身重恶寒。"提出了感冒的主要症状和病因。《素问·太阴阳明论》说："伤于风者上先受之。"肺为脏腑之华盖，其位最高，开窍于鼻，职司呼吸，外主皮毛，其性娇气，不耐邪侵，故外邪从口鼻、皮毛入侵，肺卫首当其冲。感冒的病位在肺卫，其基本病机是外邪影响肺卫功能失调，导致卫表不和，肺失宣肃，尤以卫表不和为主。卫表不和，故见恶寒、发热、头痛、身痛、全身不适等症；肺失宣肃，故见鼻塞、流涕、喷嚏、喉痒、咽痛等症。

感冒的病机是邪犯肺卫，卫表不和。遵《素问·阴阳应象大论》"其在皮者，汗而发之"之意，宜采用解表达邪的治疗原则。风寒束表者辛温解表；风热犯表者辛凉解表；暑湿伤表者清暑祛湿解表。体虚之人，卫外不固，易受邪袭，临床表现为肺卫不和与正虚症状并见，气虚感冒者宜益气解表；阴虚感冒者宜滋阴解表，临床随证加减，不可过于辛散，强发其汗祛邪，使正气更虚。

病案 1　黄某，女，80 岁，2017 年 9 月 1 日就诊。

主诉：头痛、咽痛 3 天。

病史：患者 3 天前因受凉出现头痛，咽痛，恶寒，不发热，偶有一两声轻咳，有痰，痰少色偏黄，口淡无味，口干，后背发凉，乏力，无汗出，纳差，小便可，大便秘结。舌淡，苔薄白，脉浮缓。既往史：高血压病史二十余年，血压波动在 144～160/85～100mmHg 之间。

辨病辨证：感冒——风寒束表证。

治法：辛温解表。

选方：荆防达表汤合柴胡桂枝汤加减。

用药：柴胡 12g，桂枝 9g，赤芍 12g，桑枝 15g，黄芩 15g，瓜蒌 30g，

法半夏 10g，石决明 30g（先煎），炒山栀 10g，苦杏仁 10g，紫菀 15g，浙贝母 12g，荆芥 12g，防风 15g，枳壳 12g。3 剂，水煎服，日 1 剂，分早、中、晚三次温服。

医嘱：避风寒，注意天气变化，适时增减衣物。

二诊 9 月 5 日：患者症状均有缓解，仍觉口干较明显，舌淡，苔薄黄，脉缓。

柴胡 12g，桂枝 9g，赤芍 12g，桑枝 15g，黄芩 15g，瓜蒌 30g，法半夏 10g，石决明 30g（先煎），炒山栀 10g，苦杏仁 10g，紫菀 15g，浙贝母 12g，荆芥 12g，防风 15g，枳壳 12g，石膏 40g，麦冬 10g，玄参 10g。5 剂，水煎服，日 1 剂，分早、中、晚三次温服。

治疗效果：患者诸症皆除。

按语：四诊合参，患者由于风寒外束，卫阳被郁，腠理内闭，肺气不宣，出现头痛，咽痛，恶寒，治宜辛温解表，宜用荆防达表汤。但患者痰少色黄，大便秘结，口干，说明寒邪日久，已有化热趋势，故使用柴胡、黄芩清热解毒，使全方温而不燥，以祛除风寒之邪为主，又兼顾清热之效。二诊时，患者便秘、口干说明热邪未除，灼烧津液，津液亏损，不能上承于口，下通于肠，故选用石膏清热，麦冬、玄参养阴生津，故诸症皆除。

病案 2 冯某，男，28 岁，2018 年 1 月 5 日就诊。

主诉：恶寒发热 3 日，加重 1 日。

病史：患者 3 天前因聚餐饮酒后开车兜风，出现恶寒，发热，当时体温 38.5℃，前往当地诊所就医，服用感冒胶囊及肌注小诺米星，氯基比林，上述症状无明显缓解。昨夜患者自觉发热，恶寒加重，遂来就诊。刻下症：恶寒，发热，身热，头痛，胸闷，咳嗽，咳痰，痰少色白，较易咳出，舌淡，苔薄白而润，脉浮而数。查体：体温 38.9℃。

辨病辨证：感冒——风寒束表证。

治法：辛温解表。

选方：荆防败毒散加减。

用药：荆芥 10g，防风 10g，紫苏叶 12g，杏仁 10g，百部 12g，枳壳

10g，桔梗 15g，炙甘草 6g，麻黄 6g，桂枝 6g，白芷 10g，川芎 12g，柴胡 6g，薄荷 6g（后下）。3 剂，水煎服，日 1 剂，分早、中、晚三次温服。

医嘱： 注意防寒保暖，勿饮酒当风。清淡饮食，忌烟酒。

二诊 1 月 9 日： 患者服用前方 1 剂后，体温降至 36.5℃，服完 3 剂后，感冒痊愈。追问病史，知其平日易感冒，舌淡、苔薄白，脉浮数，予中成药玉屏风颗粒服用。

治疗效果： 连续 3 个月进行回访，患者未再感冒。

按语： 患者饮酒后当风，导致风邪外束，侵犯肺卫，腠理闭合，而出现发热、恶寒、胸闷、咳嗽；风邪上受，故头痛，治宜解表发汗。荆防败毒散中荆芥、防风开腠理，祛风邪，紫苏叶、杏仁、百部、枳壳宣肺降气，止咳化痰，川芎、白芷上行散寒止痛，桔梗助药上行，麻黄、桂枝、薄荷、柴胡疏表解肌，炙甘草调和诸药。全方具有发散风寒、疏导经络、行气和血之功。二诊虑及患者平时易感冒，为表虚不固之征，予玉屏风颗粒益气固表。

病案 3　郭某，男，26 岁，2017 年 4 月 7 日就诊。

主诉： 恶寒发热 6 天。

病史： 患者 6 天前外出回家后，开始出现恶寒，未予重视。继而出现恶风，身热不扬，汗出，午后尤甚，伴头痛，身痛，咳嗽，咳痰，痰多色黄质黏稠，较难咳出，胸闷，呼吸苦难，咽喉痒痛，口干欲饮水，且喜饮冷水，尿黄，大便干。舌边尖红，苔薄黄，脉浮数。

辨病辨证： 感冒——风热犯表证。

治法： 辛凉解表。

选方： 银翘散合桑菊饮加减。

用药： 淡豆豉 15g，薄荷 6g，桑叶 15g，菊花 15g，牛蒡子 10g，金银花 12g，连翘 12g，前胡 12g，桔梗 6g，杏仁 6g，甘草 3g，枇杷叶 15g，芦根 30g。3 剂，水煎服，日 1 剂，分早、中、晚三次温服。

医嘱： 慎起居，适寒温，冬春尤当注意。注意休息，勿过度劳累。

二诊 4 月 11 日： 患者 2 剂药后身热渐退，因昨夜突然下雨降温，被盖单薄，醒时再觉恶寒发热，体温 39.5℃。发热，恶寒，头痛，身体疼痛，汗液较少，咳嗽，痰黏色黄，较难咳出，舌红，苔黄，脉浮数。再予原方2剂。

三诊 4 月 14 日：患者上述症状均有所缓解，但仍觉咳嗽不净，口干欲饮，舌红，苔薄黄，脉浮数。

桑叶 15g，浙贝母 15g，瓜蒌皮 15g，黄芩 12g，牛蒡子 10g，金银花 12g，连翘 12g，前胡 12g，桔梗 6g，杏仁 6g，甘草 3g，枇杷叶 15g，芦根 30g。3 剂，水煎服，日 1 剂，分早、中、晚三次温服。

治疗效果：患者药后咳止，未再就诊。

按语：患者外出当风，风热袭表，热郁肌表，导致发热；卫表失和，腠理不固，故恶寒；肺失清肃，出现咳嗽；风邪上袭，故头痛。治疗以辛凉解表，轻宣肺气，选方以银翘散合桑菊饮加减。银翘散辛凉透表，清热解毒；桑菊饮疏风清热，宣肺止咳。药证相符，故热退迅速。后患者因夜里起居不当，复感外邪，再次出现发热恶寒等风热症状，观其舌脉，仍予原方治疗，亦取得良效。然表证虽解，肺的宣发肃降功能尚未恢复，故以贝母、瓜蒌皮、黄芩清肺化痰，肺气得清，咳嗽得止，诸症皆除。

病案 4 林某，男，81 岁，2017 年 3 月 3 日就诊。

主诉：头晕沉伴咳嗽半月，加重 1 周。

病史：患者半月前受凉后出现头晕沉，腰酸腿软，全身乏力，咳嗽，夜间加重，咳痰，痰白质黏，难以咯出，咽喉疼痛，口中黏腻，汗泄不畅，大便干，小便频数，尿不尽感，舌暗红，苔黄腻，脉细弦。辅助检查：2016 年 12 月 18 日，于我院行前列腺彩超检查，示前列腺肥大。

辨病辨证：感冒——风热犯表兼肺燥阴伤证。

治法：清热疏肺，降气化痰，养阴润燥。

选方：桑菊饮加减。

用药：桑叶 15g，菊花 15g，象贝母 12g，知母 10g，瓜蒌 30g，虎杖 10g，芦根 15g，丹参 12g，牛蒡子 15g，黄芩 15g，百部 10g，紫菀 15g，杏仁 9g，瞿麦 10g，天麻 10g，石韦 15g，木香 6g，石决明 30g（先煎）。3 剂，水煎服，日 1 剂，分早、中、晚三次温服。

医嘱：注意天气变化，适时添加衣物，防寒保暖，注意休息。

二诊 3 月 10 日：患者头晕较前好转，咳嗽较前缓解，大便通畅，小便次数较前减少，余未诉其他不适。舌暗红，苔薄黄，舌边有瘀斑，脉弦滑。

桑叶 15g，菊花 15g，象贝母 12g，知母 10g，瓜蒌 30g，虎杖 10g，芦根 15g，丹参 12g，牛蒡子 15g，黄芩 15g，百部 10g，紫菀 15g，杏仁 9g，瞿麦 10g，天麻 10g，石韦 15g，木香 6g，沙参 15g，石决明 30g（先煎）。6 剂，水煎服，日 1 剂，分早、中、晚三次温服。

治疗效果：患者感冒症状已痊愈，小便次数较前明显减少。嘱其注意观察，不适随诊。

按语：患者年老体弱，初春外感后出现头晕沉，咳嗽，痰黏，便干，舌暗红，苔黄腻，脉细弦，可知其为风热犯肺兼肺燥阴伤证，治宜清热疏肺，降气化痰，养阴润燥。故以桑菊饮为主方，疏风清热，宣肺止咳，方中加入知母、贝母、丹参清热润燥；黄芩善清肺热；紫菀、百部、虎杖化痰止咳；石决明、瓜蒌润肠通便；牛蒡子疏散风热，天麻可上行头部祛风止痛；患者小便频数，以瞿麦、木香、石韦行气利水，通因通用。复诊时患者症状明显缓解，可知方药对证，守方加沙参增强养阴润燥之功，取得良效。

4．肺胀

肺胀是指多种慢性肺系疾病反复发作，迁延不愈，引起肺脾肾三脏虚损，导致肺管不利，气道不畅，肺气壅滞，胸膺胀满等病理改变的疾病。

《灵枢·胀论》说："肺胀者，虚满而喘咳。"《灵枢·经脉》说："肺手太阴之脉……是动则病肺胀满，膨膨而喘咳。"指出本病虚满的基本性质和喘息气促，咳嗽咳痰，胸部膨满，胸闷如塞，或唇甲紫绀，心悸浮肿，甚至出现昏迷，喘脱的典型症状。诸家对肺胀的病因进行总结，大体分为久病体虚，感受外邪，年老体虚。

肺胀的基本病机为本虚标实，以肺、肾、心、脾各脏器的亏虚为本，以痰浊、水饮、血瘀互结为标，二者相互影响，互为因果。治疗上应兼顾标本虚实，祛邪和扶正共施，痰浊壅肺者化痰降气，健脾益肺；痰热郁肺者清肺化痰，降逆平喘；痰蒙神窍者涤痰，开窍，息风；阳虚水泛者温肾健脾，化饮利水；肺肾气虚者补肺纳肾，降气平喘。临床中，分清正邪虚实，标本兼顾，针对病情，灵活运用。

病案1 梁某，女，72岁，2017年9月5日就诊。

主诉：喘促反复十余年，加重伴呼吸困难3天。

病史：患者支气管炎伴肺气肿病史十余年，使用四环素、青霉素、氨茶碱治疗无效，喷雾器缓解不明显。3天前患者受凉后出现喘促加剧，呼吸困难，大汗淋漓，遂入院行吸氧治疗，但效果欠佳，请求予以中药治疗。**刻下症：**喘促，呼吸困难，不能平卧，汗出，胸部胀闷，咳嗽，咳痰，痰多色白，无恶寒发热、头身疼痛等症。舌暗，苔薄腻，脉小滑。查体：双肺呼吸音粗，可闻及少许湿罗音。

辨病辨证：肺胀——痰浊壅肺证。

治法：解表蠲饮，化痰降气。

选方：小青龙汤加减。

用药：麻黄15g，桂枝15g，杏仁12g，甘草10g，葶苈子30g，法半夏12g，白前15g，射干10g，厚朴15g，干姜3片，细辛3g（先煎）。1剂，水煎服，熬至200mL，刻下温服。

医嘱：避风寒，慎起居，调饮食。

二诊9月6日：患者呼吸较前顺畅，汗液较前减少，已能平卧四小时。

麻黄7g，桂枝15g，杏仁12g，甘草10g，葶苈子15g，法半夏12g，白前15g，射干10g，厚朴15g，干姜3片，细辛3g（先煎）。3剂，水煎服，日1剂，分早、中、晚三次温服。

三诊9月12日：患者诸症均有缓解，出院后来门诊复诊，见其呼吸稍短，已不喘嗽，脉缓舌润。

桂枝12g，茯苓15g，白术15g，甘草6g，半夏12g，杏仁15g，瓜蒌皮20g，干姜3片。7剂，水煎服，隔日1剂，分早、中、晚三次温服。

治疗效果：患者痊愈后半年未再复发。

按语：患者出现喘促、呼吸困难、大汗淋漓是由于胸中水气贲郁，壅塞肺部，逼气外走，故引起的大汗非肺中缺氧，而是水气实肺，为实证，故吸氧未能缓解。应急用重剂麻黄、桂枝为君，开腠理，发越人体阳气，除外寒而宣肺气，并以重剂葶苈子泻肺，去除肺中水气，同时佐杏仁降气，干姜、细辛温肺化饮，射干、厚朴、白前、半夏行气化痰，甘草调和诸药，故立竿见影。三诊时呼吸稍短，乃痰饮阴邪未尽，故予桂枝茯苓甘草汤加味，温和利水佐以豁痰降气。服法上考虑患者年老体虚，采取缓药慢服，亦取得良效。

病案2　魏某，男，44岁，2017年11月3日就诊。

主诉：喘促3年，加重伴大汗1小时。

病史：患者既往哮喘病史3年，今日洗澡时热水突无，冷水浇身，片刻后出现大汗淋漓，胸部胀满，呼吸急促，面赤目红，喉中痰响。刻下症：大汗淋漓，胸闷胀，呼吸困难，难以平卧，间断咳嗽，有痰，痰色白质稀，较易咳出，小便可，大便未解，面部潮红，舌红，苔薄黄，脉短数。

辨病辨证：肺胀——真寒假热证。

治法：疏散风寒，解表蠲饮。

选方：小青龙汤加味。

用药：桂枝12g，白芍15g，麻黄10g，法半夏10g，五味子10g，甘草6g，干姜3片，葶苈子10g，细辛5g（先煎）。1剂，磨粉，刻下冲服。

医嘱：注意防寒保暖，切勿再以冷水盖身或食用冰冷之物。

二诊11月3日：患者服用前方后汗液明显较少，呼吸困难较前稍有缓解，再予原方3剂，日1剂，水煎服，分早、中、晚三次服用。

治疗效果：患者1剂药后汗止喘平，药尽后诸症悉除，恢复如初。

按语：患者大汗淋漓为汗系里实不通，肺气外迫，逼汗外走；面目赤、胸胀满、脉短数等症，均为病实之征。故取小青龙汤温泻寒饮于内，大开鬼门于外，松外通里，让胸廓宽敞则肺空无阻，自然呼吸流畅，诸症即解，而汗亦自收。此即麻黄、桂枝本发汗药，亦有止汗之义处，干姜、细辛助麻、桂解表，又恐纯用辛温发散耗伤肺气，温燥伤津，故用五味子敛肺气而止咳，芍药益阴血而敛津液，炙甘草益气和中，调和于辛散酸收之间。小青龙汤原文，虽说是"表未解心下有水气"，并未说无汗，可知有汗亦适用，并已经常实践证明。

病案3 张某，男，59岁，2018年9月7日就诊。

主诉：喘促反复6年多，加重半年。

病史：患者既往支气管炎、肺气肿兼高血压多年，近年日益增剧，时常住院，住院期间能暂缓解症状，但缓解不明显，特来寻求中医诊治。刻下症：喘促，胸部胀满，平卧加重，咳声重浊，喉中有痰，痰黄质黏稠，较难咳出，平日涎水较多，纳差，二便可，体肥气盛，颜面油红，目混珠赤，舌质暗红，苔黄，脉弦滑。辅助检查：刻下血压160/101mmHg。2018年4月6日行胸部CT示：肺气肿。

辨病辨证：肺胀——痰浊壅肺证。

治法：温阳消阴，泻肺宽胸。

选方：真武汤加味。

用药：茯苓15g，芍药15g，白术20g，生姜9g，苏子12g，前胡12g，白芥子12g，炮附子9g（先煎），法半夏10g，陈皮15g，厚朴10g。4剂，水煎服，日1剂，分早、中、晚三次温服。

医嘱：注意饮食，忌食辛辣刺激、肥甘厚腻之物，多食易消化、易吸收之物。

二诊：患者服用前方4剂后，喘息已平，血压降至正常，于当地诊所自行抓药，现已服18剂，诸症全愈，两个月未复发，已出院上班，舌红，苔薄白，脉小滑。予苓桂术甘汤加味。

桂枝12g，茯苓12g，白术15g，甘草6g，陈皮15g，法半夏12g。7剂，水煎服，日1剂，分早、中、晚三次温服。

治疗效果：证药相符，症状消失。

按语：此案属阴水内盛，气血并外为病。患者因体肥，肌腠开阖不利，再加气迫于外，必然迫汗外出，并见目赤、面红、烦热、喘息不宁等症。百脉膨涨，血压增高，循环紧张，故脉弦滑硬大。总之为水气作怪。水既能壅气，气又能壅水，水气合并，则能壅血，反之血又能阻气。水、气互为因果，邪正难分，故水不平，则终无宁日。宜温阳消阴以平水，泻肺宽胸以缓急，故以真武汤加味治疗。二诊患者诸症已除，继予苓桂术甘汤加味温阳化饮，健脾利湿。

病案4　温某，男，66岁，2017年10月13日就诊。

主诉：胸部痞闷、咳嗽1年，加重伴胸痛1周。

病史：患者1年前出现痰饮喘嗽，经常胸部痞闷，稀痰不绝，右侧锁骨常痛不休，咳气牵引更甚，不能左卧，时觉背痛，气候冷时尤为明显。近1周患者忽然喘嗽更甚，痰多色白，较难咳出，呼吸困难，舌淡，苔滑腻，脉沉细，经外院确诊为肺气肿，查体：右上肺呼吸音减弱。辅助检查：2017年10月6日于外院行胸部CT示：右上肺阻塞；双肺肺气肿。

辨病辨证：肺胀——痰浊阻肺证。

治法：扶阳消阴，温脏平水。

选方：真武汤加味。

用药：制附片6g（先煎），白术15g，茯苓15g，白芍10g，生姜3片，射干15g，白前15g，地龙10g，杏仁10g，苏子12g。6剂，水煎服，日1剂，分早、中、晚三次温服。

医嘱：注意休息，清淡饮食，忌烟酒等不良好嗜好，保持心情愉快。

二诊10月20日：患者服用前方3剂后咳嗽较前好转，余症如故，舌淡，苔滑腻，脉沉细。

制附片6g（先煎），白术15g，茯苓15g，白芍10g，生姜3片，射干15g，白前15g，地龙10g，杏仁10g，苏子12g，麻黄9g，甘草10g。4剂，水煎服，日1剂，分早、中、晚三次，同控涎丹一同温服。

三诊10月27日：患者服药第一天时泻水3次，以后每天泻一二次，近1周胸胁痛、脘痞闷完全消失，喘累大减，饮食增进，涎滑苔已薄，脉转短小滑。予苓桂术甘汤合三拗汤加味。

桂枝12g，茯苓15g，白术12g，甘草10g，麻黄6g，杏仁10g，桔梗12g，远志10g。6剂，水煎服，日1剂，分早、中、晚三次温服。

四诊11月4日：患者诸症俱平，脉舌正常。

桂枝12g，茯苓15g，白术12g，甘草10g，陈皮12g，半夏12g，桔梗12g，远志10g。7剂，水煎服，日1剂，分早、中、晚三次温服。另服八味肾气丸，暖肾化气。

治疗效果：患者一切如常。

按语：患者胸痛及背，背常冷痛而喘嗽，结合舌淡，苔滑腻，可知患者病机为脾胃阳虚，阴水上泛，急当扶阳消阴，温脏平水，故以真武汤加味治疗。二诊时因蓄水顽固不下，肺心的障碍未除，故用控涎丹下水，加麻黄、杏仁通阳下气，助水下行。三诊时痰水已去，呈阴平阳复之候，但余势未已，治以温化痰饮兼宣肺降气，予苓桂术甘汤合三拗汤加味。三拗汤中，麻黄、杏仁、甘草开肺利气。苓桂术甘汤中，茯苓去肾邪，渗水道，除痰饮羁留之弊；桂枝通阳气，畅营卫；白术健脾利湿，甘草调和诸药。再以远志、茯苓交通心肾，桔梗、杏仁升降胸膈。

三、脾系病症

脾在膈之下，与胃相邻，主运化，主统血，主升清。胃与脾同居中焦，主受纳、腐熟水谷，通过经脉相互络属而互为表里。脾在体合肉，主四肢，开窍于口，其华在唇。脾主运化、消化水谷并转输精微和水液。脾主升清，上输精微并升举内脏。脾喜燥恶湿。胃主受纳、腐熟水谷。胃主通降，以降为和。胃喜润恶燥。脾胃阴阳相合，燥湿相济，升降相因，纳运相助，维持着食物的受纳、消化以及精微的吸收与转输过程，故称脾胃为"气血生化之源""后天之本"。

脾为太阴湿土之脏，喜燥恶湿，阳气温煦便可运化健旺。胃为阳明燥土之腑，喜润恶燥，除却阳气的蒸化，阴液的滋润更为重要。胃中阴液有助于腐熟水谷和胃气通降。脾与胃的生理特性决定了脾阳易虚，胃阴易亏的病理特征。脾运化功能的减退，可影响谷食的消化和精微的吸收而出现腹胀、便溏、食欲不振，乃至倦怠、消瘦等精气血生化不足的病变。脾失健运，运化水湿的功能失常，津液输布障碍而见水湿痰饮等病理产物，出现泄泻等病证。胃受纳、腐熟水谷及通降功能的失常可影响食欲。胃气壅滞还可发生胃脘痛、痞满及大便干结。胃气失降而上逆，可引起嗳气、恶心、呕吐、呃逆等。

1. 胃脘痛

胃脘痛是以上腹胃脘部近心窝处发生疼痛为主症的病证，也称为胃痛。胃脘痛的发生与感受外邪、饮食不节、情志失调、脾胃素虚和药物损害等因素密切相关，其中以饮食不节最为常见。胃痛初期多由外邪、饮食、情志所伤，属实证。久痛不愈，或反复发作，脾胃受损，可由实转虚。本病病机为胃气郁滞，失于和降，不通则痛，日久易出现虚实兼夹、寒热错杂、气滞血瘀等复杂的病理变化。治疗上以理气和胃止痛为基本法则，旨在疏通气机，通而痛止，同时要根据不同证候采用相应的治法。

病案1　刘某，女，38岁，2017年3月12日就诊。

主诉：胃痛反复1年，加重1周。

病史：患者1年前无明显诱因出现胃脘部隐痛，空腹时疼痛明显，进热食或按压后可明显缓解，纳差，当时未予重视，疼痛加重时自行服用吗丁啉，可稍有缓解。后每当劳累过度或空腹饥饿时，疼痛明显加剧，进热食后可有所缓解。1周前，患者因劳累过度再次出现胃脘部疼痛加剧，服用吗丁啉后疼痛缓解不明显。患者发病以来，精神欠佳，神疲怠倦，四肢乏力，胃脘隐痛，空腹尤甚，进热食或按压后稍有缓解，劳累过度或受凉后疼痛加重，四肢冰冷，纳差，夜寐欠佳，大便稀溏色黑，小便正常。面色少华，表情痛苦，舌质淡，苔薄白，脉沉弱。查体：腹部柔软，剑突下压痛明显，无反跳痛。电子胃镜检查提示：十二指肠球部溃疡。大便隐血试验阳性。碳14呼气试验阴性。

辨病辨证：胃脘痛——脾胃虚寒证。

治法：温中补虚散寒。

选方：理中汤加减。

用药：人参15g，白术20g，干姜10g，吴茱萸15g，桂枝10g，砂仁10g，丁香12g，炙甘草10g，艾叶15g。7剂，水煎服，日1剂，分早、中、晚三次温服。

医嘱：服药期间忌食生冷寒凉之物，避风寒，调情志。

二诊3月20日：患者胃脘痛较前已明显缓解，纳食增加，大便可成形，色黄，仍身软乏力，夜寐多梦。舌质淡，苔薄白，脉沉。查体：生命体征正常，剑突下无压痛、反跳痛。前方加酸枣仁 20g，继续服用 7 剂。

三诊 3 月 28 日：胃脘痛已基本缓解，纳食恢复，大便正常，1 次 / 日，夜寐可，身软乏力较前缓解。大便隐血试验阴性。舌质淡，苔薄白，脉缓。继以参苓白术散加减调理。

治疗效果：1 个月后进行回访，患者诸症消失，疗效满意。

按语：患者胃脘部疼痛每于饥饿时加剧，进热食及按压后痛减，可见其痛之性质属虚属寒。胃主受纳、腐熟水谷，胃气虚弱故出现纳差；脾主运化，脾虚运化不及故出现便溏；脾统血，脾虚不能摄血故大便色黑而出现大便隐血阳性；脾主四肢，脾气虚弱故四肢乏力；苔薄白、脉沉弱均为脾胃虚寒之象。根据《内经》"寒者热之""虚则补之"之旨，治以温中祛寒，补气健脾。干姜大辛大热，温中祛寒，以治寒气凝结；人参甘而微温，补气健脾，以治脾胃虚弱；白术苦温，健脾燥湿；吴茱萸散寒止痛，助阳止泻；丁香温中降逆；砂仁行气调中，和胃醒脾；桂枝助阳化气；艾叶散寒止痛；炙甘草甘温，益气补中，缓急止痛，兼和诸药。全方共奏温中祛寒、补气健脾之效。因患者疼痛反复发作 1 年多，脾胃虚弱，故内寒之象祛除后，予以参苓白术散益气健脾，调理机体。

病案 2　杨某，女，41 岁，2016 年 4 月 20 日就诊。

主诉：胃脘部胀痛 1 个月，加重伴背胁部不适 3 日。

病史：患者 1 个月前无明显诱因出现胃脘部胀痛，并伴有嘈杂，休息后可稍有缓解，当时未予以重视，未行特殊处理，后每于情绪不畅时疼痛加重。3 日前，患者与家人发生争吵后疼痛加剧，并牵引背胁，休息后未见明显缓解。患者发病以来，每遇情绪不畅时可出现胃脘部疼痛加剧，胀痛为主，伴背胁部不适，嗳气后疼痛可稍有缓解，胸部闷胀，腹胀，嘈杂，吐酸，口干口苦，大便不畅，小便可，纳呆，夜寐欠佳，面色少华，精神萎靡，表情忧虑，舌质红，苔黄腻，脉弦细。查体：腹部平坦柔软，全腹未见无明显压痛、反跳痛。

辨病辨证：胃脘痛——肝胃郁热证。

治法： 疏肝泄热，和胃止痛。

选方： 逍遥散加减。

用药： 柴胡12g，茯苓15g，白术20g，当归20g，白芍20g，黄连6g，吴茱萸15g，酸枣仁15g，陈皮20g，栀子10g，牡丹皮10g，炙甘草10g。7剂，水煎服，日1剂，分早、中、晚三次温服。

二诊4月27日： 患者胃脘部疼痛减轻，精神增进，大便通畅。因胃脘怕冷，苔黄腻化薄，脉弦细，前方加良姜10g，继服10剂。

治疗效果： 后回访患者，二诊用药后患者胃脘部疼痛已完全缓解，其余症状已消，疗效较好。

按语： 此患者以胃脘部胀痛为主症，每遇情绪不畅时疼痛加剧。怒则气逆，伤肝损脾，肝失疏泄，横逆犯胃，脾失健运，胃气阻滞，致胃失和降，而发胃痛。肝郁气滞，木郁土壅，脾胃失于升降，则气机不行，壅阻胃络，故而胀痛明显；肝失疏泄，经气郁滞，故背胁部胀满不适；脾失健运，水谷不化，气滞湿阻，故纳呆腹胀；气郁化火，则口干口苦，大便不畅；苔黄腻，脉弦细均为肝胃郁热之象。证因肝郁化火犯胃引起，治宜疏肝泄热，和胃止痛。柴胡疏肝解郁，以使肝气条达；白芍滋阴柔肝止痛，当归养血活血，二味养肝体以助肝用；白术、茯苓、甘草健脾益气，使营血生化有源；黄连苦寒，入心、肝、胃经，清肝泻胃，且善泻心火，有实则泻其子之意；肝经郁火，纯用苦寒恐凉遏难解，故少佐辛热之吴茱萸，开肝郁，降胃逆；辅用栀子、牡丹皮清肝泄热，陈皮理气，酸枣仁安神养肝。全方共奏疏肝泄热，和胃止痛之效。患者素因气滞不能使气温阳，故进药之后，气畅腑通，而致胃阳不足的矛盾突出，乃伍以温阳散寒之良姜。

病案3 李某，女，47岁，2017年10月2日就诊。

主诉： 胃脘部隐痛反复1年，加重1周。

病史： 患者1年前无明显诱因出现胃脘部隐痛，按压后疼痛稍有缓解，嗳气，纳差，自行服用胃炎宁颗粒后，上述症状可明显缓解。后患者每在情绪激动或受凉后疼痛加剧，均在院外自行服药，未行正规治疗。1周前，患者受凉后胃脘部疼痛加剧，自行服药物后未见明显缓解。患者本次就诊，胃脘部隐痛，按压后疼痛可稍有缓解，咳嗽，咳声低微，无咳痰，短气，喉咙有异物感，嗳气，吐酸，夜间口干明显，无口苦，腹胀，食欲不振，夜寐欠佳，大便稀溏，小便正常，性格急躁，神疲乏力，低声懒言，易感冒，精神紧张，面色无华，舌质淡，苔薄黄，脉沉数。辅助检查：碳14呼气试验阳性。

辨病辨证：胃脘痛——肺脾气虚证。

治法：益气固表，补肺健脾。

选方：玉屏风散加减。

用药：黄芪30g，防风20g，白术15g，当归20g，白芍15g，薏苡仁30g，草豆蔻15g，竹茹15g，桔梗15g，玄参15g，贝母15g，滑石30g，车前子20g，黄柏20g，黄连10g，甘草10g。7剂，水煎服，日1剂，分早、中、晚三次温服。

阿莫西林胶囊4g，克拉霉素2g，雷贝拉唑20mg，均每日两次。

医嘱：服药期间注意保暖，调理情志，忌食生冷寒凉之物。

二诊10月7日：患者口苦，无口干，欲饮水，少量即可，夜寐差，精神增进，面色少华，舌质淡，苔白滑，脉弦。前方加酸枣仁30g，首乌藤30g，继服7剂。

治疗效果：二诊后随访患者，患者上述诸症均已消，疗效满意。

按语：患者受凉后胃脘部隐痛，咳嗽，咳声低微，短气懒言，可见其痛性质为气虚。受凉咳喘，耗伤肺气，子病及母，运化失常，则发为胃脘部隐痛；肺气受损，呼吸功能减退，宣降失职，故咳嗽，短气；脾气亏虚，运化失职，故食欲不振，腹胀便溏；气虚运血无力，肌肤失养，则面白无华；气虚推动无力，机能活动减退，则神疲乏力，声低懒言。患者易感，以玉屏风散为基础方益气固表，补肺健脾。黄芪善补脾肺之气，白术益气健脾，培土生金，二者合用，既可补脾助运，又能补肺实表；防风升阳祛风；白芍敛酸止痛；薏苡仁、草豆蔻健脾渗湿；车前子利水渗湿；桔梗、贝母、玄参补肺止咳；黄柏、黄连清热燥湿；竹茹清肺；滑石和胃散热；当归养血；甘草缓急止痛，调和诸药。全方起到了补肺固气，健脾和胃的功效。

病案4　黄某，男，65岁，2017年6月10日就诊。

主诉：胃脘部疼痛反复2年，加重伴胸闷4日。

病史：患者2年前无明显诱因出现胃脘部疼痛，时而刺痛，时而闷痛不止，饮食后加剧，大便不畅，偶有黑便，自查大便隐血试验阳性，先后在外院诊断为"慢性胃炎""胃溃疡""幽门梗阻""胃潴留"。患者久治不愈，4日前因食凉粉疼痛加剧，且伴胸闷不安，嗳气不已，食则胀痛，改求中医治疗。患者现胃脘部疼痛，以刺痛为主，腹胀明显，胸闷，嗳气，纳差，无咳嗽咳痰，无口干口苦，大便不畅，无黑便，小便可，夜寐可，素有酒癖，精神萎靡，面色沉晦，舌质赤，苔白滑，脉短滑。查体：腹平坦柔软，左上腹压痛明显，无反跳痛。大便隐血试验阴性。碳14呼气试验阴性。

辨病辨证：胃脘痛——瘀血停胃证。

治法：化瘀通络，理气和胃。

选方：正气散加味。

用药：藿香10g，厚朴10g，杏仁10g，神曲10g，麦芽15g，茯苓20g，茵陈20g，大腹皮15g，五灵脂15g，陈皮15g。7剂，水煎服，日1剂，分早、中、晚三次温服。

二诊6月17日：患者胃脘部疼痛减轻，腹胀已基本缓解，仍不敢多食，食后胃脘部不适，舌质淡，苔白润，脉缓。治以和血宣滞，再予以归芍平胃散加减。

当归20g，赤芍15g，苍术10g，陈皮15g，甘草10g，法半夏9g，藿香10g，神曲10g，稻谷芽20g。7剂，水煎服，日1剂，分早、中、晚三次温服。

三诊6月24日：患者上述症状皆已消除，继予中成药香砂六君子丸调理。

治疗效果：三诊过后，随访患者，患者服药后上述诸症已消，疗效满意。

按语：患者以胃脘部刺痛为主症，固定不移，可见疼痛性质属实属瘀。胃脘部疼痛，腹胀，大便不畅，是三焦俱滞；便黑嗳气，食后胀痛，责在幽门不畅，腐浊与瘀血相结为此病之病理特征；脉短滑，亦阳明之气，不利下行之象。因扼要在中焦，宜升降中焦，以清除浊腐论治，故取正气散之苦辛宣泄中焦。藿香化浊；五灵脂活血化瘀；厚朴、陈皮、大腹皮、茯苓泻湿满，佐杏仁开肺与大肠上下之气；神曲、麦芽升降脾胃之气，则中焦之机转自畅，而新陈代谢自调，加茵陈以宣湿郁，而理幽门之邪，此治中以利上下之法。患者服药后症状好转，予以归芍平胃散宣滞。当归、赤芍和血，半夏苦辛开泄以除满；佐藿香、苍术、陈皮助脾；神曲、稻谷芽畅脾胃升降；甘草调和诸药。

2. 痞满

痞满是由于中焦气机阻滞，脾胃升降失职，出现以脘腹满闷不舒为主症的病证，临床上多出现自觉胀满，触之无形，按之柔软，压之无痛的症状。饮食不节、情志失调、药物所伤和久病可影响到胃，并涉及到脾、肝，使中焦气机不利，脾胃升降失职而发痞满。本病病性常有虚实之分，初期多见实痞，实痞日久，可致虚痞。实痞常与脾虚不运、升降无力有关，虚痞之脾胃亏虚，也易招致实邪内侵，因此临床常见虚实互兼、寒热夹杂之证，且反复发作，时轻时重。治疗以调理脾胃失降，行气除痞消满为基本法则，根据其虚实分别诊治，实者泻之，虚者补之，虚实夹杂者补泻并用。

病案 1 郑某，男，57 岁，2016 年 9 月 6 日就诊。

主诉：胃脘痛反复 10 年，自觉胃脘胀满 1 个月。

病史：患者 10 年前无明显诱因出现胃脘部胀痛不适，当时未予以重视，后反复发作，于当地诊所行护胃等对症治疗。1 年前，患者上述症状加重，于本院行电子胃镜检查示"萎缩性胃炎"，因患者拒绝，当时未行正规治疗。1 个月前，患者进食后胃脘部疼痛，并自觉脘腹满闷不舒。患者现自觉脘腹满闷不舒，反复发作，时轻时重，时作疼痛，嗳气不舒，四肢乏力，身畏风寒，亦怕凉食，纳差，大便稀溏，神疲乏力，语声低微，面色少华，气短懒言，舌质淡胖，苔薄白，脉弦细。查体：腹部柔软，全腹无压痛、反跳痛、肌紧张，未扪及明显包块。

辨病辨证：痞满——脾胃虚弱证。

治法：补气健脾，健运中焦。

选方：六君子汤加减。

用药：茯苓 30g，白术 10g，苍术 10g，党参 15g，陈皮 10g，法半夏 9g，炙甘草 10g，神曲 12g，旋覆花 10g（包煎），赭石 10g，冬瓜皮 30g，大腹皮 10g。7 剂，水煎服，日 1 剂，分早、中、晚三次温服。

医嘱：勿暴饮暴食，勿食无定时，清淡饮食，忌肥甘厚味、辛辣醇酒以及生冷粗硬之品。保持心情通畅，避免忧思恼怒及情绪紧张。

二诊 9 月 13 日：患者自觉脘腹满闷不舒症状较前缓解，仍感四肢乏力，精神增进，大便可成形，舌质淡胖，苔薄白，脉细。前方加黄芪 20g，继服 7 剂。

治疗效果：后随患者症状变化在原方基础上进行少许改动，服药约 2 个月，诸症悉除，一如常人。2017 年初患者复查电子胃镜，提示"浅表性胃炎"，之后 1 年内未服用任何药物，无特殊不适，纳食佳。

按语：患者乃脾胃虚弱证，身畏风寒、怕凉食、喜食热饮等症状乃脾虚湿胜之象。湿属阴邪，遇寒则凝，得温则化，故有喜温恶寒的特点，不可使用寒凉之药。虚证虽以正虚为本，但脾胃主运化，虚则运化无权，从而因虚致实，终见虚实交杂之证，纯用补益之品会有壅邪之虑，纯用攻邪之品会有伤正之虞。因此，对于脾胃虚弱的患者，重点在于通补，即在补益之中加用通调气血之品。治疗时可多选用六君子汤加减，使补而不壅，通勿伤正。本案可以收获良效，在于辨证准确，守法守方。慢性病该循此法治疗，朝订暮改则欲速不达。

病案 2　赵某，男，26 岁，2017 年 9 月 24 日就诊。

主诉：胃脘胀满 1 个月，加重 3 天。

病史：患者 1 个月前无明显诱因出现胃脘胀满，食后尤甚，当时未予以重视，后反复发作，休息后可缓解，未行特殊治疗。3 天前，患者上述症状加重，自行服用健胃消食片，未见明显缓解。患者现胃脘部满闷而胀，进食后尤甚，烧心，反酸，嗳气频作，厌食呕吐，纳差，无大便不畅，小便可，夜寐欠佳，精神一般，面色少华，表情痛苦，舌质稍红，苔白腻稍黄，脉弦滑。查体：腹紧张，拒按，未扪及明显包块。

辨病辨证：痞满——饮食内停证。

治法：消食和胃，行气消痞。

选方：保和丸加减。

用药：木香 10g，枳壳 10g，槟榔 10g，陈皮 10g，赭石 10g，旋覆花 10g（包煎），焦神曲 10g，厚朴 10g，黄连 6g，吴茱萸 10g，茯苓 30g，砂仁 10g，山楂 10g，甘草 10g。7 剂，水煎服，日 1 剂，分早、中、晚三次温服。

医嘱：勿暴饮暴食，勿食无定时，清淡饮食，忌肥甘厚味、辛辣醇酒以及生冷粗硬之品。保持心情通畅，避免忧思恼怒及情绪紧张。

二诊 9 月 31 日：患者烧心、反酸已平，脘胀嗳气均已缓，舌脉象如前。治以消导运中，在原方上去黄连、吴茱萸，加白术 10g，冬瓜皮 30g，太子参 15g，继服 7 剂。

三诊 10 月 8 日：患者诸症均较上次减轻，但未彻底痊愈，近日饮食不节，偶感恶心，舌质略红，苔白腻稍黄，脉弦。治以清化和中，前方加用竹茹 20g，生姜 8g，半夏 9g，鸡内金 10g，继服 5 剂。

四诊 10 月 13 日：患者诸症皆除，空腹或饮食过量后稍有不适。舌黄苔已退，脉如前。再予以前方 7 剂以巩固疗效。

治疗效果：患者诸症悉除，疗效满意。

按语：患者虽未有明确的伤食史，但据其脉症舌苔，可辨为食滞伤中，脾失运导。且其年轻质壮，病以邪实为主，故先投以消导运中、和胃行气之品，初显其效后，则加重健脾益气之药以巩固疗效。山楂味酸而甘，能消一切饮食积滞；神曲消食和胃，善化酒食陈腐之积；陈皮理气化滞，和胃止呕；枳壳、砂仁、厚朴善消食积；食积内郁，易于胜湿化热，茯苓渗湿健脾，和中止泻，黄连清热；旋覆花、吴茱萸、赭石下气降逆止呕；槟榔、木香行气消痞；甘草调和诸药。全方达到了消食和胃，行气消痞的功效。伤食之症或因虚而伤食，或因实而致虚，多虚实夹杂，治疗上需权衡轻重，分清缓急，并结合体质情况，灵活施治。

病案 3 许某，男，65 岁，2017 年 10 月 17 日就诊。

主诉：两胁胀满疼痛 1 年，胃脘胀满不适 1 个月。

病史：患者 1 年前因与人争吵出现两胁胀满疼痛不适，当时未予以重视，后反复发作，自行服用逍遥丸，稍有缓解。1个月前，患者上述症状再次发作，并伴有胃脘胀满不适，于外院口服疏肝理气中药治疗（具体不详），症状未见明显缓解。现患者自觉胃脘胀满不适，两胁疼痛，嗳气不出，食后、劳后、天气温度骤变时症状均有明显加重，大小便正常，纳食一般，夜寐可。精神不佳，表情忧虑，面色少华，形体中等，舌质淡红，苔腻、黄白相兼，脉沉弦。查体：全腹肌紧张，无压痛、反跳痛，未扪及明显包块。胸部正侧位片：肺纹理稍有增粗。

辨病辨证：痞满——中虚寒热夹杂之痞证。

治法：辛开苦降，消痞散结。

选方：半夏泻心汤加减。

用药：干姜10g，黄连6g，黄芩15g，大黄3g（后下），人参10g，法半夏6g，炙甘草10g，大枣3枚，枳实10g，延胡索10g，川楝子10g，木香12g。7剂，水煎服，日1剂，分早、中、晚三次温服。

医嘱：保持心情通畅，避免忧思恼怒及情绪紧张。勿暴饮暴食，勿食无定时，清淡饮食，忌肥甘厚味、辛辣醇酒以及生冷粗硬之品。

二诊10月24日：患者胃脘胀满不适较前明显减轻，两胁疼痛已基本消失，舌质淡，苔薄白，脉弦。前方去延胡索、川楝子，继服7剂。

治疗效果：二诊过后，随访患者，患者服药后上述诸症均已消，疗效满意。

按语：患者为肝气郁滞，木克脾土，脾之运化无权，脾气不升，胃气不降而发痞满之证。加之患者之前过用理气之品，一伐肝木，二伤中土，中焦气化闭塞，痞满再次加重，治宜补其不足，调其寒热，开其结滞，复其升降。半夏苦辛温燥，善能散结消痞，和胃降逆；干姜辛热，温中散寒，助半夏温胃消痞以和阴；黄连、黄芩、大黄苦寒清降，清泻里热以和阳；人参、大枣、甘草，健脾益气，补虚和中，兼生津液，既防黄芩、黄连、大黄之苦寒伤阳，又防半夏、干姜之辛热伤阴；加之木香行气止痛，健脾消食；枳实畅气机，消痞满；延胡索、川楝子行气活血止痛。诸药相合，使寒热得除，气机得畅，升降复常，痞必自愈。

病案4 王某，男，50岁，2017年4月7日就诊。

主诉： 胃脘部胀满伴腹泻3年。

病史： 患者3年前因饮食不节出现胃脘部胀满，平卧时尤甚，偶有呃逆，无反酸、腹痛，大便不成形，口干口苦。于某医院行电子胃镜检查示"慢性浅表性胃炎"，当时口服奥美拉唑肠溶胶囊、磷酸铝凝胶以护胃治疗，服药后症状未见明显缓解，后反复发作。患者现胃脘部胀满，重至不可平卧睡眠，偶有胃脘部隐痛，呃逆，无反酸，口干口苦，晨起尤甚，口淡无味，纳差，入睡困难，夜间潮热盗汗，大便稀溏，小便正常，平素性格急躁易怒，四肢冰冷，舌质淡红，苔黄厚腻，脉弦无力。

辨病辨证： 痞满——脾胃虚弱，食积气滞证。

治法： 补气健脾，消食导滞。

选方： 黄芪建中汤合枳实消痞丸加减。

用药： 槟榔15g，枳壳30g，紫苏叶15g，炒白术20g，黄芪30g，干姜15g，炙甘草10g，炒麦芽15g，党参20g，桂枝10g，厚朴20g，法半夏9g，白芍30g，茯苓20g，柴胡12g，葛根15g，附片10g（先煎）。7剂，水煎服，日1剂，分早、中、晚三次温服。

医嘱： 保持心情通畅，避免忧思恼怒及情绪紧张。勿暴饮暴食，勿食无定时，清淡饮食，忌肥甘厚味、辛辣醇酒以及生冷粗硬之品。

二诊4月14日： 患者胃脘部胀满较前明显减轻，现可平卧，无呃逆，大便可成形，纳食增加，仍有口干口苦，夜间汗出，四肢冰冷。在原方基础上进行加减，继服7剂。

槟榔15g，枳壳30g，紫苏叶15g，炒白术20g，黄芪30g，干姜15g，炙甘草10g，白芍30g，党参20g，桂枝10g，茯苓20g，炒麦芽15g，柴胡12g，葛根15g，附片10g（先煎）。7剂，水煎服，日1剂，分早、中、晚三次温服。

三诊4月21日： 患者矢气增加，胃脘部胀满较前明显减轻，其余诸症已消除。继予前方7剂，嘱患者放松心情。

治疗效果： 1个月后通过电话回访，患者诸症皆消。后隔半年后再次通过电话随访，患者痞满未再复发。

按语： 患者系长期饮食不节，情志失调，伤及脾胃，影响中焦气机而致病。起病缓，病程长。痞证乃中医常见病，系因脾胃升降失常，脾胃之机紊乱所致。患者口淡无味，纳差，四肢冰凉，提示其脾阳气虚，故在治疗上着重温阳健脾。黄芪建中汤中加入附片乃温阳健脾之良方，治疗阳虚之症有很好的效果。脾阳不升，胃的通降功能必然会受到影响，故使用枳实消痞丸消痞导滞，恢复胃的通降功能。

3. 呕吐

呕吐是指胃失和降，气逆于上，迫使胃内容物从口而出的病证。有物有声谓之呕，有物无声谓之吐，无物有声谓之干呕。病因多由饮食所伤、外感时邪、情志失调、素体脾胃虚弱所致，基本病机为胃失和降，胃气上逆。临床多认为因外邪、饮食、痰饮等伤胃，胃之和降失司而致呕吐者属实；脾胃虚寒或胃阴不足而无力司其润降之职致呕吐者属虚，虚实可互为转化而兼夹。治疗上以和胃降逆止呕为基本治则，同时结合标本虚实，实者重在祛邪，虚者重在扶正，虚实夹杂者适当兼顾治之。

病案 1　王某，男，53 岁，2016 年 10 月 20 日就诊。

主诉： 恶心呕吐反复 2 个月。

病史： 患者 2 个月前无明显诱因出现恶心呕吐，泛吐清水，并伴有头晕，当即前往当地医院检查，行颅脑 CT 未见明显异常，予以护胃治疗，未见明显缓解。后患者呕吐反复发作，纳谷不香，先后求治于几家医院，行电子胃镜、腹部彩超等检查，均未发现明显异常，西医治疗未见明显效果。现患者恶心呕吐，泛吐清水，嗳气反酸，头晕，气短，纳谷不香，口淡无味，厌油腻，口干，偶有口苦，睡眠尚可，二便调，形体中等，面色少华，精神欠佳，舌质淡，苔白腻，脉弦滑。

辨病辨证： 呕吐——痰湿中阻证。

治法： 芳香化浊，和肝降逆。

选方： 温胆汤加减。

用药： 苍术 10g，厚朴 15g，陈皮 15g，藿香 10g，佩兰 10g，茯苓 15g，法半夏 9g，枳实 10g，竹茹 10g，生姜 10g，甘草 10g。7 剂，水煎服，日 1

剂，分早、中、晚三次温服。

医嘱：清淡流质饮食，少食多餐，注意营养均衡。忌食肥甘厚腻、生冷粗硬、腥膻异味及辛辣刺激之品。吐后用温水漱口，清洁口腔。

二诊 10 月 27 日：患者服前方 7 剂后，呕吐即止，口已不苦，恶心亦有好转，气短减轻，大便一日一行，但不成形，小便微黄。舌质淡红，舌根苔黄，脉弦滑。原方基本上加黄芩 10g，砂仁 9g，继服 7 剂。

治疗效果：患者诸症悉除，疗效满意。

按语：患者以恶心呕吐，泛吐清水为主症，为痰饮伤胃，胃之和降失司而致呕吐，病理性质属实。痰浊中阻，胃失和降，故见嗳气反酸；痰浊上蒙则见头晕；水饮停留于胃肠，阻滞气机，胃失和降，可见泛吐清水；饮为阴邪，故舌质淡，苔白腻，脉弦滑为饮停之象。呕吐反酸虽为肝邪犯胃，但口淡、厌油腻则系湿蕴不化，故在治疗上排除苦寒之品，以温胆汤和肝降逆气。半夏燥湿化痰，和胃止呕；竹茹化痰止呕；生姜散寒；枳实苦辛微寒，降气化痰而消痞；陈皮苦辛微温，理气和胃化痰；茯苓健脾化湿，以杜生痰之源；加苍术、厚朴、藿香、佩兰等芳香化湿，使脾湿化而胃气降，则呕恶可止；甘草调和诸药。

病案 2 丁某，男，32 岁，2017 年 7 月 12 日就诊。

主诉：呕吐 3 日。

病史：患者 3 日前因贪食寒凉之物出现呕吐不止，并伴有腹泻，呕吐多于泄泻，一日数次，呕吐物多为食物残渣，自行服用藿香正气水，未见明显缓解。现患者呕吐、腹泻交作，吐多于泻，食入即吐，呕吐物多为食物残渣，一日数次，频频犯恶，胸脘满闷，心烦，反酸嘈杂，纳呆，四肢乏力，口苦，无口干，无腹痛腹胀，无恶寒发热，无头痛汗出，大便稀溏，小便清，夜寐欠佳，精神萎靡，面色萎黄，形体消瘦，舌质淡，苔黄而润，脉数滑。

辨病辨证：呕吐——中焦寒热夹杂之证。

治法：清热胜湿，化浊和中。

选方：干姜黄芩黄连人参汤。

用药：干姜 10g，黄连 6g，黄芩 15g，人参 10g。3 剂，水煎服，日 1

剂，分早、中、晚三次温服。

医嘱： 清淡流质饮食，少食多餐，注意营养均衡。忌食肥甘厚腻、生冷粗硬、腥膻异味及辛辣刺激之品。吐后用温水漱口，清洁口腔。

二诊 7 月 15 日： 患者服药两剂后，呕吐、腹泻即止，仍纳差，四肢乏力，无口干口苦，精神增进，面色萎黄，舌质淡，苔薄白，脉滑。继予参苓白术散 7 剂巩固调理。

莲子 20g，薏苡仁 30g，砂仁 10g，桔梗 15g，茯苓 20g，白扁豆 20g，党参 15g，白术 10g，山药 20g，甘草 10g。10 剂，水煎服，日 1 剂，分早、中、晚三次温服。

治疗效果： 患者诸症悉除，疗效满意。

按语： 患者以呕吐为主症，同时伴有腹泻，火热在上而寒湿在下，吐利之余，伤及胃气，为中虚而寒热相杂之证。食入口即吐者，阻在上脘，阴阳不相交通，中气既虚且寒，便恶谷气，故食入口即吐。用干姜之辛热，可以散寒；复用黄芩、黄连之苦寒，寒热并用，通其阴阳，辛苦开泄以降浊；用人参之甘温，可以补虚。干姜、黄芩、黄连、人参补正而升清，则中宫和而吐利止。患者服药 2 剂后呕吐即止，但虑及患者胃气受损，后予以参苓白术散补脾气之虚，祛停聚之湿，行气机之滞，恢复脾胃纳运之职。

病案 3　姜某，男，17 岁，2017 年 9 月 14 日就诊。

主诉： 食欲不振 4 个月，加重伴呕吐 1 周。

病史： 患者 4 个月前因准备高考，学习压力过大出现食欲不振，纳谷不香，恶心，夜间尤甚，当时未予以重视。后因鼻炎口服鼻炎片 2 个多月，上述症状加重，恶心欲吐，泛吐少量清水。1 周前患者食腊肠后出现腹痛难忍，呕吐，于某医院急诊行输液治疗，症状未见明显缓解。现患者左上腹疼痛剧烈，食入即吐，呕吐物伴有恶臭味，口淡无味，头晕，心烦，大便 4 日未行，小便色黄，纳差，夜寐欠佳。面色无华，精神萎靡，舌边红，苔白厚，脉涩无力。

辨病辨证： 呕吐——肝火犯胃证。

治法： 清肝泻火，醒脾开胃，降逆止呕。

选方：左金丸加减。

用药：吴茱萸 10g，黄连 6g，黄芩 12g，藿香 15g，佩兰 10g，龙胆草 10g，砂仁 10g，草豆蔻 10g，玳玳花 8g，法半夏 9g，生姜 10g，厚朴 10g，焦神曲 10g，焦山楂 10g，焦麦芽 10g，焦槟榔 10g，甘草 10g。3 剂，水煎服，日 1 剂，分早、中、晚三次温服。

医嘱：清淡流质饮食，少食多餐，注意营养均衡。忌食肥甘厚腻、生冷粗硬、腥膻异味及辛辣刺激之品。吐后用温水漱口，清洁口腔。

二诊 9 月 17 日：患者恶心呕吐症状均较前减轻，现已能进食少量半流质饮食，夜间仍有胃脘部满闷不舒，现大便已行，舌边稍红，苔薄白，脉虚涩。前方去厚朴、玳玳花，加用茯苓 20g，炒白术 10g，枳壳 10g，鸡内金 15g，继服 5 剂。

三诊 9 月 22 日：患者胃脘部满闷不舒已基本缓解，纳食增加，仍偶感恶心呕吐，卧床休息尤甚，舌质淡红，苔薄白，脉沉涩。嘱继续服用前方 7 剂，勿食生冷粗硬、辛辣刺激及肥甘厚腻之品。

治疗效果：患者症状较前明显缓解，在前方基础上稍作改动，继服 7 剂后，呕恶除，腹中和，饮食佳，惟心烦寐差，继以清肝解郁安神之剂治疗 1 个月而愈。

按语：本案治疗原则为清肝泻火，调和脾胃。初诊予以左金丸、黄芩、龙胆草清肝泻火；厚朴、玳玳花、藿香、佩兰醒脾开胃；以砂仁、草豆蔻、法半夏、生姜降逆止呕；甘草调和诸药。方中用焦神曲、焦山楂、焦麦芽、焦槟榔的意义有三：一为通利胃肠积滞，调理气机，以助胃气下降；二为健胃，增加食欲；三为消食化积，助脾胃运化。治疗脾胃虚弱、不思饮食、恶心呕逆者，可以用此四味。二诊患者脾气已醒，胃气稍降，仍运化不力，气机失调，则去气轻力薄之厚朴、玳玳花，加入白术、茯苓健脾补中，枳壳行气消滞；鸡内金健脾消食。三诊患者积滞去，冲气平，加减药物旨在健脾益气和中。脾胃已实后，再图治肝，正本清源。

病案 4　钟某，女，50 岁，2016 年 7 月 28 日就诊。

主诉：呕吐伴发热 1 日。

病史：患者昨晚无明显诱因突然出现胸脘痞闷，恶心呕吐，呕吐物多为食物残渣，食后即吐，饮食不进，并伴有恶寒发热，体温达38.9℃，心烦，口干口渴，肢体困倦，无口苦，无腹痛腹胀，无咳嗽咳痰，大便稀，质黏腻，有恶臭味，小便短赤，纳差，夜寐不安，面色无华，精神萎靡，舌质淡红，苔白腻微黄，脉濡数。查体：体温39℃。辅助检查：血常规正常。

辨病辨证：呕吐——暑邪犯胃证。

治法：清暑解表，化浊和胃。

选方：新加香薷饮加味。

用药：香薷10g，厚朴5g，炒白扁豆10g，金银花15g，连翘15g，藿香10g，法半夏9g，竹茹10g，甘草10g，大枣3枚。3剂，水煎服，日1剂，分早、中、晚三次温服。

医嘱：清淡流质饮食，少食多餐，注意营养均衡。忌食肥甘厚腻、生冷粗硬、腥膻异味及辛辣刺激之品。

二诊8月1日：患者呕吐已止，身热已退，大便已成形，惟自觉少许胸脘痞闷。按原方再予3剂，嘱患者注意饮食习惯。

治疗效果：患者胸脘痞闷已消，诸症皆除，疗效佳。

按语：患者发病于夏日，骤起胸脘痞闷，恶心呕吐，发热恶寒，辨证属暑邪犯胃呕吐。盛夏暑气当令，暑必夹湿，暑湿交困于中，扰动胃腑，胃失和降，浊气上逆而致呕吐；暑夹湿邪，阻碍气机，故见肢体困倦；湿邪较甚，阻遏中焦，脾胃运化、和降失司，气机升降失调，故胸脘痞闷；舌质淡红，苔白腻微黄，脉濡数为暑湿之征。治疗上予以祛暑清热，解表化湿。香薷辛温芳香，解表散寒，祛暑化湿，为夏月解表的要药；藿香芳香化浊，和中止呕；少量厚朴辛温苦燥，行气化湿；白扁豆健脾和中，兼能渗湿消暑；再加金银花、连翘，而成"辛温复辛凉法"，兼能内清暑热，主治暑热夹湿内蕴；加入法半夏、竹茹以和胃止呕；大枣养护胃气；甘草调和诸药。全方共奏祛暑解表，化湿和中之效，故服药3剂，热退呕止。

4.泄泻

泄泻是以排便次数增多，粪便稀溏，甚至泻出如水样为主症的病证，多由脾胃运化功能失职，湿邪内盛所致。泄者，泄漏之意，大便稀溏，时作时至，病势较缓；泻者，倾泻之意，大便如水倾注而直下，病势较急。多因感受外邪、饮食所伤、情志失调和脏腑虚弱而发病，其基本病机为脾胃受损，湿困脾土，肠道功能失司。脾运失司，小肠无以分清泌浊，大肠无法转化，水反为湿，谷反为滞，混合而下，则发生泄泻。治疗上以运脾化湿为主，急性暴泻以湿盛为主，重在化湿；慢性久泻以脾虚为主，当以健运脾气为要，佐以化湿利湿。

病案1 陆某，男，64岁，2016年8月20日就诊。

主诉：腹泻1个月。

病史：患者1个月前因过食生冷寒凉之物出现腹痛，并伴有腹泻，泻后痛即止，大便稀溏，色先黑后黄，无血便、黏液便，便中混有未消化食物，自行在院外口服黄连素，症状未有明显好转。现患者腹泻已持续一个多月，发病以来，每日黎明之前泄泻尤甚，脐腹部隐痛，随即肠鸣而泄，泻后疼痛缓解，肛门少许坠胀感，大便中夹杂未消化食物，无血便、黏液便等，4～5次/日，喜饮热水，四肢冰冷，腰膝酸软，小便正常，纳食可，夜寐一般，精神欠佳，面色少华，表情忧虑，面色暗淡，舌质淡胖，苔白滑，脉沉迟无力。辅助检查：大便常规未见明显异常；大便隐血试验阴性。

辨病辨证：泄泻——肾阳虚衰证。

治法：温肾健脾，涩肠止泻。

选方：四神丸加减。

用药：肉豆蔻15g，五味子10g，补骨脂20g，吴茱萸10g，党参10g，枳壳10g，鸡内金10g，山药15g，白术10g，黄芪20g，肉桂10g，狗脊10g，甘草10g，生姜10g，红枣3枚。7剂，水煎服，日1剂，分早、中、晚三次温服。

医嘱：忌食生冷寒凉之物，注意保暖，调护情志。

二诊8月27日：患者腹泻次数已减少，四肢冰冷较前好转，腹痛仍未缓解，舌质淡，苔白滑，脉沉。依前方加减后继服 7 剂。

肉豆蔻 15g，五味子 10g，补骨脂 20g，吴茱萸 10g，党参 10g，肉苁蓉 10g，山药 15g，白芍 10g，白术 10g，黄芪 20g，肉桂 10g，狗脊 10g，甘草 10g，生姜 10g，红枣 3 枚。7 剂，水煎服，日 1 剂，分早、中、晚三次温服。

治疗效果：患者诸症悉除。

按语：此患者因暴食生冷而伤脾胃，脾病乘肾，土来克水，则肾亦虚，肾虚下焦不固，黎明将交阳分之时则泄泻。脾虚健运无力，水谷不化精微，湿浊内生，混杂而下，故久泄不止；胃主受纳、腐熟水谷，脾虚湿胜，胃之腐熟功能受损，故大便中可见未消化之食物；肾阳亏虚，温煦失职，故腰膝酸软；命门火衰，阴寒凝滞，故黎明前腹痛泄泻，完谷不化，便质清冷；脾肾阳虚，不能温煦全身，故见四肢冰冷；舌质淡胖，苔白滑，脉沉迟无力为虚寒证之象。综上，患者为脾肾阳虚，肠道失固，治以温肾暖脾，涩肠止泻。补骨脂辛苦而温，尤善补命门之火以温暖脾土，为治肾虚泄泻之要药；肉豆蔻辛温性涩，温中涩肠，与补骨脂相合，可助温肾暖脾之力，又可涩肠止泻；吴茱萸温中散寒；五味子收敛固涩而止泻；姜、枣同煮，温补脾胃，加鸡内金以助运化；患者年老体衰，加入黄芪、党参、白术益气升阳，健脾止泻；枳壳行气健脾；肉桂、狗脊滋补肾阳；山药补益虚损；甘草调和诸药。全方达到了温肾健脾，涩肠止泻之功效。

病案 2 赵某，女，43 岁，2017 年 9 月 18 日就诊。

主诉：腹泻反复 1 年，加重伴嗳气 1 周。

病史：患者 1 年前无明显诱因出现腹痛，痛起剧烈，腹痛即泻，泄泻后疼痛即刻缓解，当时未予以重视，之后经常发作，多为情绪紧张或抑郁恼怒时，未行正规诊疗。1 周前，患者因工作压力过大，再次出现上述症状，且伴有嗳气，泄泻次数增多。现患者腹痛剧烈，痛起即泻，泄泻后疼痛较前明显缓解，3～4 次 / 日，无血便、脓液便等，嗳气，胸胁胀满不适，矢气频作，纳差，夜寐欠佳，行经前乳房胀痛明显，面色少华，精神一般，表情忧虑，舌质淡红，苔薄白，脉弦。辅助检查：大便常规未见明显异常；大便隐血试验阴性。

辨病辨证：泄泻——肝胃不和证。

治法：健脾泻肝，缓痛止泻。

选方：痛泻要方加减。

用药：白术20g，白芍20g，陈皮15g，防风10g，茯苓15g，山药20g，厚朴10g，木香12g，柴胡12g，扁豆10g，当归20g，甘草10g。7剂，水煎服，日1剂，分早、中、晚三次温服。

二诊9月25日：患者腹痛症状减轻，泄泻次数较前减少，胸胁胀满不适也较前明显缓解，纳食增加，精神增进，舌质淡红，苔薄白，脉细。继服原方7剂。

治疗效果：患者诸症已消，疗效满意。

按语：患者泻必腹痛，泻后痛减，多受情绪影响而反复发作1年多，为典型的土虚木乘之痛泻证。肝气郁结，肝失疏泄，横逆犯胃，胃气郁滞，故腹痛；脾气虚弱，肝强太过而乘脾，脾运不及，升降失常，发为泄泻；胃气上逆，胃失和降，则嗳气；胃受纳失职，故纳差；苔薄白，脉弦为肝胃不和之象。本案病机为肝强疏泄太过，脾弱运化不及，清阳不升，治宜健脾柔肝，祛湿止泻，升阳止泻。白术甘苦而温，补脾燥湿以扶土虚；白芍酸凉，养血柔肝，缓急止痛，兼敛脾阴，与白术合用，扶土抑木；陈皮辛苦而温，理气燥湿，醒脾和胃；防风辛香，散肝舒脾，升阳胜湿。痛泻要方四味药扶脾助运，养血柔肝，疏调气机，使升降自复，痛泻可愈。加用山药、茯苓、扁豆健脾化湿；厚朴、木香理气行滞；柴胡疏肝解郁；当归养血柔肝；甘草调和诸药。全方共奏健脾泻肝，缓痛止泻之功效。

病案3 钟某，女，64岁，2017年6月3日就诊。

主诉：泄泻2日。

病史：患者2日前因过食肥甘厚腻而发泄泻，伴有腹痛，泄下急迫，即于当地诊所治疗，症状未见明显缓解。现患者腹痛，泄泻，3～4次/日，泄下急迫，大便黏腻，后重不畅，大便色黄褐，无黑便、血便及黏液便，便后肛门有灼热感，无坠胀，小便短赤，纳呆，夜寐一般。面色少华，精神欠佳，表情痛苦，舌质红，苔黄腻，脉滑数。查体：腹平坦柔软，左下腹压痛明显，无反跳痛，无肌紧张。辅助检查：大便常规未见明显异常；大便隐血试验阴性。

辨病辨证：泄泻——湿热证。

治法：清热利湿，消食和胃。

选方：保和汤加减。

用药：焦神曲 30g，山楂 15g，莱菔子 10g，法半夏 9g，陈皮 10g，茯苓 20g，枳壳 10g，木香 12g，槟榔 12g，黄芩 10g。5 剂，水煎服，日 1 剂，分早、中、晚三次温服。

医嘱：清淡半流质饮食，忌食辛辣炙煿、肥甘厚味、生冷寒凉之物。

二诊 6 月 10 日：患者泄泻已愈，大便成形，日行一次，纳食增加，精神增进。嘱患者注意饮食，不可暴饮暴食。

治疗效果：后随访患者，患者泄泻未再次发生，疗效佳。

按语：患者因饮食失节、湿热积滞停留肠胃而发泄泻。患者饮食过量，脾胃运化不及，饮食停滞而为食积；食积中阻，损伤脾胃，脾失健运，清阳不升则发泄泻；湿热积滞，留邪肠胃，气机受阻，故症见脘腹胀痛、便泄不畅等；湿浊黏滞，故大便黏腻，后重不畅；湿热下注，故小便短赤。选方为保和汤，清热利湿，消食和胃。焦神曲、山楂、莱菔子消化食积；法半夏、陈皮、茯苓健脾和胃，祛湿止泻；木香、槟榔、枳壳行气止痛，消除后重；黄芩去湿热。药证相符，故可达到治疗效果。

病案 4　胡某，男，2 岁，2016 年 8 月 18 日就诊。

主诉：泄泻 10 日，加重伴发热 3 日。

病史：10 日前患儿无明显诱因出现泄泻，2～3 次／日，当时前往当地诊所予以治疗，泄泻次数未见减少。3 日前患儿泄泻次数增加至 5～6 次／日，且伴反复发热，体温最高达 38.9℃，予以酒精擦拭物理降温，体温不降，后自行前往药店购买退热贴以降温，发热未退。现患儿仍发热，体温达 38.6℃，大便泄泻，色黄质稀，无黑便、血便及黏液便，5～6 次／日，恶心，无呕吐，口干无口苦，无腹胀腹痛，无恶寒，无咳嗽，无汗出，小便黄，食欲不振，夜寐可，面色少华，精神不振，舌质淡，苔白腻，脉滑数。

辅助检查：血常规正常。

辨病辨证：泄泻——暑湿中阻证。

治法：祛暑化滞，健脾和胃。

选方：葛根芩连汤加减。

用药：葛根 3g，藿香 3g，陈皮 3g，黄芩 3g，枳壳 3g，焦神曲 12g，莱菔子 3g，茯苓 10g，泽泻 5g，甘草 3g。3 剂，水煎服，日 1 剂，分早、中、晚三次温服。

医嘱：用药期间喂食淡米粥，忌食辛辣炙煿、肥甘厚味、生冷寒凉之物。

二诊 8 月 21 日：患儿发热已退，大便较稠，仍 4～5 次/日，食欲不振，恶心，舌质淡，苔薄白，脉滑。更改处方，治以健脾和胃。

藿香 3g，法半夏 2g，陈皮 3g，茯苓 10g，炙甘草 3g，鸡内金 5g，炒白术 5g，炒山楂 4g，炒麦芽 5g，稻谷芽 5g，枳壳 3g，生薏苡仁 10g，炒薏苡仁 10g。3 剂，水煎服，日 1 剂，分早、中、晚三次温服。

三诊 8 月 24 日：患儿大便质稠，次数减少，无恶心，渐能进食。嘱按原方再服 3 剂。

治疗效果：患儿泄泻痊愈，大便成形，日行一次，纳食正常。

按语：患儿发病已有数日，服用西药未见明显效果。初诊时，患儿系脾胃失和，外感暑湿，内伤食滞，故可见发热、泄泻、恶心、食欲减退等症；舌质淡，苔白腻，脉滑数为暑湿中阻之象。初诊使用葛根、黄芩、藿香清热而利暑湿；焦神曲、莱菔子消食化滞；陈皮、枳壳、茯苓、泽泻理气渗湿；甘草调和诸药。服药过后，患儿身热已退，大便较稠，厚苔渐消，仍食欲不振，伴恶心，系脾胃未复，原方基础上去葛根、黄芩、莱菔子、泽泻，加用炒白术、生薏苡仁、炒薏苡仁共奏健脾和中之效，服药 6 剂后，诸症皆消。

四、肝系病症

肝位于腹腔，膈膜之下，右胁之内。肝为魂之处，血之藏，筋之宗，在五行属木，主动主升，被称为"将军之官"。肝主疏泄，具有疏通、调畅全身气机的生理作用。气机的调畅与否，又影响着血液和津液的运行、脾胃的运化、情志的疏泄以及生殖功能的正常等诸多方面，所以，肝主疏泄是保障机体多种生理功能正常发挥的重要条件。

眩晕

眩晕即指眼花头晕，轻者闭目即止，重者如坐车船，不能站立，伴恶心、呕吐，甚则昏倒等症状。本症可出现于多种内科疾病中，常见于高血压、贫血、美尼尔综合征（梅尼埃病）等。

眩晕一病，历代医籍记载颇多。《内经》对其涉及脏腑、病性归属方面均有记述，如《素问·至真要大论》认为："诸风掉眩，皆属于肝。"指出眩晕与肝的关系密切。《灵枢·卫气》认为："上虚则眩。"《灵枢·口问》提出："上气不足，脑为之不满，耳为之苦鸣，头为之苦倾，目为之眩。"《灵枢·海论》认为："脑为髓之海。""髓海不足，则脑转耳鸣。"可见眩晕一病以虚为主。汉代张仲景认为痰饮是眩晕发病的原因之一，并且用泽泻汤及小半夏加茯苓汤治疗眩晕，为后世"无痰不作眩"的论述提供了理论基础。宋代以后进一步丰富了对眩晕的认识。严用和《重订严氏济生方·眩晕门》中指出："所谓眩晕者，眼花屋转，起则眩倒是也，由此观之，六淫外感，七情内伤，皆能导致。"严用和第一次提出外感六淫和七情内伤致眩说，补前人之未备，但外感风、寒、暑、湿致眩晕，实为外感病的一个症状，而非主要证候。元代朱丹溪倡导痰火致眩学说，于《丹溪心法·头眩》提出："头眩，痰挟气虚并火，治痰为主，挟补药及降火药。无痰则不作眩，痰因火动，又有湿痰者，有火痰者。"明代张景岳在《内经》"上虚则眩"的理论基础上，对下虚致眩作了详尽论述。他在《景岳全书·眩晕》中提出："头眩虽属上虚，然不能无涉于下。盖上虚者，阳中之阳虚也；下虚者，阴中之阳虚也。阳中之阳虚者，宜治其气，如四君子汤……归脾汤、补中益气汤……阴中之阳虚者，宜补其精，如……左归饮、右归饮、四物汤之类是也。然伐下者必枯其上，滋苗者必灌其根。所以凡治上虚者，犹当以兼补气血为最，如大补元煎、十全大补汤及诸补阴补阳等剂，俱当酌宜用之。"张景岳从阴阳互根及人体是一个有机整体的观点入手，认识与治疗眩晕，实是难能可贵。同时张景岳认为眩晕的病因病机"虚者居其八九，而兼火兼痰者，不过十中一二耳"，并详细论述了劳倦过度、饥饱失宜、呕吐伤上、泄泻伤下、大汗亡阳、晌目惊心、焦思不释、被殴被辱气夺等皆伤阳中之阳而致眩晕，吐血、衄血、便血、纵欲、崩淋等皆伤阴中之阳而致眩晕。秦景明在《症因脉治·眩晕总论》中认为阳气虚是本病发病的主要病理环节。徐春甫在《古今医统大全·眩晕宜审三虚》中认为："肥人眩运，气虚有痰；瘦人眩运，血虚有火。伤寒吐下后，必是阳虚。"龚廷贤《寿世保元·眩晕》集前贤之大成，对眩晕的病因、脉象都有详细论述，并分证论治眩晕，如半夏白术汤证（痰涎致眩）、补中益气汤证（劳役致眩）、清离滋饮汤证（虚火致眩）、十全大补汤证（气血两虚致眩）等，至今仍值得临床借鉴。至清代，医家对本病的认识更加全面，形成了一套完整的理论体系。

病案 1 吴某，男，61 岁，2018 年 10 月 31 日就诊。

主诉：头昏半月。

病史：患者半月前因生气出现头晕，以昏沉感为主，无视物旋转、眼前黑蒙，无头痛、口眼歪斜，无寒战高热，无恶心、呕吐、腹痛、腹泻，无心慌、胸闷痛，无咳嗽咳痰，无意识障碍、肢体活动障碍或大小便失禁，休息后可有所缓解，后上述症状反复发作。刻下症：头昏，以沉感为主，无口干口苦，寐纳可，大小便无明显异常，舌体胖大，舌红苔黄腻。血压正常。

辨病辨证：眩晕——肝郁脾虚夹痰证。

治法：疏肝健脾，行气化痰。

选方：逍遥散加减。

用药：当归 20g，白术 15g，茯苓 20g，白芍 15g，木香 15g，海螵蛸 30g，瓦楞子 15g（先煎），延胡索 15g，川芎 12g，黄芪 30g，太子参 30g，炙甘草 10g，黄柏 20g。5 剂，水煎服，日 1 剂，分早、中、晚三次温服。

医嘱：条达情志，适当锻炼，增强体质。

二诊：患者无明显头昏，舌体胖大，舌质淡红，舌苔薄黄，舌边可见齿痕。原方黄芪改红芪 30g，继予 7 剂巩固。

治疗效果：患者头昏较前明显好转，舌色较前变淡，苔较前变薄，治疗有效，继续予二诊方巩固。

按语：肝为刚脏，主疏泄、藏血，体阴而用阳，参与情志的调节。脾为土脏，主运化、统血，为气血生化之源。肝脾两脏，疏荣互助，关系密切。若肝郁不能疏泄以助脾运可致脾运不及，且血不归藏日久则肝血被耗。血虚不能养肝，肝体失柔则疏泄无能；脾弱不运，则气血不足而不能充养肝体，或蕴湿停滞致土壅木郁，任何一个方面的发展均可导致肝郁—血虚—脾弱的连锁病理，并引发气结、血瘀、痰阻、湿停、热蕴等兼夹病机。再结合病人舌象、症状，本案为肝郁脾虚夹痰证，故加化痰药以标本同治，能达到很好的疗效。

病案 2　肖某，男，64 岁，2018 年 10 月 23 日就诊。

主诉：血压升高 4 年。

病史：患者 4 年前体检时发现血压升高，为 160/80mmHg，无视力改变，无头昏头痛，无寒战高热，无恶心、呕吐、腹痛、腹泻，无心慌、胸闷痛，无咳嗽咳痰，无意识障碍、肢体活动障碍及大小便失禁，当地门诊予以口服硝苯地平片，每日 3 次，后血压控制可。近 1 周患者血压间断性升高，升高时伴头胀痛，每因情志郁怒时加重。刻下症：头胀痛，双上肢麻木，无口干口苦，大小便无明显异常，舌红苔薄黄。血压 183/107mmHg。

辨病辨证：眩晕——肝阳上亢证。

治法：平肝息风，补血活血。

选方：天麻钩藤饮加减。

用药：天麻 20g，钩藤 30g，川芎 12g，当归 20g，石决明 30g，首乌藤 30g，车前子 30g（包煎），丹参 30g，黄芪 30g，山药 20g，茯苓 20g，甘草 10g。5 剂，水煎服，日 1 剂，分早、中、晚三次温服。

医嘱：条达情志，清淡饮食。

二诊：患者头胀痛、双上肢麻木均较前好转，舌淡红，苔稍黄，继续予前方 5 剂巩固疗效。

治疗效果：患者头胀痛、双上肢麻木均较前好转。

按语:《素问·至真要大论》:"诸风掉眩,皆属于肝。"患者长期忧郁恼怒,气郁化火,使肝阴暗耗,肝阳上亢,阳升风动,上扰清窍。《素问·经脉别论》云:"食气入胃,散精于肝,淫气于筋。"只有肝之气血充盈,筋脉得到充分的濡养,肢体运动才能灵活,筋力强健而耐疲劳。若肝血衰少,筋失所养,则会出现肢体麻木,屈伸不利,易于疲劳,甚则萎废不用或手足震颤,肌肉𥆧动。

病案3 陈某,男,76岁,2018年10月9日就诊。

主诉:头胀5天。

病史:患者5天前无明显诱因出现头胀,呈阵发性,无视物旋转,无视力改变,无寒战高热,无恶心、呕吐、腹痛、腹泻,无心慌、胸闷痛,无咳嗽咳痰,无意识障碍、肢体活动障碍及大小便失禁,休息后无明显缓解。刻下症:头胀,口干口苦,寐纳可,大小便无明显异常,舌红苔黄厚腻,边有齿痕,舌下脉络紫暗。查血压正常。

辨病辨证:眩晕——肝胆实火上炎证。

治法:泄肝胆实火。

选方:龙胆泄肝汤加减。

用药:黄柏20g,栀子15g,柴胡15g,苦杏仁12g,生地黄30g,泽泻15g,当归15g,车前子30g(包煎),地龙20g,丹参30g,甘草10g,薏苡仁30g,半夏8g,龙胆草15g,草豆蔻15g。5剂,水煎服,日1剂,分早、中、晚三次温服。

医嘱:清淡饮食。

二诊:患者头胀明显好转,稍口干口苦,舌下脉络仍紫。前方加川芎12g,当归15g,红芪20g,继服5剂。

治疗效果:患者头胀、口干口苦、舌下脉络紫均较前好转。

按语:肝能疏泄气机,条达气血,使气血津液得以正常输布,从而五脏六腑,四肢百骸,均得以滋养。肝气一有怫郁,则疏泄失权,气机郁滞,郁则化火;肝郁克脾土,脾失升清降浊之功,则湿邪内停,湿热胶结,循经上扰则头沉头胀,口干口苦,循经下扰则可导致男子不育,女子带下,下肢浮肿；湿热郁于经脉，筋膜失养则麻木肿胀。真可谓"肝为五脏六腑之大贼是也"。

病案4　朱某，女，74岁，2018年10月10日就诊。

主诉： 头痛伴耳鸣1周。

病史： 患者1周前因生气出现头痛，以胀痛为主，伴耳鸣，无视物旋转，无视力改变，无寒战高热，无恶心、呕吐、腹痛、腹泻，无心慌、胸闷痛，无咳嗽咳痰，无意识障碍、肢体活动障碍及大小便失禁，休息后稍缓解。刻下症：头痛伴耳鸣多梦，尿频，口干，大便干，小便无明显异常，舌红苔黄，舌下脉络紫，脉弦。查血压正常。

辨病辨证： 眩晕——肝郁气滞证。

治法： 疏肝止痛，养心安神。

选方： 柴胡疏肝散加减。

用药： 柴胡15g，当归20g，白芍15g，白术15g，茯神30g，丹皮20g，合欢皮20g，首乌藤30g，鸡血藤30g，酸枣仁30g，磁石30g（先煎），栀子15g，竹茹15g，炙甘草10g，三七粉2瓶（6g）。5剂，水煎服，日1剂，分早、中、晚三次温服。

医嘱： 调情志，少食辛辣。

二诊： 患者头稍痛，寐多，尿频好转。去磁石继予7剂。

治疗效果： 患者头痛明显好转，多梦较前好转，未再尿频。

按语： 肝主疏泄，调畅气机，调节津液的输布与代谢。清代张志聪提出："肝主疏泄水液，如癃非癃而小便频数不利者，厥阴之气不化也。""肝主疏泄，小便不利者，厥阴之气逆也。"因此肝气"逆"或"不化"都可使小便不利。

五、肾系病症

1. 水肿

《诸病源候论·水肿病诸候》始有水肿之称。水肿，《内经》称之为水，在病因方面，归于汗出当风，邪客玄府，饮食失调，气机不通，认为病机与肺、脾、肾、三焦功能失调有关，且以肾为本。张景岳等多位医家认为水肿与肾阳不足密切相关。其辨证分型主要有：湿热证、血瘀证、湿浊证、水湿证四种，总的治疗原则为温肾利水活血。

病案 1 王某，男，56 岁，2016 年 5 月 3 日就诊。

主诉：双下肢浮肿 3 天。

病史：患者 3 天前出现双下肢浮肿，阴囊亦肿，微咳，腹部胀满，饮水后加重，拒按，肠鸣，小便短少色黄，舌苔白，脉弦。

辨病辨证：水肿——气虚证。

治法：利水渗湿，温阳化气。

选方：五苓散加减。

用药：桂枝 10g，白术 10g，茯苓 12g，泽泻 20g，猪苓 12g，厚朴 12g，陈皮 12g，苍术 6g，槟榔 12g，干姜 6g。10 剂，水煎服，日 1 剂，分早、中、晚三次温服。

二诊 5 月 14 日：患者双下肢浮肿明显消退，但偶有腹胀，小便不利，舌苔白，脉弦，在原方的基础上加莱菔子 12g，法半夏 8g，5 剂。

治疗效果：患者诸症较前明显减轻。

按语："膀胱者，州都之官，津液藏焉，气化则能出矣。"水结膀胱，气化不利，水湿内停。膀胱气化失司，故小便不利或小便短少，饮入之水，下无出路，内失转输，停蓄于中，故饮水后加重，拒按。方中重用泽泻，直达肾与膀胱，利水渗湿，兼能清热，故为君药；茯苓、猪苓淡渗利水，以增强泽泻利水渗湿之力；白术健脾燥湿，促进运化，既可化水为津，又可输津四布；桂枝温通阳气，内助膀胱气化，协渗利药以布津行水；陈皮、苍术、厚朴健脾燥湿；槟榔利水消肿；干姜温阳散寒。故本方既能利小便，通气化而祛水湿，又能健脾，振奋运化而祛风湿，具有健脾燥湿，渗湿利水之效。

病案 2 温某，女，63 岁，2017 年 4 月 25 日就诊。

主诉：全身浮肿 1 周。

病史：患者 1 周前出现全身浮肿，腹满，按之柔软，大便时溏，小便短少，手足冷，口不渴，偶欲饮热水，食欲差，舌苔白润，脉沉迟。

辨病辨证：水肿——脾肾阳虚证。

治法：温阳利水消肿。

选方：真武汤加减。

用药：制附片 6g，茯苓 8g，焦白术 8g，生姜 6g，炙甘草 6g。2 剂，水煎服，日 1 剂，分早、中、晚三次温服。

二诊 4 月 28 日：患者偶感腹满、手足冷，故原方制附片加量至 8g，继予 3 剂。

治疗效果：患者诸症减轻。

按语："肾者，胃之关也，关门不利，故聚水二从其类也。"水邪壅盛，肾阳被阻，但关不开，聚水为肿；肾脾阳虚，水湿不化，下出无路，故小便短少；泛溢肌肤，故全身浮肿；水饮流走肠间，故腹满；阴随阳伤，经脉失养，故手足冷，治疗应以温阳利水为主。方中附片辛热，主入心肾，能温壮肾阳，以化气行水，兼有暖脾以温运水湿；茯苓淡渗利水；生姜温胃散寒行水；白术苦干而温，健脾燥湿；炙甘草调和诸药。故本方以温阳利水为主。

病案 3 李某，女，45 岁，2017 年 3 月 2 日就诊。

主诉：面部浮肿 2 天。

病史：2 天前患者发现左大腿内侧有一小疖，红肿疼痛，继而出现浮肿。就诊时症见：面部浮肿，恶风，发热，无汗，口不渴，小便短少而色清，苔白，脉浮。尿常规：蛋白质（+++）。血常规：血象升高。

辨病辨证：水肿——风水相搏证。

治法：辛温发汗。

选方：香苏饮加减。

用药：制香附 10g，紫苏 10g，陈皮 8g，甘草 6g，葱白 6g，麻黄 6g。3 剂，水煎服，日 1 剂，分早、中、晚三次温服。

治疗效果：患者面部浮肿明显消退。复查尿常规示尿蛋白消失。

按语： 风水相激，布于肌肤，肺失宣降，故水肿；风寒客表，毛窍闭塞，卫气郁而不得外达，营气涩而不得流畅，故见恶寒发热，无汗；肌表通于肺胃，邪犯肌表，肺胃气机不畅，故口不渴；表邪未解，故苔白，脉浮。方中紫苏开腠理而散风寒，兼芳香化浊，香附理三焦之气，与紫苏合用，既能发汗解表，又能行气和血；陈皮理肺脾之气，化湿散滞；麻黄发汗利水；葱白发汗解表；甘草调和诸药。故本方理气而调三焦，畅肺、醒脾、疏肝。

病案4 方某，男，30岁，2016年10月12日就诊。

主诉： 四肢浮肿反复2年，加重半年。

病史： 患者2年前无明显诱因出现四肢浮肿，伴腰膝酸软，纳食乏味，小便频数，反复发作。半年前患者上述症状加重，就诊时症见：晨起头面部及上肢浮肿明显，午后下肢明显，伴腰酸乏力，下肢酸困，纳食乏味，小便频数，量少，大便时干时稀，舌体胖大，舌边可见齿痕，舌质淡，苔黄腻，脉细而滑。查体：下肢凹陷不起，咽稍充血。尿常规：尿蛋白（++++），红细胞1～3个/HP，白细胞1～4个/HP，颗粒管型0～4个/HP，血色素90g/L，24小时尿蛋白定量大于6g，血清总蛋白50g/L，球蛋白29g/L，白蛋白21g/L。

辨病辨证： 水肿——湿热中阻，脾肾两虚证。

治法： 清利湿热，补肾健脾。

选方： 猪苓汤加减。

用药： 猪苓12g，茯苓12g，泽泻12g，阿胶12g（烊化），石韦24g，茅根24g，桑寄生9g，滑石15g（包煎），川牛膝9g，黄芪18g，太子参18g，连翘9g，甘草6g。5剂，水煎服，日1剂，分早、中、晚三次温服。

治疗效果： 患者尿量明显增加，浮肿渐消，尿频缓解。继服原方，随证加减。调理1个月，患者诸症皆除，尿检转阴，24小时尿蛋白定量恢复正常。随访1年，患者未见异常，并可坚持工作。

按语： 水肿病，其制在脾，其本在肾，迁延日久，必伤脾肾二脏。患者虽有正虚，但以下焦湿热俱重，湿蕴化热，以致脾虚不运，肾阴亏损。

治疗时如一味利湿，则更耗伤肾阴，若单纯滋阴，又易敛湿困脾。猪苓汤是治疗水肿病的一张良方。方中诸药和缓而不峻裂，互相配伍，共起育阴利水，清利湿热之功。再加黄芪、太子参益气健脾，茅根、滑石、连翘、石韦、甘草清利湿热，既能顾及脾肾之本，又能清利湿热而清肿；牛膝、桑寄生滋阴养肾。

2. 消渴

消渴是以多饮、多食、多尿、乏力、消瘦，或尿有甜味为主要临床表现的一种疾病，并不专指糖尿病。消渴之名，首见于《素问·奇病论》，根据病机及症状的不同，《内经》还有消瘅、肺消、膈消、消中等名称的记载。《内经》认为五脏虚弱，过食肥甘，情志失调是引起消渴的原因，而内热是其主要病机。张子和在《儒门事亲》中提出："不减滋味，不戒嗜欲，不节喜怒，病已而复作。"行为方式不仅是疾病的起因，也是疾病复发的原因。

病案 1　任某，女，60 岁，2016 年 12 月 23 日就诊。

主诉：多饮、多尿半年，发现血糖升高 1 周。

病史：患者半年前无诱因出现多饮，口渴，喝水不解，每日饮水 8 斤左右，伴有多尿，身体未见明显消瘦，无发热，无咳嗽咳痰等。1 周前患者体检时查空腹血糖 8.0mmol/L。就诊时症见：多饮、多尿，双下肢无力，口唇紫暗，舌质淡，舌根白腻而滑，脉沉迟。

辨病辨证：消渴——肾阳虚证。

治法：温补肾阳。

选方：桂附地黄丸加减。

用药：附子 20g（先煎），肉桂 8g（后下），干姜 15g，山药 30g，葛根 30g，大枣 12g，泽泻 10g，茯苓 20g，白术 15g，三七 15g（捣碎），甘草 8g。5 剂，水煎服，日 1 剂，分早、中、晚三次温服。

治疗效果：患者口渴明显好转，口唇颜色好转，血糖 6.2mmol/L。继续服药 5 剂，测血糖 4.6mmol/L。

按语：肾阳为人身立根之阳气，肾阳不足，不能温暖下焦，下焦水湿不能化气升腾，上焦不能如雾，故口干喜饮，饮水连连不解。下焦阳气不足，脏腑得不到温养，脏腑机能减退，对肠道吸收的营养不能加以利用和进行能量储存，留存在血液中，导致临床生化指标升高。方中附子、肉桂、干姜作用于中下二焦，化水行气，借白术健脾，将气输于上焦，则口不干；山药、葛根生津养阴，防温药燥性太过，又能生津止渴；体内长期阴邪为患，化为浊邪，泽泻、茯苓可利湿祛浊；三七化瘀通络；大枣补中益气；甘草调和诸药。诸药合用起温补肾阳之功。

病案 2 李某，男，66 岁，2017 年 2 月 19 日就诊。

主诉： 口干、多饮、多尿 15 年，加重 1 周。

病史： 患者 15 年前无明显诱因出现口干、多饮、多尿，至当地医院就诊诊断为 "2 型糖尿病"，平时规律服用降糖药（具体不详），血糖控制可。1 周前患者上述症状加重，夜间更为明显，尿频量多，混浊如脂膏，体倦乏力，畏寒怕冷，腰部活动不利，膝酸软无力，舌质淡，苔白，脉沉细无力。查体：脸色灰暗，血压 145/85mmHg。体形适中。空腹血糖：10.1mmol/L。尿常规：尿糖（++）。

辨病辨证： 消渴——阴阳两虚证。

治法： 温阳滋肾固摄。

选方： 肾气丸。

用药： 附片 6g（先煎），肉桂 3g，熟地黄 12g，山药 15g，山茱萸 15g，茯苓 12g，牡丹皮 9g，泽泻 15g。5 剂，水煎服，日 1 剂，分早、中、晚三次温服。

治疗效果： 患者口干、多饮、多尿明显好转，继续服药 5 剂。随访 3 个月，患者诸症消失。

按语： 久病燥热久羁，先伤肺胃津液，继伤肝肾精血。久病伤肾，肾精首损，肾气不足。肾失固藏，肾气独沉，故小便频数，混浊如膏；下元虚惫，约束无权，故见尿多；水谷精微随尿液下注，无以熏肤充身，残留之浊阴，未能排出，故见面色晦暗；肾主骨，腰为肾之府，肾虚故腰膝酸软；命门火衰，故见形寒畏冷；舌淡苔白，脉沉细无力，是阴阳俱虚之象。

病案 3　刘某，男，60 岁，2017 年 8 月 9 日就诊。

主诉：口干、多饮、多尿十余年，加重伴小便混浊 1 个月。

病史：患者十余年前无明显诱因出现口干、多饮、多尿，至当地医院就诊诊断为"2 型糖尿病"，平时规律服用二甲双胍、格列美脲降糖药，血糖控制可。1 个月前患者口干、多饮、多尿加重，夜间更为明显，尿频量多，混浊如脂膏，体倦乏力，舌质红，苔薄腻，脉沉细数。查体：体形适中。空腹血糖：12.6mmol/L。尿常规：尿糖（++），尿蛋白（+）。

辨病辨证：消渴——肾阴亏虚证。

治法：滋阴固肾。

选方：六味地黄丸加减。

用药：熟地黄 12g，山药 15g，山茱萸 15g，茯苓 12g，泽泻 15g。10 剂，水煎服，日 1 剂，分早、中、晚三次温服。

治疗效果：患者口干、多饮、多尿好转，继续服药 6 剂。随访 3 个月，患者诸症消失。

按语：久病燥热久羁，先伤肺胃津液，继伤肝肾精血。久病伤肾，肾精首损，肾气不足。肾失固藏，肾气独沉，故小便频数，混浊如膏；肾虚无以约束小便，故尿多；舌红，脉沉细数，为虚火妄动之象。肾藏精，为先天之本，肝为藏血之脏，精血相互转化。方中熟地黄滋阴补肾，填精益髓；山茱萸补养肝肾，并能涩精，取"肝肾同源"之意；山药不仅宜脾阴，亦能固肾，三药合用，肾肝脾三阴同补，是为"三补"。茯苓、泽泻利湿泄浊，并可减熟地黄之滋腻，诸药合用起滋阴固肾之功。

病案 4　杜某，女，52 岁，2016 年 5 月 4 日就诊。

主诉：口干、多饮、多尿 5 年。

病史：患者 5 年前出现口干、多饮、多尿，在当地医院诊断为"2 型糖尿病"，规律服用降糖药并监测血糖，近日血糖控制不佳。就诊时症见：口干、多饮、尿频量多，倦怠乏力，关节疼痛，自汗盗汗，舌红，苔白，脉沉细无力。血压 150/100mmHg。空腹血糖 9.6mmol/L。尿常规：尿蛋白（+）。

辨病辨证：消渴——气阴两虚兼瘀毒证。

治法：益气养阴，活血祛瘀，解毒通络。

选方：地黄生姜煎丸加减。

用药：黄芪40g，党参10g，山茱萸15g，山药15g，生地黄10g，知母10g，车前子10g，茯苓15g，泽泻5g，地榆30g，白茅根40g，陈皮15g，连翘10g，蝉蜕15g，僵蚕15g，益母草10g，牡蛎20g。10剂，水煎服，日1剂，分早、中、晚三次温服。

二诊5月15日：患者空腹血糖8.4mmol/L，尿常规正常，汗出明显，夜尿频。原方加浮小麦15g，芡实15g，苍术15g，黄柏10g，继服5剂。

治疗效果：患者血糖降至6.8mmol/L，诸症明显改善。

按语：病久失治，耗气伤津，气阴两虚日久，气血运行不畅，瘀血损伤肾络，精微外泄，致气阴两虚兼瘀毒之消渴肾病。方中党参、黄芪益气升阳，鼓舞气机；山茱萸、山药、生地黄、知母滋阴补肾；陈皮、车前子、茯苓、泽泻利湿祛浊；益母草活血化瘀；白茅根、地榆、连翘清热解毒、化瘀止血；牡蛎固摄精微外泄；僵蚕、蝉蜕通络。二诊时因患者汗出明显、夜尿频，加浮小麦、芡实收敛固摄，加苍术、黄柏祛湿热。

3.淋证

淋之名称，始见于《内经》。《素问·六元正纪大论》称本病为"淋""淋闷"。《诸病源候论》将淋证的病机进行了高度概括："诸淋者，由肾虚膀胱热故也。"淋证是指以小便频数、淋沥涩痛、小腹拘急引痛为主症的疾病。根据病因和症状特点可分为热淋、血淋、石淋、气淋、膏淋、劳淋六证。基本病机为湿热蕴结下焦，肾与膀胱气化不利。病理因素为湿热。病位在肾与膀胱。《景岳全书》提出"凡热者宜清，涩者宜利，下陷者宜升提，虚者宜补，阳气不固者宜温补命门"的原则，故实则清利、虚则补益为淋证的基本治则。

病案1 严某，男，45岁，2016年1月13日就诊。

主诉：尿频、尿痛1周。

病史：患者1周前无明显诱因出现尿频、尿痛、尿黄，夜尿多，劳累后腰酸、腰痛，乏力纳差，时有下腹部不适。查体：体温37.8℃，血压

165/83mmHg，眼睑及双下肢皮肤无水肿，左侧脊肋角压痛，双肾区叩击痛。

辨病辨证： 淋证——湿热下注证。

治法： 温肾利湿，分清化浊。

选方： 萆薢分清饮加减。

用药： 萆薢 15g，乌药 12g，石菖蒲 12g，益智仁 10g，茯苓 12g，猪苓 10g，羌活 12g。5 剂，水煎服，日 1 剂，分早、中、晚三次温服。

二诊 1 月 20 日： 患者上述症状缓解，时有全身浮肿。原方茯苓、猪苓加量至 15g，继续服用 5 剂。

治疗效果： 患者症状明显改善。

按语： 淋证皆有热象，但不论何种热，大多兼夹湿邪为患。湿与热相合，纠缠难解，以至淋证的施治常难以速愈。此时当以利湿为要，使湿去则热孤，可明显缩短病程。但利湿药的选用，应根据具体病情并结合患者体质而定。《丹溪心法》提出："淋有五，皆属乎热。解热利小便，山栀子之类。"方中萆薢利湿，分清化浊；益智仁温肾阳；乌药温肾祛寒，暖膀胱以助气化；石菖蒲、藿香芳香化浊，分利小便；茯苓、猪苓利水渗湿；羌活祛湿利关节。

病案 2 胡某，女，75 岁，2016 年 2 月 29 日就诊。

主诉： 尿频、尿急 2 个月。

病史： 患者 2 个月前出现尿频、尿急，无尿痛，查血常规、中断尿培养及泌尿系 B 超未见异常，间断服用抗生素、谷维素等西药治疗，症状未见好转并加重，刻下症：尿频、尿急、夜尿四五次，无尿痛，小便余沥不爽，尿道口灼热，腰痛酸软，体弱神疲，气短，五心烦热，盗汗颧红，眠差，舌暗红少津，苔黄，脉细数。

辨病辨证： 淋证——肾阴亏虚证。

治法： 滋阴补肾。

选方： 六味地黄丸加减。

用药： 山茱萸 15g，山药 20g，茯苓 20g，泽泻 10g，知母 10g，黄柏 10g，黄芪 30g，延胡索 10g，酸枣仁 10g，远志 15g，琥珀 5g，甘草 5g。7

剂，水煎服，日1剂，分早、中、晚三次温服。

二诊3月7日：患者无尿频、尿急、排尿困难，夜尿两次，睡眠质量明显改善。继续服用原方3剂。

治疗效果：患者诸症明显改善。

按语：肾藏精，为先天之本，主生殖与气化。《诸病源候论》认为："诸淋者，由肾虚膀胱热故也。"正如《素问·上古天真论》曰："女子……七七，任脉虚，太冲脉衰少，天癸竭，地道不通。"意为女性至七七开始出现肾虚，则膀胱气化功能开始减退，出现尿频、尿急、尿不尽等症状。该患者为老年女性，脏腑渐衰，肾阴亏虚，膀胱气化不利，水道失司，故有尿频、尿急；阴虚阳亢，虚热内生，故见尿道口灼热，盗汗颧红；热扰心神，则五心烦热，眠差。故选用六味地黄丸加减，滋阴补肾，填精益髓，兼补益脾胃。

病案3 王某，女，35岁，2017年5月6日就诊。

主诉：小便淋沥涩痛2年。

病史：患者2年前因气候变化出现小便淋沥，尿痛、尿频、尿黄，自诉气候变化或进食油腻、辛辣刺激食物诱发则加重，反复发作，经抗感染治疗后症状缓解，自觉症状时轻时重。就诊时症见：小便频急不畅，淋沥涩痛，尿黄混浊或见血尿，小腹拘急，腰部酸痛，心烦口苦，时有恶心呕吐，口唇时有黄水疮，舌红，苔微黄腻，脉滑数。尿常规：白细胞（++），红细胞少许。

辨病辨证：淋证——湿热蕴阻证。

治法：清热利湿，分消止痛。

选方：当归拈痛汤加减。

用药：当归10g，羌活10g，苦参10g，葛根15g，苍术10g，防风6g，知母10g，泽泻10g，猪苓10g，升麻6g，党参10g，甘草10g，茵陈30g，黄芩30g。10剂，水煎服，日1剂，分早、中、晚三次温服。

二诊：患者小便涩痛显著改善，药已中的，前方加白花蛇舌草15g，琥珀6g，再予7剂。

治疗效果：患者自觉症状改善，续服 7 剂，诸症消失，后随访未发。

按语：湿热蕴阻中焦，则出现恶心、呕吐、心烦口苦；阻滞上焦，则出现头面黄水疮，舌红，苔黄腻等。治以清利湿热，分消止痛，利尿排毒，方用当归拈痛汤。方中苦参、黄芩、知母、茵陈苦寒泄之；猪苓、泽泻甘淡咸寒，导其湿热下行从小便而走；羌活、防风散风除湿，分消风湿热互结；升麻、葛根味薄而上行，苦以发散头面风湿热；苍术健脾燥湿；党参、甘草以养正气，扶正解毒，又能使苦寒不伤脾胃；当归活血止痛。

病案 4　李某，女，67 岁，2017 年 4 月 4 日就诊。

主诉：尿频、尿急 3 年，加重 4 天。

病史：患者 3 年前行子宫肌瘤腹腔手术后，时有尿频、尿急，腰腹酸软，时发低热。4 天前患者上述症状加重，小便频数，有时微浊，腰部酸痛，舌质淡，苔厚腻，脉迟。查体：两肾区有明显叩击痛。尿常规：脓细胞（++），红细胞（+），尿蛋白（+），尿培养有大肠杆菌生长。

辨病辨证：淋证——肾阳不足证。

治法：温肾助阳，祛风利湿，养血和络。

选方：独活寄生汤加减。

用药：独活 12g，杜仲 15g，牛膝 12g，附片 8g（先煎），茯苓 15g，紫河车 10g，细辛 3g，人参 10g，当归 10g，菟丝子 15g，玉米须 20g，甘草 5g。15 剂，水煎服，日 1 剂，分早、中、晚三次温服。

二诊：患者上述症状明显改善，尿常规：尿蛋白（+）。继续服用原方 10 剂。

治疗效果：患者症状消失，尿培养阴性（3 次）。

按语：本案由命门火衰，肾家气化无权施展，肾气不足于内，风湿由外承袭所致，故治宜温肾助阳，固摄下元，祛风利湿，养血和络，标本兼顾。附片、菟丝子、紫河车温肾助阳；细辛入少阳肾经；独活、杜仲、牛膝补益肝肾而强壮筋骨，且独活祛风湿，牛膝活血通利肢节筋脉；人参、茯苓健脾益气；玉米须利水渗湿；当归养血和络；甘草调和诸药。诸药合用行温肾助阳，祛风利湿，养血和络之功。

4. 腰痛

《诸病源候论·腰背痛诸候》:"劳损于肾,动伤经络,又为风冷所侵,血气击搏,故腰痛也。"腰痛是指腰部感受外邪,或因劳伤,或由肾虚而引起气血运行失调,脉络绌急,腰府失养所致的以腰部一侧或两侧疼痛为主要症状的一类病证。《素问·脉要精微论》指出:"腰者,肾之府,转摇不能,肾将惫矣。"说明了肾虚腰痛的特点。腰痛分虚实论治,虚者以补肾壮腰为主,兼调养气血;实者以祛邪活络为要,针对病因,施之以活血化瘀,散寒除湿,清泻湿热等法。虚实兼夹者,分清主次,标本兼顾。

病案 1 杨某,女,47 岁,2017 年 5 月 27 日就诊。

主诉: 腰痛 4 年,加重伴小便余沥不尽 3 天。

病史: 患者 4 年前无明显诱因时有腰痛,以右侧为甚,隐痛为主,小便频急,且有热痛感。3 天前上述症状加重,并出现小便余沥不尽。就诊时症见:右侧腰部隐痛,小便淋沥难净,口干、口苦,咽喉干燥,时有头胀痛,血压偏高,大便秘结,数日一行,舌红,少苔,脉弦细。既往史:患者童年曾患肺疾,大肠燥结,常年有便秘病史。婚后大产 7 胎,小产 4 次。尿检:脓细胞(++),红细胞少许,蛋白(+),尿培养有大肠杆菌生长。

辨病辨证: 腰痛——肺肾阴虚证。

治法: 养肺阴,益肾气,润肠濡肝和络。

选方: 百合固金汤合滋肾通关丸。

用药: 百合 3g,生地黄 10g,北沙参 15g,麦冬 9g,浙贝母 5g,天花粉 8g,海蛤粉 9g,玄参 12g,茯苓 10g,蒺藜 9g,天麻 5g,独活 2g,桑寄生 9g,鲜芦根 60g(去节)。10 剂,水煎服,日 1 剂,分早、中、晚三次温服。

二诊 6 月 5 日: 患者诸症较前明显改善,继续服用原方 5 剂。

治疗效果: 患者诸症明显缓解。

按语: 患者自幼患有肺疾,常年便秘,可知肺体不足,高源化绝,金不生水,加之婚后生育过多,操劳过度,以致肺肾俱虚。虚则下陷,则见腰痛,故不能通调水道,亦不能蛰藏化气。治疗应从固本入手,使用独活、桑寄生滋水之源,壮水之主,以制阳光;百合、生地黄、海蛤粉滋养肺肾阴液，麦冬、北沙参、浙贝母、天花粉、芦根助百合以养肺阴，清肺热；玄参、生地黄、茯苓补益肾阴，降虚火；天麻、蒺藜善治头痛。诸药合用行养肺阴，益肾气，润肠濡肝和络之功。

病案 2 孙某，女，70 岁，2016 年 8 月 6 日就诊。

主诉：腰酸痛反复 40 年，加重 1 个月。

病史：患者 40 年前无明显诱因出现腰酸痛，遇劳更甚，卧则减轻，小便时有频数。1 个月前患者腰酸痛加重，并伴有恶心反胃，头昏，夜尿频，手足心热，口燥咽干，膝软乏力，心烦失眠，舌质偏红，舌黄腻，脉细弦数。既往史：患者产 1 子 2 女，曾流产 2 次。查体：双肾区轻度叩击痛。尿常规：蛋白（+），白细胞（++），尿糖（+）。腹部 B 超提示：左肾 84mm×40mm，右肾 76mm×35mm，双肾缩小，髓质结构模糊不清。

辨病辨证：腰痛——肾阴亏虚，兼有湿热证。

治法：补肾养阴，兼清湿热。

选方：左归丸加减。

用药：熟地黄 10g，山药 15g，山茱萸 15g，枸杞子 12g，菟丝子 12g，牛膝 15g，苍术 12g，黄柏 15g，薏苡仁 30g，车前子 15g（包煎），大黄 15g，半夏 10g，甘草 5g。10 剂，水煎服，日 1 剂，分早、中、晚三次温服。

二诊 8 月 17 日：患者症状缓解，时有头昏，故原方加天麻 10g，继续服药 5 剂。

治疗效果：患者症状好转，随诊 3 个月，未再复发。

按语：久病体虚，年老体衰，生育较多，以致肾精亏损，无以濡养筋脉而发生腰酸痛；劳则气耗，故遇劳更甚，卧则减轻，并见膝软无力；阴虚则阴津不足，虚火上炎，故手足心热，口燥咽干；阴虚则阳亢，故见头昏、血压增高。方中熟地黄、枸杞子、山茱萸、山药填补肾阴；配菟丝子、牛膝以温肾壮腰，肾得滋养则虚痛可除；大黄、苍术、黄柏清湿热；薏苡仁、车前子清热利尿；半夏燥湿止呕；甘草调和诸药。若虚火甚者，可酌加大补阴丸送服。如腰痛日久不愈，无明显的阴阳偏虚者，可服用青娥丸补肾以治腰痛。

病案3 薛某,男,29岁,2017年9月10日就诊。

主诉: 腰痛1周。

病史: 患者1周前搬重物后感腰痛,遇劳加重,休息减轻,腰椎两侧压之酸沉困痛,双下肢自觉无力,舌质尖红,苔薄黄,脉沉细。腰椎正侧位片提示:椎体均有不同程度骨质增生。

辨病辨证: 腰痛——气虚腰痛证。

治法: 补气养血壮筋骨。

选方: 补中益气汤加减。

用药: 黄芪30g,党参15g,当归10g,升麻4g,香附15g,乌药6g,威灵仙10g,白术15g,独活12g,桑寄生12g,狗脊12g,首乌藤20g,甘草3g。7剂,水煎服,日1剂,分早、中、晚三次温服。

二诊9月18日: 患者服药后腰痛较前减轻,但仍时有腰痛,偶有气短,原方加丹参12g,继服5剂。

治疗效果: 患者症状好转,随访3个月,未再复发。

按语:《景岳全书》提出:"凡病腰痛者,多由真阴之不足。"《丹溪心法》云:"腰者,肾之外候,一身所恃以转阖辟者也。盖诸经皆贯于肾而络于腰脊。"二者都认为腰痛者与肾相关。肾主骨藏精生髓,肾中所藏的精气宜充盛,不宜耗散外滋。肾气亏虚,故腰膝酸软。方中重用黄芪,补中益气,升阳举陷;党参、白术健脾益气,并可增强黄芪的功力;李东垣云:"胃中清气在下,必加升麻、柴胡以引之,引黄芪、人参、甘草甘温之气味上升。"用小剂量的升麻协助益气之品以升提下陷之气;当归、首乌藤养血;威灵仙、独活、桑寄生、狗脊补肝肾,强筋骨;香附通络止痛;乌药温肾行气止痛;甘草调和诸药。

病案4 王某,男,56岁,2017年9月12日就诊。

主诉: 腰痛2天。

病史: 患者2天前不慎扭伤腰部,出现右下肢及腰部疼痛,咳嗽、大便时腰痛加重，舌质红暗紫，有瘀斑，苔薄黄，脉沉涩。查体：腰前屈时脊椎变直，后伸不能，挺腹试验阳性，屈颈试验阳性，直腿抬高试验阳性，4字试验阳性，右侧 L4 椎旁压痛并向下放射。腰椎正侧位片提示：L4、L5 椎间盘突出症。

辨病辨证：腰痛——气滞血瘀证。

治法：活血祛瘀益气通经。

选方：活血益气通经汤。

用药：黄芪 40g，当归 10g，苍术 12g，柴胡 10g，红花 5g，桃仁 5g，全蝎 10g，僵蚕 10g，独活 10g，秦艽 12g，桑寄生 12g，香附 15g，威灵仙 10g，甘草 5g。7 剂，水煎服，日 1 剂，分早、中、晚三次温服。

治疗效果：患者诸症缓解。

按语：患者发病前有外伤史，督脉受阻，气血瘀滞于腰脊，故腰部疼痛。《景岳全书·腰痛》言："跌扑伤而腰痛者，此伤在筋骨，而血脉凝滞也。"腰痛的病因病机以肾虚为本，气滞血瘀为标，故多采用补肾活血化瘀的治法。方中以补肾为主，辅以通络益气活血，诸药合用，共奏活血祛瘀益气通经之效。

六、脑系病症

1. 头痛

头痛病是指由于外感与内伤，致使脉络拘急或失养，清窍不利所引起的以头部疼痛为主要临床特征的疾病。头痛既是一种常见病证，也是一个常见症状，可以发生于多种急慢性疾病过程中，有时亦是某些相关疾病加重或恶化的先兆。

我国对头痛一病认识极早。早在殷商时期，甲骨文就有"疾首"的记载。《内经》称本病为"脑风""首风"。《素问·风论》认为其病因乃外在风邪寒气犯于头脑而致。《素问·五脏生成》还提出"头痛癫疾，下虚上实"的病机。《伤寒论》在太阳病、阳明病、少阳病、厥阴病篇章中较详细地论述了外感头痛病的辨证论治。隋代时，《诸病源候论》已认识到"风痰相结，上冲于头"可致头痛。《东垣十书》指出外感与内伤均可引起头痛，据病因和症状不同可分为伤寒头痛、湿热头痛、偏头痛、真头痛、气虚头痛、血虚头痛、气血俱虚头痛、厥逆头痛等，还补充了太阴头痛和少阴头痛，为头痛分经用药创造了条件。另外，文献有"头风"之名，实际仍属头痛。正如《证治准绳·头痛》所说："医书多分头痛、头风为二门，然一病也，但有新久去留之分耳。浅而近者名头痛，其痛卒然而至，易于解散速安也；深而远者为头风，其痛作止不常，愈后遇触复发也。皆当验其邪所从来而治之。"

病案 1 王某，女，63 岁，2016 年 10 月 5 日就诊。

主诉： 阵发性头掣痛 3 个月。

病史： 患者 3 个月前出现前额疼痛，时有抽掣，两目发胀，痛时泛恶，胃脘不舒，嗳气纳差，夜眠不实，易惊，耳鸣眼花，腰背酸楚，口不渴饮，视物无眩，无汗出人厥，大便不实，月经量多色黑，舌淡红有齿痕，苔薄黄，脉细滑。用止痛药物头痛能缓解片刻。神经系统检查未见异常。

辨病辨证： 头痛——风邪外袭，痰湿蕴阻证。

治法： 散风除湿和胃。

用药： 川芎 10g，蔓荆子 10g，藿香 10g，佩兰 10g，陈皮 5g，合欢皮 10g，苍术 10g，白芷 10g，瓜蒌 5g，荷叶 10g，薄荷 10g，炙甘草 10g。6 剂，水煎服，日 1 剂，早、晚饭后分两次温服。

医嘱： 避风，清淡饮食，畅情志。

二诊 10 月 12 日： 患者前额疼痛明显消失，泛恶好转，仍有嗳气脘闷，又值经潮，腰背酸痛如故。

法半夏 10g，橘皮 5g，枳壳 6g，生姜 6g，竹茹 5g，苏梗 10g，桑寄生 12g，杜仲 10g，川续断 10g，菟丝子 10g，牛膝 12g，炙甘草 10g。6 剂，水煎服，日 1 剂，早、晚饭后分两次温服。

治疗效果： 头风渐清，胃气渐和，肾虚肝郁明显好转。

按语： 本案初诊诉前额疼痛，有泛恶，胃脘不舒，饮食差，考虑为风邪外袭，痰湿蕴阻，升降失常所致。治宜散风和胃为主，方中苍术、藿香、佩兰、陈皮芳香化湿和胃；川芎、白芷、薄荷、蔓荆子散风而清头目；合欢皮安神；荷叶升清降浊，有助头目之清醒；瓜蒌清热涤痰；炙甘草调和诸药。诸药合用，初诊后头痛即消。复诊时适值经潮，根据月经量多色黑，结合冲任虚损病史，故一面用半夏、枳壳、生姜、竹茹、苏梗、橘皮化痰浊、和胃气；另一面用桑寄生、杜仲、川续断、菟丝子、牛膝补肾而调冲任，药后腰酸背痛亦有好转。

病案 2　蒋某，男，31 岁，2016 年 12 月 18 日就诊。

主诉： 头痛十余年，加重 2 天。

病史： 患者头痛十余年，曾经于某医院多次检查，未发现器质性病变，诊断为"神经官能症"，使用封闭等多种疗法鲜效。2 天前患者外感后头痛加重。睡眠佳，休息好，头痛反剧，工作紧张，痛势反轻减甚或不痛，脉象弦滑而数，舌苔淡黄白腻满布。

辨病辨证： 头痛——风火痰热证。

治法： 祛风化痰，清热止眩。

选方： 龙胆泻肝汤加减。

用药： 龙胆草 15g，黄芩 10g，小川连 6g，石决明 24g（先煎），白蒺藜 15g，黄菊花 10g，制僵蚕 10g，陈胆星 10g，海蛤粉 10g，茯苓 10g，川贝母 10g，石菖蒲 10g（后下），远志肉 5g，广郁金 5g，炙甘草 10g。5 剂，水煎服，日 1 剂，早、晚饭后分两次温服。

医嘱： 畅情志。

治疗效果： 患者症状明显好转。

按语： 虚实补泻，是中医诊疗的重要法则之一。周学海说："虚实者，病之体类也。补泻者，治之律令也。"本案患者头痛延经十载，视前医之方案，均从久病属虚论治，所拟方药皆为调补肝肾之品。如真系虚证，睡眠佳，休息好，头痛必然减轻，工作紧张之后，头痛必然增剧。且该例病历十载，脉象仍然弦滑而数，舌苔淡黄白腻满布，断无属虚之理。症脉合参，为风火痰热上干清道所致。故方以龙胆草、川连苦寒泻火；石决明、僵蚕、蒺藜、菊花平肝息风，搜风祛风，镇静安神；菖蒲、远志、胆星、蛤粉、川贝母、白金丸开郁豁痰；黄芩、郁金清火；茯苓一为清降下达，一为和中淡渗，引导痰火从下而去。如此风得息、火得泻，痰得豁，热得清，故头痛止矣。

病案3 张某，女，46岁，2017年3月10日就诊。

主诉：头痛1个月，加重3天。

病史：患者1个月前出现偏头痛，伴头昏，服散风活血化瘀等中药，效果不明显。最近3天患者头痛加重，时感抽掣，甚则恶心呕吐，兼口苦目眩，寐差梦多，腰膝酸楚，舌苔薄黄，脉象细滑。血压正常，其他检查未见异常。

辨病辨证：头痛——肝胆湿热，胃失和降证。

治法：泄肝清热，佐以潜镇。

选方：桑菊饮加减。

用药：桑叶10g，菊花10g，细辛3g，荆芥10g，川芎10g，知母10g，茯神12g，丹参12g，牛膝12g，黄芩10g，磁石30g。6剂，水煎服，日1剂，早、晚饭后分两次温服。

二诊3月17日：患者用药后头痛明显好转，但动则头昏，恶心，脉舌如前。此乃肝胆热郁渐平，胃气上逆仍在。

桑叶10g，菊花10g，川芎10g，知母10g，茯神12g，丹参12g，牛膝12g，黄芩10g，竹茹10g，荷叶10g，法半夏10g。6剂，水煎服，日1剂，早、晚饭后分两次温服。

治疗效果：患者头痛头昏均消，泛恶亦止，夜眠纳食皆可。守原方，再进4剂，诸症悉除。

按语：本案系肝胆湿热，上扰清空，故偏头痛伴见口苦、目眩、泛恶纳差等症。从症情来看，本案尚未至阳亢劫阴的程度，因此在治疗上先以菊花、桑叶、荆芥、川芎、细辛疏邪外达，上清头目；用知母、黄芩、茯神、磁石泄热平肝；久病入络，故佐以丹参、牛膝活血行瘀。药后头痛好转，但胃仍失和，故复诊时在原方中减荆芥、细辛之疏散，磁石之重镇，加入竹茹、荷叶、半夏之和胃降逆。症精逐渐减轻后，终以温胆汤出入，使其肝胆之热得清，胃气得降，清阳得升，而诸症得除。

病案 4　项某，女，41 岁，2017 年 5 月 22 日就诊。

主诉：头痛反复 5 年。

病史：患者颠顶及前额疼痛，已历 5 年，屡用中西药物治疗效果不明显，遇寒加剧，且伴恶心，目眩，神疲纳差，面色晦暗，唇紫，舌淡质暗，苔薄黄，脉细弱。血压 106/84mmHg，血常规检查正常，神经科及脑电图等检查均未见异常。

辨病辨证：头痛——血虚挟瘀，头目失养证。

治法：养血和血，化瘀通络。

选方：桃红四物汤加减。

用药：当归 12g，川芎 10g，赤芍 12g，桃仁 10g，红花 10g，葱白 2 根，全蝎 5g，细辛 3g，茺蔚子 10g，钩藤 12g，白蒺藜 12g。6 剂，水煎服，日 1 剂，早晚饭后分两次温服。

二诊 5 月 27 日：患者头痛目眩明显减轻，恶心已止，食欲亦增，脉舌如前，守原方去全蝎（缺药）、钩藤，加地龙、制南星。

当归 12g，川芎 10g，白芍 12g，桃仁 10g，红花 10g，葱白 2 根，细辛 3g，茺蔚子 10g，白蒺藜 12g，地龙 10g，制南星 10g，炙甘草 10g。6 剂，水煎服，日 1 剂，早晚饭后分两次温服。

治疗效果：患者症状消失。

按语：本案因血虚兼瘀，以致头痛经久不愈，虚实并见。故用川芎、桃仁、红花、赤芍活血化瘀；以当归、茺蔚子、钩藤、白蒺藜桑肝养血，清利头目，佐葱白、细辛辛香走窜以入颠顶；全蝎能通络止痛。二诊因缺药故用地龙、制南星取代全蝎、钩藤，以达止痉活络之能。故进药仅 12 剂，多年沉疴即告痊愈。

2. 眩晕

眩晕是由于情志、饮食内伤、体虚久病、失血劳倦及外伤、手术等病因，引起风、火、痰、瘀上扰清空或精亏血少，清窍失养为基本病机，以头晕、眼花为主要临床表现的一类病证。眩即眼花，晕是头晕，两者常同时并见，故统称为"眩晕"，其轻者闭目可止，重者如坐车船，旋转不定，不能站立，或伴有恶心、呕吐、汗出、面色苍白等症状。

病案 1 李某，女，54 岁，2017 年 8 月 3 日就诊。

主诉：间断眩晕十余年，加重半年。

病史：患者十余年前无明显诱因出现眩晕，由专科诊断为"梅尼埃病"。十余年来患者眩晕间断发作，发作时自觉心下不适，呕吐，间断口服药物治疗（具体不详），效果欠佳。近半年患者眩晕发作频次增多，发作时呕吐加重，就诊于神经内科，诊断为"脑血管痉挛"，服用西药治疗（具体不详），服药后间断出现头痛、头麻木，见风见阳光后明显，约 1 周发作 1次。2017 年 6 月，患者查颈椎 X 片示：颈 6～7 椎间盘轻度突出。神经内科诊断为"血管性头痛"，服药后无效（具体不详）。刻下症：眩晕间断发作，发作时伴呕吐，心下不适，头痛，头麻木，怕风，平素睡眠差，入睡困难，纳差，晚上食多易胃胀，舌质淡暗，舌苔薄白腻，脉细缓。

辨病辨证：眩晕——气血亏虚证。

治法：补益气血。

选方：八珍汤加减。

用药：炙黄芪 30g，党参 15g，白术 10g，当归 10g，熟地黄 12g，制首乌 15g，白芍 10g，茯苓 12g，枣仁 12g，炙甘草 6g，陈皮 2g。6 剂，水煎服，日 1 剂，早晚饭后分两次温服。

二诊 8 月 10 日：患者头痛明显好转，仍有心下不适，头痛，头麻木，睡眠好转，睡眠可，纳差，舌质淡，舌苔薄白，脉细。

炙黄芪 30g，党参 15g，白术 10g，当归 10g，熟地黄 12g，制首乌 15g，白芍 10g，茯苓 12g，枣仁 12g，红参 10g，桃仁 6g，红花 6g，炙甘草 6g。6 剂，水煎服，日 1 剂，早晚饭后分两次温服。

治疗效果：患者症状好转。

按语：八珍汤是由四君子汤与四物汤并合组成。方中四君子补气，更加黄芪以增强补气的作用；四物补血，更加制首乌以滋润肝肾养血，枣仁以润心养血。因川芎辛香走窜之性强，防耗伤阴血尔，故去川芎而代之以陈皮，为制熟地黄、首乌藤之滋滞而达到补而不滞的目的，或少用砂仁制之更佳。方中有黄芪、当归，且黄芪量大，乃当归补血汤意，取气为血之帅之理。益血必当用补气药，此方实具有气血双补的功效。此型多因思虑烦劳太过，内伤心脾。心主血脉，心气虚则动力弱，心血虚则不能上荣贯于脑，故血脉循行不周。脾土吸收水谷精微，乃气血生化之源，脾虚则生化之源不旺。心脾皆虚故致气血不能上荣于脑，发为眩晕。此外，其他如外伤出血、衄血、妇人崩漏、肠风便血等急、慢性失血过多，皆可导致血少不能荣于脑，而发为眩晕。眩晕证除八珍汤外，亦可化裁选用归脾汤、人参养荣丸类方治疗。

病案 2 汤某，女，31 岁，2016 年 10 月 12 日就诊。

主诉：眩晕、心悸 1 天。

病史：患者平素脾胃不健，消化力弱，3 天前因多进饮食致食停胃脘，胸胁满闷，腹脘胀痛，大便不畅，小便黄少，口干口苦，不思饮食，曾服干酵母、维生素等品，不见好转。昨日患者因工作劳烦，事不顺心，胸闷、脘腹胀满加剧，且嗳气频作，饮食少进，渐至头晕目眩，气上冲胸，心悸，昨夜通宵不得入眠，今起四肢无力，精神不振，难以坚持工作，往求诊治，脉弦，苔白滑。

辨病辨证：眩晕——食停胃脘，阻滞气机证。

治法：益气健脾，利水宁心，平胆气。

选方：柴胡六君汤加减。

用药：党参 12g，苍术 10g，茯苓 12g，柴胡 12g，黄芩 10g，建菖蒲 10g，广藿香 12g，法半夏 10g，大枣 12g，生姜 10g，炙甘草 5g。10 剂，水煎服，日 1 剂，早晚饭后分两次温服。

二诊：患者症状消失。

治疗效果：治疗效果明显。

按语：本案为脾胃失其健运，脾虚土不制水，水气上犯凌心而发眩晕心悸之证。水湿阻滞气机，胆气失于疏泄，而兼有胸闷、口苦等症状。柴胡六君汤为香砂六君子汤和小柴胡汤相并组成。方中香砂六君甘温补脾益胃，脾健则可除湿利水，更得建菖蒲、藿香辟秽化浊，健胃宁心之力，而使其利水宁心之功更著。方中小柴胡汤畅气机，利胆气，气机畅则水气行，故心可宁矣。若心胆气虚，心悸失眠严重者，可加枣仁养心益肝；若头痛较显著者，为多有外邪侵袭，可选用白芷、川芎、羌活等药配入方中，取其驱风散寒除湿之功；舌苔白腻或淡黄而润滑者为寒水较重，可用桂枝或肉桂振奋心阳以散寒水。

病案3 安某，男，53岁，2016年9月14日就诊。

主诉：晕厥1日。

病史：患者年已半百，嗜烟酒茶，性情刚烈，平素血压在200～160/120～100mmHg之间，近因工作烦劳，事不顺心，意欲以酒消愁，但事与愿违，反致眩晕欲倒仆，头胀头疼剧烈，急来求诊。

辨病辨证：眩晕——肝阳上亢证。

治法：平肝潜阳息风。

选方：天麻钩藤饮加减。

用药：天麻12g，白蒺藜12g，钩藤15g，炒山栀10g，黄芩10g，夏枯草30g，茯苓12g，夜交藤30g，生牡蛎30g。6剂，水煎服，日1剂，早晚饭后分两次温服。

医嘱：畅情志，避烟酒，避免情绪激动。

二诊：患者症状消失。

治疗效果：治疗效果明显。

按语：肝为风木之脏，性刚劲，主动主升，性喜条达，恶抑郁。若谋虑太过，或忧郁恼怒，皆可致肝阴暗耗，肝阳偏亢，风阳升动上扰清空则发眩晕；舌红，脉弦数乃肝阴不足，阴不恋阳，阳火偏亢之征。前方乃《杂病证治新义》天麻钩藤饮加减而来。方用天麻、钩藤、生牡蛎、白蒺藜平肝息风潜阳为主，治头疼眩晕之证；用炒山栀、黄芩、夏枯草清肝热泻肝火以解面赤、心烦、口苦等木郁化火兼证；夜交藤、茯苓益肝肾，宁心安神，治失眠。此方实为风阳上亢治标而设，待其证缓，则当治其本，宜滋水涵木之法，用知柏地黄丸、大补阴丸之类以培其本。

3. 中风

中风病是由于正气亏虚，饮食、情志、劳倦内伤等引起气血逆乱，产生风、火、痰、瘀，导致脑脉痹阻或血溢脑脉之外，以突然昏仆、半身不遂、口舌歪斜、言语謇涩或不语、偏身麻木为主要临床表现的病证。根据病情轻重和神志改变程度的不同，有中经络、中脏腑之分。本病多见于中老年人，四季皆可发病，但以冬春两季最为多见。

《内经》虽没有明确提出中风病名，但所记述的"大厥""薄厥""仆击""偏枯""风痱"等病证，与中风病在卒中昏迷期和后遗症期的一些临床表现相似。《内经》对本病的病因病机也有一定的认识，如《灵枢·刺节真邪》："虚邪偏客于身半，其入深，内居荣卫，荣卫稍衰，则真气去，邪气独留，发为偏枯。"此外，《内经》还认识到本病的发生与个人体质、饮食、精神刺激等有关，如《素问·通评虚实论》明确指出："仆击、偏枯……肥贵人则高粱之疾也。"

病案1　李某，男，60岁，2014年5月14日就诊。

主诉：活动不利1年多。

病史：2013年1月，患者正从事家务劳动，忽觉头似重物压顶，旋即昏仆，不省人事。急邀某中医来诊，用温针刺百会穴，约十五分钟苏醒。左侧上下肢已偏瘫，口歪斜，流清涎不止，其后，由中医诊治。入冬以后，患者畏寒踡卧，重被覆盖，左侧手足仍厥冷，头部发木，如盛盒内，左侧偏枯，骨瘦如柴，脸面浮肿，面色苍白，舌质淡，苔白腻。现病未进一步发展，仍活动不利、言语模糊，遂来求诊。

辨病辨证：中风——阴寒内盛，阳虚水泛证。

治法：回阳救逆，化气行水。

选方：四逆汤并真武汤加减。

用药：制附片120g（久煎），干姜60g，炙甘草60g，白术30g，茯苓30g，炮姜60g，肉桂15g。10剂，水煎服，日1剂，早晚饭后分两次温服。

二、三诊：患者服前方一剂后，全身发痒，如虫爬行，连服四剂，身上开始感觉轻松，头木之感渐消。前方随证加减：遇外感风寒，关节疼痛，加麻黄、桂枝、细辛；阳气渐回，则姜附酌减。其后，又酌加人参、黄芪、当归、菟丝子等，以增助阳益气、活血养血之效。患者如此坚持服药半年，面色渐转正常，浮肿消退，食欲倍增，四肢变温，精神好转。

治疗效果：治疗效果明显。

按语：沿用《金匮要略》的分类方法，中风根据病情的轻重和病位的深浅辨为中经络和中脏腑。本案表现为忽然昏仆，不省人事，口眼歪斜、语言不利、半身不遂等症，并留有后遗症，属中风中脏腑。真武汤为祛湿剂，具有温阳利水的功效，主治阳虚水泛证之畏寒肢厥，小便不利，心下悸动不宁，头目眩晕，身体筋肉瞤动，站立不稳，四肢沉重疼痛，浮肿，腰以下为甚，舌质淡胖，边有齿痕，舌苔白滑，脉沉细。与四逆汤合用，回阳救逆，化气行水，故治疗效果明显。

病案 2 吴某，男，56 岁，2014 年 5 月 30 日就诊。

主诉：右侧肢体活动不利 2 年多。

病史：患者素来脾气急燥，患高血压 12 年。2012 年 2 月患者脑出血，经医院抢救，出血控制，但留下半身不遂的后遗症，经中西医治疗几个月无寸功。患者坐于轮椅，不能转身，体胖，大便秘结，患肢疼痛，舌胖嫩多津，两边瘀紫，苔厚腻，脉弦数濡，两尺重取全无。

辨病辨证：中风——风痰阻络证。

治法：通腑逐痰。

选方：枳壳大黄汤。

用药：枳壳 15g，厚朴 15g，生大黄 15g（后下），怀牛膝 30g，枸杞子 30g，肉桂 5g，全瓜蒌 30g，竹茹 20g，石菖蒲 15g。7 剂，水煎服，日 1 剂，早晚饭后分两次温服。

二诊：患者大便得通，患肢稍可活动，舌脉如前，再进原方 5 剂。

三诊：患者可起床，舌苔减退，脉弦数濡。

党参 30g，生白术 30g，苍术 20g，茯苓 30g，半夏 20g，制南星 20g，石菖蒲 15g，全瓜蒌 30g，怀牛膝 30g，肉桂 5g，枸杞子 30g，生大黄 30g，蜈蚣 2 条。10 剂，水煎服，日 1 剂，早晚饭后分两次温服。

四诊：患者在人手扶下可行走几步，患肢疼痛稍减，舌苔大退，脉弦数濡。

生黄芪 150g，当归 30g，鸡血藤 50g，制南星 20g，怀牛膝 30g，巴戟天 30g，枸杞子 30g，生白芍 20g，苍术 20g，茯苓 30g，赤芍 15g，石菖蒲 15g，蜈蚣 2 条。15 剂，水煎服，日 1 剂，早晚饭后分两次温服。

治疗效果：患者患肢力量增加，疼痛已不明显。

按语：《内经》对中风已有不少记载，在认识上以症状为主，治疗则重针灸。至汉代《金匮要略》始定名为中风。但是从秦汉直至隋唐，始终认为本病病因以"虚中外风"为主，治疗多用驱风、扶正的方药，一直没有多大的突破。宋、金、元时期，医家对中风病因进行了较为深入的探讨，非风学说兴起，认为本病的发生与火气痰虚有关，非独外风所致。至明代，内风为主的病因说得到肯定，从而推动了治疗的改革，出现顺气化痰、健脾益气、养血活血、补肾滋阴等新的治法和相应的方剂，并开创闭脱救治。清代以后，医家对本病的病机有更深入的研究并趋于完善。该患者症见热痰互结，腑气不通，急则治标，治疗以通腑逐痰为主，使热痰得除，则气机通畅。然病人总体大虚，所以治疗上随着热痰的逐渐排出，应适当加入扶正药，尤其是扶正脾肾两脏，脾肾旺才可以从根本上使痰湿得以消除，故后以补阳还五之意，大补气血以收功。

病案 3　赵某，男，76 岁，2016 年 10 月 7 日就诊。

主诉：活动不利 1 年多，伴肢体疼痛 3 日。

病史：2015 年 5 月患者因脑出血在当地某医院急救，后半身不遂，患肢重痛难受，不能言语，求医效果不明显。刻下症：患肢大脚指红肿热痛，血大便稀溏，舌红多津，苔黄厚腻，舌边瘀青，脉弦濡。既往史：高血尿酸痛风病史、高血糖病史。

辨病辨证：中风——湿热瘀阻证。

治法：清热利湿，化痰解郁。

用药：生米仁 300g，土茯苓 100g，忍冬藤 30g，鸡血藤 30g，海风藤 30g，青风藤 30g，络石藤 30g，石菖蒲 15g，苍术 30g，厚朴 15g，香附

15g，制南星 20g，桂枝 15g。10 剂，水煎服，日 1 剂，早、晚饭后分两次温服。

二诊：患者疼痛大减，被人搀扶时可以下地，脚指肿痛已退，舌红多津，苔薄腻，脉弦濡，稍按无力。

生米仁 300g。土茯苓 50g，虎杖 30g，鸡血藤 30g，海风藤 30g，青风藤 30g，石菖蒲 15g，苍术 30g，厚朴 15g，香附 15g，制南星 20g，桂枝 15g，生黄芪 50g，蜈蚣 2 条。15 剂，水煎服，日 1 剂，早、晚饭后分两次温服。

治疗效果：患者患侧肢体活动、感觉改善，疼痛消失，红肿消退。

按语：患者有中风病史，症见肢体活动不利，同时还有痛风的存在，二者病机均是湿痹，故除湿化瘀是治疗的关键，先用生米仁和土茯苓以逐湿，使尿酸得以及时的排除，加上五藤以通络使经络得通，患肢功能得以改善；香附、桂枝通络；苍术、厚朴健脾祛湿；石菖蒲、南星开窍化痰。二诊时加入扶正补虚药来调理。王清任的活血化瘀方，则更有特色，气血并调，并且对于补气活血很有特色。杨德钱教授善于运用生黄芪，很多也是从王清任的《医林改错》中习得。很多慢性病，一方面是身体虚弱，一方面是气血不畅，用王清任的治疗思路实可增大生面。王氏关于中风有大篇幅的论述，并创补阳还五汤，对于中风见后遗症期，特别是在功能恢复期，运用本方的思路加减治疗，有很好的效果。

病案 4 李某，男，65 岁，2017 年 4 月 26 日就诊。

主诉：言语不利伴左侧肢体活动不利三个多月。

病史：患者于 2017 年 1 月突然昏厥，不省人事，头颅 CT 检查示：脑血栓，脑动脉狭窄。经市当地医院救治后，留有后遗症。症见舌强言謇，口角流涎，左上肢麻木，左手不能握物，左侧手足浮肿，左臂不得高举，左下肢瘫痪不遂，肌力Ⅱ级，舌淡紫苔白，脉弦涩。血压 147／96mmHg。心电图：冠状动脉供血不足。

辨病辨证：中风——气滞血瘀证。

治法：活血化瘀、通窍活络。

选方：通窍活血汤加减。

用药： 麝香粉0.1g（冲），赤芍6g，菖蒲6g，远志6g，桃仁10g，乌梢蛇10g，川芎9g，红花9g，丹参15g，川牛膝15g，蜈蚣1条，胆南星5g。15剂，水煎服，日1剂，早晚饭后分两次温服。

二诊： 患者诸症好转，继服。

三诊： 患者左臂可上举，左手可梳头、端碗、写字，当年9月下肢已能独立行走，肌力恢复至V级，生活基本自理。

治疗效果： 患者肢体活动能力提高，肌力明显恢复，症状好转。

按语： 本案乃痰浊血结，脉络瘀阻，治宜活血散结，化痰通络。通窍活血汤出自《医林改错》，方药之首麝香，能开窍醒神，活血散结，行血分之滞塞以活血，开经络之壅塞以散结。此方常佐以化痰通络之品，对脑血栓后遗症和脑动脉狭窄者疗效显著。

4. 痫病

痫病是由先天或后天因素，使脏腑受伤，神机受损，元神失控所导致的，以突然意识丧失，发则仆倒，不省人事，两目上视，口吐涎沫，四肢抽搐，或口中怪叫，移时苏醒，醒后一如常人为主要临床表现的一种发作性疾病。又称为"痫证""癫痫""羊痫风"等。自新生儿至老年均可发病。

"痫"字从"病"从"间"，间者，指其病发作有时，间隔而作。痫病早在《内经》即有论述，《内经》称之为"胎病"，属"癫疾"范畴。《素问·奇病论》："人生而有病癫疾者……病名为胎病。此得之在母腹中时，其母有所大惊，气上而不下……故令子发为癫疾也。"强调本病与先天因素有关。《医述》引《临证指南医案》言："人身亦一阴阳也，阴阳和则神清志定，一有偏胜，则有不测之疴……古人集癫、痫、狂，辨以为阳并于阴，阴并于阳……医者惟调理其阴阳，不使有所偏胜，则郁逆自消，而神气得反其常矣。"论述了痫病与阴阳盛衰的关系。李东垣从经络的角度出发，提出痫病"皆阳跷、阴跷、督、冲四脉之邪上行，肾水不任煎熬，沸腾上行"而引起。王清任进一步认识到痫病与元气虚、脑髓瘀血有关，并创龙马自来丹、黄芪赤风汤治气虚血瘀之痫，为痫病的治疗开辟了新的途径。对于痫病的分类，古有五痫之别，又有风痫、惊痫、食痫之分。

病案 1 王某，女，23 岁，2015 年 3 月 1 日就诊。

主诉：昏仆反复发生十余年。

病史：患者自幼未见癫痫，家族中亦无此疾。2005 年 11 月，患者猝然昏仆倒地，不省人事，目睛上翻，四肢抽搐，口吐白沫，持续 10 分钟左右，始渐渐清醒。翌日，患者就诊于某医院，脑电图检查示：呈异常脑电图，提示癫痫。一年中，患者服用抗痫药苯妥英钠等，按时按量，然病证仍频频发生。询知患者胸胁苦满，胆怯易惊，遇事易怒，情不自禁，饮食起居一如往昔。触知腹肌挛急，脐左动气，脉来沉弦。

辨病辨证：痫病——肝气郁结证。

治法：疏肝理气。

选方：柴胡加龙骨牡蛎汤加减。

用药：柴胡 12g，黄芩 10g，半夏 10g，党参 10g，茯苓 10g，龙骨 30g，牡蛎 30g，川芎 6g，桂枝 10g，炙甘草 10g。15 剂，水煎服，日 1 剂，早晚饭后分两次温服。

二诊：患者大便日二三行，呈黑脓便，胸满减轻，嘱守方续服。

三诊：患者自服药后痫病再未发作，坚持用药三十余剂，胸胁苦满消失，胆怯易惊不再。一年中几次随访，患者痫病未再发。

治疗效果：患者发作痫病次数明显减少，症状减轻，饮食、睡眠、二便正常。

按语：本案由脉症观之，证属痫病，似由惊气而来。柴胡加龙骨牡蛎汤虽为伤寒治方，然下气平惊，宁心安神，其效无出其右者。《伤寒论》第 107 条："伤寒八九日，下之，胸满烦惊，小便不利，谵语，一身尽重，不可转侧者，柴胡加龙骨牡蛎汤主之。"柴胡引阳药升阳；党参、炙甘草助阳明之神明，即所以益心虚也；茯苓、半夏、川芎启少阳三焦之枢机，即所以通心机也；龙骨、牡蛎入阴摄神，镇东方甲木之魂，即所以镇心惊也；且龙骨、牡蛎顽钝之质，佐桂枝即灵；黄芩清热，防止全方过于燥热。至于心经浮越之邪，借少阳枢转出于太阳，即从兹收安内攘外之功矣。

病案 2 李某，男，10 岁，2015 年 10 月就诊。

主诉：抽搐不定期发作 7 年。

病史：患儿三岁时，可能因感冒留下后遗症，抽搐不定期发病，有时一两天发作一次，有时一周发作一次，往往出现在夜间入睡一个小时后，主要表现为抽搐，伴随出汗，口吐沫，醒来之后神情呆滞，二便纳眠正常，西医检查确诊癫痫病。脉象偏浮，面色偏黑，舌体偏大，舌下有青筋。

辨病辨证：痫病——气滞痰阻证。

治法：行气通络，清窍逐痰。

选方：葛根汤加减。

用药：葛根 50g，制附子 15g，细辛 8g，麻黄 12g，桂枝 25g，白芍 25g，炙甘草 15g，柴胡 60g，黄芩 25g，半夏 20g，枳实 20g，大黄 30g，茯苓 35g，丹皮 20g，桃仁 30g，白术 30g，生姜 50g，红枣 7 枚。15 剂，水煎服，日 1 剂，早晚饭后分两次温服。

二诊：患儿一个月仅仅发病一次，服药后感觉良好，前方继服。

三诊：患儿情况良好，未再发病。

治疗效果：患儿病情稳定，一般情况可。

按语：本案符合《金匮要略》痉证篇所写的症状，发作时候卧不着席，脚挛急。因患儿有鼻炎，且脉象偏浮，所以以葛根汤为主；加入麻黄、附子、细辛、柴胡温阳解表通窍；舌下有青筋为瘀血阻络，所以合用桂枝茯苓丸活血化瘀；枳实行气通络；半夏燥湿化痰；舌体偏胖为水肿，加用白术健脾祛湿，黄芩、大黄清热燥湿。

病案 3　李某，男，20 岁，2017 年 10 月就诊。

主诉：抽搐反复发作 10 年，失眠、纳差 1 个月。

病史：患者骨瘦如柴，胸背塌陷，四肢肌肉萎缩，不能独立站立、行走，既往每月大发作十余次，目前伴有失眠，头痛，烦躁易怒，不思饮食，大便干结，舌苔黄厚，脉弦细。

辨病辨证：痫病——气血亏虚兼气滞痰瘀证。

治法：益气养血，理气祛痰。

选方：人参养荣汤加减。

用药： 黄芪 30g，当归 30g，桂心 30g，甘草 30g，橘皮 30g，白术 30g，人参 30g，白芍 90g，熟地黄 9g，五味子 4g，茯苓 4g，远志 15g，桃仁 10g，红花 3g，红参 10g。10 剂，水煎服，日 1 剂，早晚饭后分两次温服。

二诊： 患者症状好转，继服前方。

治疗效果： 患者纳食情况好转，精神状态较好，站立、行走情况好转。

按语： 本案为痰瘀气滞，标虚本实型癫痫，治疗上注重祛除气血痰瘀之病理障碍。痰浊停留体内可致气血不畅，气滞血瘀则经络受阻，津液聚为痰浊，痰瘀互结致病症反复发作，缠绵不愈。再者气血痰火等病理产物积聚体内，阻碍营养物质滋养五脏四肢百骸，久之则形成四肢肌肉萎缩，胸背塌陷，越补养则越严重。

病案 4 周某，男，20 岁，2017 年 10 月就诊。

主诉： 癫痫病史 4 年。

病史： 患者 3 岁时开始说话，5 岁时才能走路。4 年前患者因被狗咬伤而受惊，失声大哭。3 天后患者忽然昏倒，肢体颤抖，两眼上翻，全身抽搐。家人急忙掐人中穴抢救，几分钟后患者苏醒。3 天后患者再次发病，不仅发作次数增加，而且病情加重，表现为突然扑地，角弓反张，四肢抽搐，口吐白沫，撒手遗尿。缓解后入睡半天才能恢复。当地医院诊断为癫痫大发作，以苯妥英钠、扑痫酮、安定等治疗，病情得以缓解，但停药以后，疾病复发，虽发作次数增加，但阵势大减，抽搐无力未能得到控制。目前患者面白无泽，乏力困倦，少气懒言，目睛呆直，表情淡漠，食少纳呆，畏冷便溏，发作频繁，抽搐无力，形体消瘦，舌淡，苔薄白，脉细弱无力。

辨病辨证： 痫病——脾肾阳虚证。

治法： 益气健脑，聪智止痫。

选方： 自拟益智补脑汤加减。

用药： 人参 10g，黄芪 40g，炙甘草 10g，熟地黄 15g，炒山药 15g，紫河车 5g，黄精 5g，山茱萸 15g，益智仁 20g，全蝎 5g，僵蚕 5g，附子 8g，肉桂 10g。20 剂，水煎服，日 1 剂，早晚饭后分两次温服。

二诊： 患者中途有二次犯病，症状较轻，继服前药。

三诊： 患者精神、胃纳、睡眠均好转，发作较前减轻，未继服方药。

治疗效果： 患者发作次数明显减少，精神状态好转。

按语： 痫病多由风、火、痰、瘀互结而致，故治疗上多用息风、化痰、活血、泄火等，若素体虚弱则可加用温阳之品。本症患者由慢惊之后痰迷心窍而成，且面白无泽，乏力困倦，少气懒言等，属中医脾肾阳虚之证。患者禀赋不足，素体阳弱，易助湿生痰，从而发为痫病，故治疗以温脾强肾为主。温阳之法是化痰行津的重要手段，其不但能扶正散寒，亦是气血津液运行的主要推动力，助气顺痰化而散结。

第三章　气血津液辨证

气血津液辨证，是运用脏腑学说中气血津液的理论，分析气、血、津、液所反映的各科病证的一种辨证诊病方法。

中医所讲的气血津液，是生命活动的物质基础，充足协调，运化正常，则机体无恙，生命活动正常，但若因为某些原因引起气血不和，或是津液代谢异常，导致其损伤停聚，则百病生，生命活动自然也会受限。

一、实证

1. 气病——气郁证

病案　李某，女，42 岁，2017 年 9 月 10 日就诊。

主诉：剑突下及两侧肋部胀闷 4 天。

病史：患者 4 天前与人争吵后，突发剑突下及两肋胀闷，无心慌心悸，无腹痛反酸，发病以来无明显缓解，特来我院就诊。刻下症：剑突下及两侧肋部胀闷，拒按，口干口苦，手足冷，纳差，眠差，梦多，大小便正常，舌淡红，苔薄白。脉弦。

辨病辨证：胁肋胀闷——气郁证。

治法：疏肝理气。

选方：四逆散加减。

用药：柴胡 15g，枳实 15g，白芍 15g，甘草 10g，姜半夏 10g，紫苏 15g，当归 10g。7 剂，水煎服，分早、中、晚三次服用。

治疗效果：患者诸症消失。

按语：情志内伤是气郁病常见的致病原因，但情志因素是否造成气郁，除与精神刺激的强度及持续时间的长短有关之外，也与机体本身的状况有极为密切的关系。正如《杂病源流犀烛·诸郁源流》说:"诸郁, 脏气病也, 其原本由思虑过深, 更兼脏气弱, 故六郁之病生焉。"提出机体"脏气弱"是郁病发病的内在因素。其病机主要为肝失疏泄, 脾失健运, 心失所养及脏腑阴阳气血失调。郁病初起, 病变以气滞为主, 常兼血瘀、化火、痰结、食滞等, 多属实证。病久则易由实转虚, 随其影响的脏腑及损耗气血阴阳的不同, 而形成心、脾、肝、肾亏虚的不同病变。绝大多数郁病患者发病缓慢, 发病前均有情志不舒或思虑过度的过程。气机郁滞所引起的气郁症状, 如精神抑郁、情绪不宁、胸胁胀满疼痛等, 为郁病的各种证型所共有, 是郁病的证候特征。郁病所表现的胸胁胀满疼痛, 范围比较弥散, 不易指明确切部位, 一般多以胸胁部为主, 以满闷发胀为多见, 胀满的感觉持续存在, 即或有疼痛一般也较轻。郁病表现的各种症状, 其程度每随情绪的变化而增减。

2. 气病——气逆证

病案　王某, 男, 62 岁, 2018 年 3 月 16 日就诊。

主诉: 呃逆 1 个月, 加重 1 周。

病史: 患者 1 个月前饱食后外出, 又遇冷风, 遂呃逆不止, 服中西药数日, 效果不显著。刻下症: 呃逆频频, 气声低微, 胸脘痞闷, 胃呆纳少, 四肢发凉, 舌质淡红, 苔薄白, 脉沉弱无力。

辨病辨证: 呃逆——气逆证。

治法: 治宜温中散寒, 降逆止呃。

选方: 旋覆代赭汤加减。

用药: 人参 10g(另煎兑服), 附子 10g(先煎), 炮姜 6g, 白术 15g, 旋覆花 20g, 代赭石 6g, 陈皮 10g, 丁香 10g, 生姜 10g。5 剂, 水煎服, 日 1 剂, 分早、中、晚三次温服。

二诊 3 月 23 日: 患者痞闷明显减轻, 无明显呃逆, 四肢渐暖, 脉沉。

党参 20g, 炮姜 6g, 白术 15g, 旋覆花 20g, 代赭石 6g, 陈皮 10g, 丁香 10g, 生姜 10g, 桂枝 5g, 姜半夏 10g。7 剂, 水煎服, 日 1 剂, 分早、中、晚三次温服。

治疗效果： 患者诸症消失，肢暖纳佳。

按语： 气逆证，是指气机升降失常，逆而向上所引起的证候。临床以肺胃之气上逆和肝气升发太过的病变为多见。肺气上逆，则见咳嗽喘息；胃气上逆，则见呃逆，嗳气，恶心，呕吐；肝气上逆，则见头痛，眩晕，昏厥，呕血等。本案以气机逆而向上为辨证要点。肺气上逆，多因感受外邪或痰浊壅滞，使肺气不得宣发肃降，上逆而发喘咳。胃气上逆，可由寒饮、痰浊、食积等停留于胃，阻滞气机，或外邪犯胃，使胃失和降，上逆而为呃逆，嗳气，恶心，呕吐。肝气上逆，多因郁怒伤肝，肝气升发太过，气火上逆而见头痛、眩晕、昏厥；血随气逆而上涌，可致呕血。而在本案中，患者因饮食不当，进食太快太饱，过食生冷，过服寒凉药物，致寒气蕴蓄于胃，胃失和降，胃气上逆，并可循手太阴之脉上动于膈，使膈间气机不利，气逆上冲于喉，发生呃逆。如《丹溪心法·咳逆》曰："咳逆为病，古谓之哕，近谓之呃，乃胃寒所生，寒气自逆而呃上。"若过食辛热煎炒，醇酒厚味，或过用温补之剂，致燥热内生，腑气不行，胃失和降，胃气上逆动膈，也可发为呃逆。如《景岳全书·呃逆》曰："皆其胃中有火，所以上冲为呃。"呃逆有轻重之分，轻者多不需治疗，重者才需治疗，故需辨识。若属一时性气逆而作，无反复发作史，无明显兼证者，属轻者；若呃逆反复发作，持续时间较长，兼证明显，或出现在其他急慢性疾病过程中，则属较重者，需要治疗。若年老正虚，重病后期及急危患者，呃逆时断时续，呃声低微，气不得续，饮食难进，脉沉弱无力，则属元气衰败、胃气将绝之危重证。

3. 血病——血瘀证

病案 李某，女，62 岁，2017 年 12 月 5 日就诊。

主诉： 胸口憋闷疼痛反复发作 2 年。

病史： 患者自 2 年前无明显诱因出现心前区疼痛，劳累易诱发，发作时胸口憋闷疼痛，气短，乏力，查心电图示：心率 83 次 / 分，ST-T 改变，确诊为"冠心病心绞痛"，发作时含硝酸甘油片缓解，平素服单硝酸异山梨酯、倍他乐克等药，效果不佳，疼痛仍反复发作。刻下症：胸口憋闷疼痛，气短，乏力，形体消瘦，面色潮红，烦热，失眠，唇色紫暗，舌红，无苔，脉细数涩，舌下静脉曲张，二便尚可。

辨病辨证：胸痹——血瘀证。

治法：活血化瘀，通络止痛。

选方：血府逐瘀汤加减。

用药：桃仁 15g，红花 15g，川芎 10g，赤芍 15g，熟地黄 20g，桔梗 10g，川牛膝 15g，柴胡 10g，枳实 10g，当归 20g，玄参 10g，竹叶 10g。7 剂，水煎服，日 1 剂，分早、中、晚三次温服。

二诊 12 月 15 日：患者胸闷胸痛明显缓解，睡眠好转，食欲渐增。于前方加减。

桃仁 15g，红花 15，川芎 10g，赤芍 15g，熟地黄 20g，桔梗 10g，川牛膝 15g，柴胡 10g，枳实 10g，当归 20g，竹叶 10g，黄柏 10g，全瓜蒌 15g。5 剂，水煎服，日 1 剂，分早、中、晚三次温服。

治疗效果：患者已无明显胸闷胸痛感。

按语：血瘀证，是指因瘀血内阻所引起的一系列证候。形成血瘀证的原因有：寒邪凝滞，以致血液瘀阻；或由气滞而引起血瘀；或因气虚推动无力，血液瘀滞；或因外伤及其他原因造成血液流溢脉外，不能及时排出和消散所形成。疼痛感如被针刺刀割，痛有定处，拒按，常在夜间加剧。肿块在体表者，色呈青紫；在腹内者，紧硬按之不移，称为癥积。症状多表现为出血反复不止，色泽紫暗，中夹血块，或大便色黑如柏油，面色黧黑，肌肤甲错，口唇爪甲紫暗，舌质紫暗，或皮下紫斑，或肤表丝状如缕，或腹部青筋外露，或下肢筋青胀痛等，脉象细涩，妇女可常见经闭。本证以痛如针刺，痛有定处，拒按，肿块，唇舌爪甲紫暗，脉涩等为辨证要点。由于瘀血阻塞经脉，不通则痛，故疼痛是瘀血证候中最突出的一个症状。瘀血为有形之邪，阻碍气机运行，故疼痛剧烈如针刺，部位固定不移。由于夜间血行较缓，瘀阻加重，故夜间痛甚。积瘀不散而凝结，则可形成肿块，故外见肿块色青紫内部肿块触之坚硬不消。

4. 气血同病——气滞血瘀证

病案 李某，女，22 岁，2018 年 6 月 3 日就诊。

主诉：经前小腹疼痛 5 个月。

病史：患者自 5 个月前开始，每次月经前出现腰痛，乳房胀，经期腹坠痛，严重时需服止痛片，大便稀，腹凉喜温，恶心。刻下症：小腹疼痛，拒按，腰痛，乳房胀，舌象正常，苔白，脉弦涩。

辨病辨证：痛经——气滞血瘀证。

治法：健脾益气，活血祛瘀。

选方：桃红四物汤加减。

用药：桃仁 15g，红花 15g，赤芍 20g，当归 20g，熟地黄 20g，川芎 10g，茯苓 15g，干姜 5g，青皮 5g，柴胡 15g。7 剂，水煎服，日 1 剂，分早、中、晚三次温服。

治疗效果：患者诸症减轻，守方继进，再服 7 剂，诸症消失。

按语：气滞血瘀证，是指由于气滞不行以致血运障碍，而出现既有气滞又有血瘀的症候。多由情志不遂，或外邪侵袭，导致肝气久郁不解所引起。临床常见有胸胁胀满走窜疼痛，性情急躁，并兼见痞块刺痛拒按，妇女经闭或痛经，经色紫暗夹有血块，乳房痛胀等症，舌质紫暗或有紫斑，脉弦涩。本证以病程较长和肝脏经脉部位的疼痛痞块为辨证要点。肝主疏泄而藏血，具有条达气机，调节情志的功能。情志不遂，则肝气郁滞，气为血帅，气滞则血凝，故见痞块疼痛拒按，以及妇女闭经痛经，经色紫暗有块，乳房胀痛等症；脉弦涩，为气滞血瘀之征。

5. 津液病——水液停聚

病案 余某，女，45 岁，2017 年 10 月 21 日就诊。

主诉：颜面及下肢浮肿 5 个月。

病史：患者 5 个月前因饮食不慎，突然发热、腹泻，给予抗生素后热退、泻止，但又出现肉眼血尿及浮肿，后入县人民医院住院治疗，诊断为系膜增殖性肾小球肾炎伴肾小球硬化，出院时浮肿略减轻，余症如前。刻下症：面浮睑肿，下肢轻度凹陷性水肿，腰酸肢软，气短乏力，畏寒，易外感，面色萎黄少华，尿利色黄，大便正常，舌淡红而暗，苔白厚，脉沉细弦。

辨病辨证：水肿——水液内停证。

治法：补气健脾，利水消肿。

选方：参苓白术散合五苓散加减。

用药：白扁豆 20g，炒白术 20g，茯苓 20g，桔梗 10g，人参 10g(兑服)，砂仁 15g，薏苡仁 20g，泽泻 15g，猪苓 10g，肉桂 5g，黄柏 10g，黄芪 15g，升麻 6g。7 剂，水煎服，日 1 剂，分早、中、晚三次温服。

二诊 10 月 30 日：患者颜面部水肿明显消退，下肢水肿减轻，气力增，食欲增。于前方加减，继续服用。

白扁豆 15g，炒白术 20g，茯苓 20g，干姜 5g，砂仁 15g，薏苡仁 20g，熟地黄 10g，芡实 10g，泽泻 15g，猪苓 10g，肉桂 5g，黄芪 15g，升麻 6g。5 剂，水煎服，日 1 剂，分早、中、晚三次温服。

治疗效果：患者水肿消退，气力佳，诸症明显缓解。

按语：水液停聚证，是反指水液输布，排泄失常所引起的痰饮水肿等病证。凡外感六淫，内伤脏腑皆可导致本证发生。水肿是指体内水液停聚，泛滥肌肤所引起的面目、四肢、胸腹甚至全身浮肿的病证。临床上将水肿分为阳水、阴水两大类。阳水发病急，来势猛，先见眼睑头面，上半身肿甚者为辨证要点。多因风邪侵袭，肺卫受病，宣降失常，通调失职，以致风遏水阻，风水相搏，泛溢于肌肤而成水肿。阴水发病较缓，水肿性质属虚者，称为阴水。多因劳倦内伤，脾肾阳衰，正气虚弱等因素引起。本案为阴肿，以发病较缓，足部先肿，腰以下肿甚，按之凹陷不起为辨证要点。由于脾主运化水湿，肾主水，所以脾虚或肾虚，均能导致水液代谢障碍，下焦水湿泛滥而为阴水。阴盛于下，故水肿起于足部，并以腰以下为甚，按之凹陷不起；脾主四肢，脾虚水湿内渍，则神疲肢困；腰为肾之府，肾虚水气内盛，故腰膝冷痛；肾阳不足，命门火衰，不能温养肢体，故畏寒；阳虚不能温煦于上，故见面色少华；舌淡红而暗，苔白厚，脉沉细弦，为脾肾阳虚，寒水内盛之象。

二、虚证

1. 气病——气虚证

病案 冉某，男，54 岁，2018 年 10 月 16 日就诊。

主诉：咳嗽十余年，短气乏力 4 年。

病史：患者十余年前因工作原因长期处于寒冷环境，后发作咳嗽，呈阵发性，当时未就医。4 年前患者开始出现气短，乏力，时感头晕，劳累时症状加重，且咳嗽加重，几乎无间断，经当地医院诊断为"双侧肺气肿"，长期服用医院药物（具体不详），但疗效欠佳。刻下症：咳嗽，短气，形体消瘦，面色无华，声息低微，神疲乏力，舌质淡红，苔厚白腻，脉虚数。心电图示：窦性心动过速。

辨病辨证：咳嗽——气虚证。

治法：益气固表，宣畅通道，清利湿热，稳心安神。

选方：玉屏风散合三仁汤加减。

用药：防风 15g，黄芪 30g，白术 15g，薏苡仁 30g，黄柏 20g，栀子 15g，竹茹 15g，苦杏仁 12g，丹参 30g，滑石 30g(包煎)，甘草 10g，首乌藤 30g，法半夏 8g(先煎)，车前子 30g(包煎)，酸枣仁 20g，草豆蔻 15g。6 剂，水煎服，日 1 剂，分早、中、晚三次温服。

医嘱：服药期间忌食生冷寒凉之物，避风寒，调情志。

二诊 10 月 23 日：患者精神好转，咳嗽减轻，无口苦，夜间休息可，偶有心悸，气短，脉细数。再治以养血安神，补中益气。原方去首乌藤，加酸枣仁至 30g，甘草改为炙甘草，继续服用 6 剂。

三诊 10 月 30 日：患者症状基本痊愈，咳嗽明显缓解，活动劳累时仍有咳嗽、气短及心悸，舌苔薄白，脉细稍数。改丸剂缓补除根。

白术 100g，防风 100g，黄芪 150g，当归 100g，丹参 100g，党参 100g，灵芝 100g，地龙 100g，淫羊藿 100g，酸枣仁 100g，山药 100g，锁阳 100g，黄精 100g，巴戟天 100g，薏苡仁 100g。由本院制成水丸，一日 3 次，一次取一瓶盖药量，于饭后半小时服用。

治疗效果：半年后随访患者，患者精神可，咳嗽明显好转，短气乏力症状大幅改善。

按语：《内经》云："百病生于气也。"气是人体机活动的基础。患者因冬工作寒邪入肺，以致咳嗽，久病失治，发作十余年，耗阴伤气，所以神疲乏力，短气心悸；气虚则清阳不升，不能温养髓海，发为头晕；劳则耗气，故活动时诸症加剧；气虚无力鼓动血脉，血不上营，所以舌质淡，面色无华；运血无力，故脉象按之无力。因此，拟以益气固表，宣畅通道，清利湿热，稳心安神之剂。选用玉屏风散合三仁汤，辅以对症方药，灵活加减。

2. 气病——气陷证

病案　杨某，男，46 岁，2018 年 9 月 3 日就诊。

主诉：胃脘部坠胀不适 2 年，加重 1 个月。

病史：患者 2 年前因不慎饮食，患急性胃肠炎，于当地医院治疗，因工作原因未痊愈即出院。后患者胃脘部反复痞胀，伴隐痛，纳食减少，有下坠感，大便几日一解，时有晕眩感，未就医治疗。1 个月前，患者上述症状加重，站立行走及食后尤甚。刻下症：胃脘部坠胀不适，形体消瘦，面色萎黄，倦怠乏力，嗳气频频，舌淡苔白，舌下络脉紫暗，脉缓弱。

辨病辨证：胃胀——气陷证。

治法：拟以补中益气，升阳举陷，健脾消滞，轻疏瘀邪。

选方：补中益气汤加减。

用药：黄芪 40g，白术 15g，陈皮 12g，升麻 12g，柴胡 12g，当归 20g，香附 20g，川芎 12g，党参 30g，大腹皮 30g，杜仲 20g，狗脊 30g，炙甘草 10g，地龙 20g，鸡内金 30g。14 剂，水煎服，日 1 剂，分早、中、晚三次温服。

二诊 9 月 20 日：患者痞胀减，纳食增加，大便调畅，睡眠可，脉弦细。原方黄芪减至 30g，鸡内金减至 20g，加山药 20g，淫羊藿 20g，巴戟天 20g，继续服用。

治疗效果：后守方服用 1 个多月，患者诸症均好转，至 3 月底腹胀消失，几乎无恙。

按语：《医门法律》："气聚则生，气散则死。"人体生命离不开气的变化，一旦气出现了问题，可以引起诸多脏腑的病变，导致人体发生相应的疾病。患者 2 年前患病后未完全治愈，以致胃脘不适，耗损脾气，中气下陷；脾气虚衰，升举无力，气坠于下，故脘腹重坠，食后更甚；清阳不升，头目失养，则头晕目眩；脾气虚弱，健运失职，则食少纳差；脾虚化源亏乏，气血津液不能输布全身，故面色萎黄，倦怠乏力，舌淡苔白，脉缓弱。患者中气下陷，理应便意频数、大便溏薄，然患者大便几日一行，是因何故？结合患者舌下络脉紫暗，应是虚中兼夹瘀滞，若一味补益，则胃气愈滞，故选用补中益气汤辅以疏理胃气之药，痛胀自消。

3. 血病——血虚证

病案 陈某，女，42 岁，2018 年 10 月 12 日就诊。

主诉：头晕反复半年余，加重半天。

病史：患者半年前来月经的第一天出现头晕，伴眼花，后自服糖水，休息后缓解，经行期间每日均出现上述症状，结束后即未再发作，当时未就医。后患者每次月经均会头晕，且经量减少，2～3 日经行结束。昨日患者月经来潮，今晨头晕，神疲乏力，较前加重。刻下症：头晕，神疲乏力，形体消瘦，面色无华，神疲乏力，语声低微，唇色淡白，舌淡苔白，脉细弱。

辨病辨证：眩晕——血虚证。

治法：补气生血，养血调经安神。

选方：当归补血汤合酸枣仁汤加减。

用药：黄芪 30g，当归 6g，白芍 12g，酸枣仁 20g，茯神 15g，桂枝 10g，首乌藤 30g，鸡血藤 30g，党参 30g，炙甘草 10g。6 剂，水煎服，日 1 剂，分早、中、晚三次温服。

医嘱：服药期间注意保暖，调畅情志，忌食生冷寒凉之物。

二诊 10 月 19 日：患者头晕已止，无眼花乏力，夜间休息可，夜梦稍多，脉细数。加以滋补养血安神，原方去桂枝、首乌藤、鸡血藤，当归加至 20g，白芍加至 15g，酸枣仁加至 30g，加枸杞子 15g，女贞子 15g，黄精 30g，龙骨 20g（先煎），牡蛎 20g（先煎），菟丝子 30g，继续服用 14 剂。

治疗效果： 再半月，患者月经如期，未有异常。

按语：《沈氏女科辑要》认为："经后目暗，属血虚。"患者先期劳累体虚，血虚则髓海失养，晴目失滋，所以头晕眼花。按照常理，血虚理应补血，但《医学心悟》提出："有形之血，不能速生，无形之气，所当急固。"即由于补血效果缓慢，有形之血难以速生，正当其病时，只予补血药物反而延误病情。而气为无形之质，易补易固，故当投大补元气之药，以有形之血生于无形之气，方可养血活营，以滋生化之源，故选方为当归补血汤合养血安神之酸枣仁汤，灵活加减而成。而虚损之病当须缓补，故头晕缓解后又予滋补养血安神之药加减，药尽而愈。

4. 气血同病——气血两虚证

病案　张某，女，50 岁，2018 年 10 月 10 日就诊。

主诉： 心慌不适 2 个月。

病史： 患者 2 个月前因受凉后出现咳嗽、发热，于院外自行服用感冒药物（具体不详），后咳嗽及发热渐退，但出现心慌心悸，每日可发作数次，当地医院检查诊断为"心房纤颤"，建议手术治疗。患者因家庭经济状况困难，拒绝手术并出院，后病情反复发作，逐渐加重。近 1 个月来，患者经常叹气，精神抑郁，不思饮食，失眠多梦。刻下症：心慌心悸，不思饮食，失眠多梦，形体消瘦，面色苍白，精神不振，声低懒言，唇甲色白，舌淡苔白，脉细弱。

辨病辨证： 心悸——心脾亏损，气血两虚证。

治法： 益气养血，补益心脾。

选方： 归脾汤加减。

用药： 黄芪 30g，当归 20g，白术 15g，防风 20g，茯神 20g，远志 12g，山药 20g，太子参 30g，白芍 15g，酸枣仁 20g，炙甘草 10g，大枣 2 枚，木香 12g（后下）。6 剂，水煎服，日 1 剂，分早、中、晚三次温服。

二诊 10 月 17 日： 患者心慌症状缓解，频率减少，睡眠好转，食欲稍有起色，继续守方服用。

治疗效果：服用 14 剂后，患者食欲可，睡眠可，偶心悸。服用 30 剂后，患者精神可，刻下无恙，登门感谢。

按语：《素问》提出："气之所并为血虚，血之所并为气虚。"即气血二者相互依存，相互为用，并非独立的个体，气能行血，血亦能载气。患者气血两虚，脏腑功能衰退，所以声低懒言，精神不振；气血俱虚则不能濡养心神，故见心慌心悸失眠；血虚不能充盈脉络，则唇甲淡白，脉细弱；血虚不得上荣于面，所以舌淡苔白，面色苍白。从整体看，患者并不是因为感冒而导致气血两虚，而是由于病人长期劳损积聚，以致气血不足，机体卫表失和，故寒邪侵袭而导致感冒，所以本案的根本病因仍是气血两虚。而脾为后天之本，气血生化之源，故选方为归脾汤加减，以健脾养心，气血两顾之法，合补血安神之药，使气血并补，补而不滞，故见其效。

5. 津液病——津液不足证

病案 张某，女，62 岁，2018 年 10 月 12 日就诊。

主诉：口干口渴多饮 8 年。

病史：患者 8 年前自觉经常口干口渴，遂在当地医院进行体检，发现血糖升高，空腹血糖 11.2mmol/L，餐后两小时血糖 14.8mmol/L，开始服用降糖药（具体不详），平素未监测血糖，血糖控制不详。近几年来，患者自觉口渴加重，消谷善饥，并伴有尿频，大便秘结，3 日一行，时有腹胀感。昨日来我院复查血糖，空腹 9.6mmol/L，糖化血红蛋白 7.0%。刻下症：口干口渴，多饮，形体偏瘦，面色无华，精神稍差，声息略粗，口唇干燥，可闻及异常气味，腹胀不适，小便频多，大便秘结，舌淡，苔黄腻，脉弦略数。

辨病辨证：消渴（上消）——津液不足证。

治法：滋阴清热，生津润燥，益气固肾。

选方：沙参麦冬汤加减。

用药：葛根 30g，麦冬 12g，陈皮 12g，玉竹 30g，黄芪 40g，当归 20g，山药 30g，知母 20g，肉苁蓉 30g，怀牛膝 30g，女贞子 15g，瓜蒌仁 15g。10 剂，水煎服，日 1 剂，分早、中、晚三次温服。

二诊 10 月 22 日：患者口渴骤减，但仍便秘，偶腹胀。前方加火麻仁 30g，石斛 20g。

三诊 10 月 28 日：患者症状基本已消，无口渴，无腹胀，大便 1 日 1 解，舌红苔薄黄，脉稍数。前方去肉苁蓉，加玄参 15g，竹茹 15g，继续服用。

治疗效果： 半年后随访患者，患者诸症减轻，口干多饮明显好转。

按语：《外台秘要》中"消渴者，原其发动，此则肾虚所致，每发即小便至甜"，是指消渴病的病机实则为阴虚燥热，津液亏损所致。本案中，患者肾虚胃燥，津液不足，故见口渴引饮；真阴亏虚，所以饮水不解，因而大量饮水；肾虚不固，气不布津，致小便频多；燥热伤精，所以大便秘结；大便秘结则致腑气不通，故而腹胀不适；舌淡为肾虚，苔黄腻，脉弦略数为燥热之征。肾为元气之根，肾虚日久，元气亏虚，故拟以滋阴清热，生津润燥，益气固肾之法，以沙参麦冬汤加减，辅以顺肠通便，行气补虚之药。方中重用黄芪，是以大补肺气，益水之源，寓气能生水；而山药则可扶诸虚百损，又可益气填精，寓金生土，土生水之法，故有此疗效。

第四章 妇人篇

人体脏腑经络气血的活动规律，男女基本相同，但女子在脏器方面有胞宫，在生理方面有月经、带下、胎孕、产育和哺乳等特殊性，使女子必然在病理上相应产生经、带、胎、产、妇科杂病等特有的疾病。杨德钱教授认为女子疾病有淫邪因素、情志因素、生活因素及体质因素等多种原因，其中淫邪多以寒、热、湿为主；情志以怒、思、恐为常见；生活因素包括早婚多产、饮食失调、房事不节、劳逸过度等原因；体质因素有先天和后天多种因素。女子疾病的辨病要点，在于根据经、带、胎、产等临床特征结合全身症状，来确定证型。从妇科总体来看，由于女性生理上数伤于血，以致气分偏盛，性情易波动，故而伤肝。女子以肝为先天，肝气不舒故而致病。另饮食不调，忧思不解，劳倦过度，易伤脾胃。脏腑为气血生化之源，气靠血养，血赖气行，气血相互依存，互相为用。因此杨德钱教授治疗妇科疾病常以养肝疏肝、健脾和胃、调理气血为要。

一、带下过多

带下量过多，色质、气味异常，或伴全身、局部症状者，称为"带下过多"，又称为"下白物""流秽物"。本病始见于《内经》，《素问·骨空论》言："任脉为病……女子带下瘕聚。"带下病以湿邪为患，其病缠绵，反复发作，不易速愈，而且常并发月经不调、闭经、不孕等疾病，是妇科领域的常见病。

病案 张某，女，28岁，2016年3月21日就诊。

主诉： 白带增多2个月。

病史： 患者2个月前出现白带增多，色白，质稀，无臭气，伴腰酸痛，神疲倦怠，头重嗜睡，食纳减少。患者就诊见面色白，大便稀，小便正常，舌质淡，苔白腻，脉缓弱。辅助检查：白带常规提示清洁度Ⅲ度，其余正常。

辨病辨证：带下过多——脾阳虚证。

治法：健脾益气，升阳除湿。

选方：完带汤加减。

用药：白术 20g，山药 15g，党参 20g，白芍 12g，苍术 12g，陈皮 9g，黑芥穗 9g，柴胡 6g，车前子 15g（包煎），甘草 6g，杜仲 15g，菟丝子 12g。5 剂，水煎服，日 1 剂，分早、中、晚三次温服。

医嘱：清淡饮食，营养均衡。忌食肥甘厚腻、生冷、腥膻异味及辛辣刺激之品。

二诊 3 月 26 日：患者带下明显减少，腰酸痛稍缓解，进食依旧不多，倦怠乏力减轻，面色稍偏白，大小便正常，舌质淡红，苔白，脉缓。原方加砂仁 12g，余药不变。3 剂，水煎服，日 1 剂，分早、中、晚三次温服。

治疗效果：患者一周后来院复诊，诸症基本消除，效果良好。

按语：患者脾阳虚弱，运化失职，水湿内停，湿浊下注，损伤任带二脉，约固无力，故带下量多，色白，质稀，无臭气，绵绵不断；脾虚中阳不振，则神疲倦怠；阳虚湿胜，湿性重着，故头重嗜睡；脾虚运化失职，则纳少便溏；脾虚清阳不升，则面色白；脾虚及肾，则腰酸痛；舌质淡，苔白腻，脉缓弱均为脾阳不足之征。完带汤中党参、山药、甘草健脾益气；苍术、白术健脾燥湿；柴胡、白芍、陈皮疏肝解郁，理气升阳；车前子利水除湿；黑芥穗入血分，祛风胜湿；杜仲、菟丝子温补肾阳，固任止带。全方寓补于散之中，寄消于升之内，肝、脾、肾三经同治，具有健脾益气、升阳除湿之功。

二、产后腹痛

产妇分娩后，小腹疼痛者，称为"产后腹痛"。本病始见于《金匮要略》："产后腹中疞痛，当归生姜羊肉汤主之。""产后腹痛，烦满不得卧，枳实芍药散主之。""产后腹痛，法当以枳实芍药散，假令不愈者，此为腹中有干血着脐下，宜下瘀血汤主之。"本病以经产妇多见，且多发生在新产后。

病案 李某，女，28 岁，2014 年 8 月 10 日就诊。

主诉：产后小腹疼痛半月。

病史：患者于半月前自然分娩出一个男婴，孕前月经量正常，色暗红，有血块，偶有痛经，月经周期约 30 天。因天气炎热，患者家中每日开着空调，自生产后，出现小腹疼痛拒按，热敷后稍缓解，恶露量较少，色紫暗，有血块，比产前怕冷。患者就诊见面色青，夜间睡眠差，饮食一般，大小便正常，舌质暗，舌下脉络青紫，脉沉紧。

辨病辨证：产后腹痛——寒凝血瘀证。

治法：温经活血，祛瘀止痛。

选方：生化汤加减。

用药：当归 20g，川芎 10g，桃仁 10g，红花 10g，炙甘草 8g，炮姜 10g，吴茱萸 10g。7 剂，水煎服，日 1 剂，分早、中、晚三次温服。

医嘱：清淡饮食，营养均衡。忌食肥甘厚腻、生冷、腥膻异味及辛辣刺激之品。

二诊 8 月 17 日：患者服药 2 剂后恶露较多，夹血块，腹痛减轻，现 7 剂药尽，恶露中无明显血块，已无腹痛，但依然怕冷，舌质淡，苔薄白，脉紧。患者瘀血已除，因寒邪未尽，故而怕冷，予前方去桃仁、红花，加附子 15g，肉桂 15g，黄芪 15g，党参 10g。5 剂，水煎服，日 1 剂，分早、中、晚三次温服。

治疗效果：1 周后患者再次来院复诊，怕冷症状已消失，效果良好。

按语：患者产后血室正开，百脉空虚，风寒乘虚而入，血为寒凝而瘀，则小腹疼痛，得热痛减，有血块；寒为阴邪，易伤阳气，故比产前怕冷，面色青；舌质暗，舌下脉络青紫，脉沉紧，均为寒凝血瘀征象。方中当归、川芎补血活血；桃仁、红花化瘀止痛；炙甘草补气缓急止痛；炮姜温经止痛；吴茱萸增炮姜温经散寒之功。全方寓攻于补之中，化瘀血，生新血，血行流畅，通则痛止，为产后血瘀腹痛之良方。

三、经断前后诸证

妇女在绝经前后，出现烘热而热，面赤汗出，烦躁易怒，失眠健忘，精神倦怠，头晕目眩，耳鸣心悸，腰酸背痛，手足心热，或伴有月经紊乱等与绝经有关的症状，称为"经断前后诸证"。本病症候参差出现，发作次数和时间无规律性，病程长短不一，短者数月，长者可迁延数年以至于十年不等。

病案　陈某，女，48 岁，2015 年 3 月 10 日就诊。

主诉：失眠多梦 3 个月。

病史：患者 3 个月前无明显诱因出现夜间入睡困难，入睡后多梦易醒，经常头晕，腰酸，手脚心发热，烦躁不安，时常口渴口干。询问月经史，发现患者近半年月经周期紊乱，量少色红，无血块，不伴痛经。现患者夜间睡眠差，饮食一般，大小便正常，舌质红，苔少，脉细数。

辨病辨证：经断前后诸证——肾阴虚证。

治法：补肾滋阴，育阴潜阳。

选方：六味地黄丸加减。

用药：熟地黄 20g，山药 10g，牡丹皮 10g，泽泻 8g，山茱萸 10g，茯苓 10g，生龙骨 20g（先煎），生牡蛎 20g（先煎），酸枣仁 15g。7 剂，水煎服，日 1 剂，分早、中、晚三次温服。

医嘱：流质饮食，少食多餐，注意营养均衡。忌食肥甘厚腻、生冷粗硬、腥膻异味及辛辣刺激之品。

二诊 3 月 19 日：患者夜间睡眠明显改善，手足心发热减轻，头晕不明显，稍口干口渴，予以前方加知母 15g，北沙参 20g，麦冬 10g。7 剂，水煎服，日 1 剂，分早、中、晚三次温服。

治疗效果：患者夜间睡眠约 7 小时，口干口渴基本消除，手脚心无明显发热。

按语：患者处于经断前后，天癸渐竭，肾阴不足，精血衰少，髓海失养，故而头晕；腰为肾府，肾主骨，肾之精血亏少，故腰酸；肾阴不足，阴不维阳，故手足心发热；水亏不能上制心火，故失眠多梦；阴虚内热，津液不足，则见口渴口干；冲任失调，血海蓄血失常，则月经紊乱，经量少色红；舌红，苔少，脉细数均为肾阴虚之象。六味地黄丸全方共奏滋补肾阴，健脾和中，清泻虚热，安神除烦，育阴潜阳之功效。

四、痛经

妇女正值经期或行经前后，出现周期性小腹疼痛，或痛引腰骶，甚至剧痛晕厥者，称为"痛经"，亦称"经行腹痛"。本病始见于《诸病源候论》第三十七卷："妇人月水来腹痛者，由劳伤气血，以致体虚，受风冷之气，客于胞络，损冲任之脉……其经血虚，受风冷，故月水将下之际，血气动于风冷，风冷与血气相击，故令痛也。"本病以经行小腹疼痛，伴随月经周期而发作为其临床特征。

病案 张某，女，18岁，2017年10月10日就诊。

主诉：痛经2年。

病史：患者2年前无明显诱因出现月经来潮时小腹隐痛，热敷后稍缓解，月经量少，色淡质稀，经常感觉全身酸软乏力，夜间多梦易醒，饮食一般，大小便正常。患者上次月经来潮2017年9月5日，经期约3天，月经周期35天左右，本月尚未来潮。患者就诊见：面色白，舌质淡，苔薄白，脉细。

辨病辨证：痛经——气血虚证。

治法：补气养血，和中止痛。

选方：黄芪建中汤合四物汤加减。

用药：黄芪30g，白芍10g，桂枝10g，生姜8g，大枣5枚，饴糖10g，当归20g，熟地黄20g，党参15g，炙甘草8g。7剂，水煎服，日1剂，分早、中、晚三次温服。

医嘱：注意营养均衡。忌食肥甘厚腻、生冷粗硬、腥膻异味及辛辣刺激之品。

二诊10月17日：患者服药2剂后月经来潮，小腹隐痛较前减轻，月经量较前增多，色淡，夜间睡眠无明显改善，予原方加酸枣仁10g，鸡血藤20g，7剂，水煎服，日1剂，分早、中、晚三次温服。

治疗效果：患者夜间睡眠可，面色较前红润，舌质淡红，苔薄白，脉缓。嘱患者守方再服10剂。

按语：患者气血虚弱，经血外泄，气血更虚，胞宫失于濡养，故经期小腹隐痛；气为阳，气虚则温煦失职，故喜温；气血虚冲任不足，血海蓄血不足，故月经量少，色淡质稀；气虚中阳不振，故全身酸软乏力；血虚不养心神，故夜间多梦易醒；气血虚不能上荣头面，故面色白；舌淡，苔薄白，脉细均为气血虚之象。方中黄芪、党参、桂枝补气温中，温经止痛；当归、白芍、饴糖养血和中，缓急止痛；炙甘草、生姜、大枣健脾生血；熟地黄滋阴补血，以阴中求阳。全方为补气养血，和中止痛之良方。

第五章　男性篇

　　男性病，多以阳痿、早泄、不射精、精液稀少或无精子等症状为主。因多种原因，男性往往对自身的生殖系统疾病缺乏认识，对自我保健知识知之甚少，临床上男性看医生的频度要比女性低 28%。西医对许多男性病的发病机制研究较深入细致，诊查手段比较先进，但对一些疾病如阴茎异常勃起、病理性遗精、阳痿、前列腺炎等尚无特殊疗法，药物作用单一，且易产生副作用。而中医在治疗男性病时，根据辨病病证的结果，采用辨病与辨证论治结合的方法，或内治，或外治，或内外结合，往往收到显著效果。

　　男性的主要生理特征是精气固泄，阳事兴衰。《内经》认为其病涉及五脏。精气之固泄，质量之优劣，首当责肾；阳事之兴衰，系于肝；心主血脉，瘀血是导致不育的重要原因之一；肺气虚则阳痿，水湿凝滞则精不化。《素问·六节藏象论》说："肾者……封藏之本，精之处也。"阳事之兴衰，属前阴病，而前阴者，又为宗筋之所聚。而肝藏血，主筋。《素问·痿论》说："肝主身之筋膜。"厥阴之经脉络阴器，若肝气失和，血不养筋，则或见阳痿不起，或见挺长。而若是长期焦虑，愁闷，抑郁，均可导致肝气郁结，宗筋失养，也可出现阳痿。《素问·痿论》说："思想无穷，所愿不得，意淫于外，入房太甚，宗筋弛纵，发为筋痿，及为白淫。"

　　综上，人体五脏阴阳气血失和均可导致阳痿、早泄、癃闭等男性病的产生，治疗时需结合具体情况，从阴阳气血入手进行整体调理，人体乃和。

一、性功能减退

　　性器官是人体器官的组成部分，健全的性器官必然会产生正常的性功能，也必然会发挥它的应有作用。男性可因个体差异、年龄因素、营养因素、环境因素、体力因素、心理因素、女方的配合因素、药物因素、其他疾病的影响因素等而导致性功能减退，中医称阳痿、早泄。临床上治疗本病常以疏肝益肾为主，加以清热、利湿、活血、化瘀药物。

病案 1 王某，男，35 岁，2017 年 7 月 25 日就诊。

主诉：同房持续时间变短 3 个月。

病史：患者 3 个月前无明显诱因夫妻同房时间变短，伴有频发的晨勃消失，掉发，腰痛，平时工作压力大。食纳、夜寐一般，大小便正常。舌淡红，苔薄白，脉弦。

辨病辨证：早泄——肝失疏泄，肾气不固证。

治法：滋肾疏肝，调和阴阳。

选方：柴胡疏肝散合二仙汤合二至丸加减。

用药：仙茅 12g，淫羊藿 12g，巴戟天 10g，当归 9g，黄柏 6g，知母 6g，女贞子 15g，墨旱莲 15g，柴胡 10g，白芍 12g，川芎 12g，枳壳 9g，陈皮 9g，香附 6g，桑椹 15g，桂枝 9g，枸杞子 15g。7 剂，水煎服，日 1 剂，分早、中、晚三次温服。

医嘱：按时服药，注意劳逸结合，缓解精神压力。

二诊 8 月 2 日：患者同房时间较前有所延长，晨勃尚未完全改善，仍有掉发、腰膝酸软，舌淡，苔薄白，脉弦。

仙茅 12g，淫羊藿 12g，巴戟天 10g，当归 9g，黄柏 6g，知母 6g，女贞子 15g，墨旱莲 15g，柴胡 10g，白芍 12g，川芎 12g，枳壳 9g，陈皮 9g，香附 6g，桑椹 15g，桂枝 9g，枸杞子 15g，怀牛膝 15g。7 剂，水煎服，日 1 剂，分早、中、晚三次温服。

三诊 8 月 9 日：患者夫妻生活改善明显，晨勃恢复，脱发情况减轻，无明显腰酸腰痛，予原方再 7 剂。

治疗效果：患者表示夫妻生活基本正常。

按语：早泄是最常见的射精功能障碍，以性交之始即行排精，甚至性交前即泄精，不能进行正常性生活为主要表现，发病率占成年男子的 1/3 以上。中医认为，精液的封藏与排泄与人体脏腑经络有非常密切的关系，它有赖于心、肝、脾、肾等脏的共同作用及人体阴阳的相对平衡，若脏腑疏泄功能失调则发生早泄。朱丹溪《格致余论》中云："主闭藏者，肾也。司疏泄者，肝也。二脏皆有相火，而其系上属于心。心，君火也，为物所感而易动，心动则相火亦动，动则精自走，相火翕然而起，虽不交会，亦暗流而疏泄矣。"因此本病的发生与心、肝、肾的关系最为密切。《素问·六节藏象论》云："肾者，主蛰。封藏之本，精之处也。"明确指出精闭藏在肾中。肝主筋，阴器为宗筋之汇，若情志不遂，忧思郁怒，肝失疏泄条达，则宗筋所聚无能。本案选柴胡疏肝散疏解肝郁之气，合二仙汤、二至丸益肾纳气、调和阴阳，脏腑阴阳调和则精液疏泄正常，临床疗效明显。

病案 2 张某，男，29 岁，2017 年 7 月 7 日就诊。

主诉：间断性阳痿 2 年。

病史：患者 2 年前无明显诱因出现阳痿，同房时阴茎勃而不坚，症状频发，伴有精神萎靡，腰膝酸软，疲乏无力，偶有头晕目眩，平素食纳一般，夜寐不佳，小便清长，大便调，舌淡苔薄白，脉细缓。

辨病辨证：阳痿——肾虚阳痿证。

治法：益肾助阳。

选方：左归丸加减。

用药：生地黄 15g，熟地黄 15g，鹿角胶 15g，山茱萸 6g，怀牛膝 15g，菟丝子 15g，巴戟天 15g，淫羊藿 15g，川芎 12g，当归 15g，仙茅 15g，枸杞子 30g，党参 20g，山药 20g。7 剂，水煎服，日 1 剂，分早、中、晚三次温服。

医嘱：按时服药，注意劳逸结合。

二诊 7 月 18 日：患者夫妻生活较前有所改善，腰膝酸软症状好转，精神状态好转，小便次数减少，舌淡苔薄白，脉细缓。效不更方，再服前方10 剂。

治疗效果：后电话随诊，患者夫妻生活质量改善明显，劳累时症状会再发。嘱患者劳逸结合，避免太过劳累。

按语：阳痿是指男性有性欲要求，但阴茎不能勃起或勃而不坚，或不能维持其硬度而射精，是男性常见的性功能障碍症之一。发病率随年龄的增高而升高。《诸病源候论》有论："肾开窍于阴，若劳伤于肾，肾虚不能荣于阴器，故萎弱也。"《严氏济生方》言："五劳七伤，真阳衰惫……阳事不举。"说明中医古代对阳痿病因的认识首先归于肾气真阴的不足。中医认为肾藏精，肾气盛则精旺作强，肾气衰则生殖能力减退，性功能发生障碍。《类证治裁》曰："男子二八而精通，八八而精竭，阳密则固，精旺则强，伤於内则不起。"患者阳痿伴见精神萎靡，腰膝酸软，脉细缓，舌淡苔薄白，诊断为肾虚阳痿。治以滋水壮阳为法，拟用左归丸加减。虽曰左归，其实三阴并补，水火交济之方也。方用熟地黄、生地黄补肾为君；山药补脾，山茱萸补肝为臣；配以枸杞子补精，怀牛膝补血，菟丝补肾中之气，鹿角胶补督任之元；再加巴戟天以温肾壮阳；仙茅、淫羊藿以调和阴阳；党参补气；当归、川芎活血行气。全方共奏益肾之功。

病案3　邬某，男，42岁，2017年6月14日就诊。

主诉：早泄半年。

病史：患者半年前同房时无明显诱因出现早泄，后此症状频发，伴有形体消瘦，腰膝酸软，小便短赤，大便正常，舌红苔薄白，脉细数。

辨病辨证：早泄——肾阴虚证。

治法：益肾固精。

选方：左归丸加减。

用药：熟地黄15g，鹿角胶15g（先煎），炙龟甲12g（先煎），巴戟天20g，菟丝子15g，甘枣杞12g，山茱萸9g，肉苁蓉15g，党参15g，仙茅15g，淫羊藿15g，狗脊30g，车前子30g，金樱子15g，芡实15g，益智仁15g。7剂，水煎服，日1剂，分早、中、晚三次温服。

医嘱：按时服药，注意劳逸结合，缓解精神压力。

二诊6月20日：患者症状缓解，无明显腰膝酸软，小便情况改善，舌红苔薄白，脉细数，效不更方，再服原方7剂。

治疗效果：患者1周后复诊，诉夫妻生活质量提高，同房时间较前延长，偶有腰膝酸软，小便短赤明显改善，舌红苔薄白，脉细数。予前方制丸剂以巩固治疗。

按语：《诸病源候论》曰："肾气虚弱，故精溢也，见闻感触，则动肾气。肾藏精，令肾弱不能制于精，故因见闻而精溢出也。"《素女经》中亦有关于早泄的讨论："采女曰：'男之盛衰，何以为候？'彭祖曰：'阳盛得气，则玉茎当热，阳精浓而凝也。其衰有五：一曰精泄而出则气伤也……'"即认为男性精气衰竭有五种情况，第一种便是精液易泄，由气伤所致。肾藏精，主骨生髓，肾阴亏损，精髓不充，封藏失职，故腰酸腿软，遗精滑泄；阴虚则小便短赤；脉细数为真阴不足之象。中医辨证为肾阴虚证，治用益肾固精法，拟用左归丸加减。方中熟地黄滋肾填精，大补真阴，为君药；山茱萸养肝滋肾，涩精敛汗；甘枣杞补肾益精，养肝明目；龟甲偏于补阴，鹿角胶偏于补阳，二者均为血肉有情之品，峻补精髓，取"阳中求阴"之义，均为臣药；菟丝子、狗脊益肝肾，强腰膝，健筋骨，为佐药；再加金樱子、芡实收涩敛精；党参大补元气；肉苁蓉、巴戟天、仙茅、淫羊藿补肾壮阳；益智仁滋肾固精；车前子清热利水。方中多补阳药，即张仲景所云："善补阴者，必于阳中求阴，则阴得阳升而泉源不竭。"诸药合用，共奏滋阴补肾，填精益髓之效，临床收效颇丰。

病案 4 王某，男，25 岁，2017 年 6 月 13 日就诊。

主诉： 早泄 2 个月。

病史： 患者 2 个月前无明显诱因出现早泄，性欲正常，交则早泄，伴见口苦咽干，睾丸坠胀，阴囊潮湿，喜食肥甘厚味，小便黄赤，舌红苔黄厚腻，脉弦。

辨病辨证： 早泄——肝经湿热证。

治法： 利湿化浊，清肝泻热。

选方： 龙胆泻肝汤合三仁汤加减。

用药： 龙胆草 6g，黄芩 10g，栀子 10g，泽泻 12g，木通 9g，车前子 30g（包煎），当归 12g，生地黄 20g，苦杏仁 12g，白豆蔻 15g，薏苡仁 30g，柴胡 10g，甘草 6g。7 剂，水煎服，日 1 剂，分早、中、晚三次温服。

医嘱： 按时服药，清淡饮食。

二诊 6 月 20 日： 患者口苦咽干较前减轻，阴囊潮湿症状缓解，小便情况改善，舌红苔黄，脉弦，效不更方，再服原方 7 剂。

三诊 6 月 27 日：患者无明显口苦口干，仍有轻微阴囊潮湿、睾丸坠胀感，小便黄，同房时间较前延长，舌淡红，苔薄稍黄，脉弦。

苦杏仁 12g，白豆蔻 15g，薏苡仁 30g，生地黄 20g，栀子 10g，泽泻 12g，柴胡 10g，党参 20g，木通 9g，车前子 30g，当归 12g，仙茅 15g，淫羊藿 15g，甘草 6g。7 剂，水煎服，日 1 剂，分早、中、晚三次温服。

治疗效果：患者同房时间恢复正常，大小便正常。

按语：关于早泄，《沈氏尊生书》中记载为："未交即泄，或乍交即泄。"《秘本种子金丹》云："男子玉茎包皮柔嫩，少一挨，痒不可当，故每次交合，阳精已泄，阴精未流，名曰鸡精。"《辨证录·种嗣门》："男子有精滑之极，一到妇女之门即便泄精，欲勉强图欢不得，且泄精甚薄。"性欲不遂，肝郁化火，加之外感湿邪，易形成湿热。肝主筋，主疏泄，若湿热下注于肝经，邪火妄动，则疏泄太过。或平日嗜食烟酒，酿生湿热，或属火旺体质，心情急躁，化火生湿，下注于肾，相火妄动，扰乱精室，精不守舍，随欲而动，遂提前自泄。肝胆之火循经上冲，则口苦咽干；肝经绕阴器，湿热循经下注阴器，故阴囊潮湿；湿热下注，膀胱分利失职，故见小便黄赤；舌红苔黄腻，脉弦皆为肝经湿热之象，方以龙胆泻肝汤合三仁汤加减。方中龙胆草泻肝胆实火；黄芩、栀子泻火燥湿；泽泻、木通、车前子清利下焦湿热，引自小便而去；当归、生地黄养血滋阴，祛邪而不伤阴血；柴胡疏畅肝胆之气看，并引诸药归于肝胆；再加苦杏仁宣利上焦肺气，气行则湿化，白蔻仁芳香化湿，行气宽中，畅中焦之脾气，薏苡仁甘淡性寒，渗湿利水而健脾，使湿热从下焦而去，三仁合用，通调水道，使湿热从三焦分消；甘草调和诸药，护胃安中。诸药合用，既清利肝经湿热，条达肝气，又兼顾阴血，诸症可愈。

二、男性更年期综合征

男性更年期综合征是中老年男性生命过程中的特定时期所出现的一种临床症候群，可伴有或无血清睾酮水平降低。更年期是男性生理过程中的必经阶段，随着生活压力的增加，愈多男性需寻求帮助来度过这一特殊阶段。男性更年期是人体由成熟走向衰老的过渡阶段，一般发生于 40～55

岁的年龄段，或先后表现出精神紧张或抑郁、易于疲倦、记忆力下降、注意力不集中、失眠、阵发性潮热、出汗、性欲下降和勃起功能障碍等一系列综合征，对诸多器官系统的功能造成不良影响，出现降低生活质量的综合表现。中医据其临床表现不同，将之归类于"虚劳""虚损""失眠""郁证""阳痿""心悸"等范畴。正如《洪氏集验方》中云："世人中年，精耗神衰，常言百事心灰。盖缘心血少，而火不能下降于肾，气惫而水不能上升至心，中焦隔绝，营卫不和。所苦者，上则心多惊悸；中则塞痞，饮食减少；下则虚冷遗泄，甚至于阴痿不兴，脏气滑泄。"

历代医籍有大量关于类似本病症状以及病机的论述，《内经》中有最早关于本病症状的论述，见于《素问·上古天真论》："丈夫……五八，肾气衰，发堕齿槁；六八，阳气衰竭于上，面焦，发鬓颁白；七八，肝气衰，筋不能动；八八，天癸竭，精少，肾脏衰，形体皆极。"病机的描述最早见于《素问·阴阳应象大论》："年四十，而阴气自半也，起居衰矣。年五十，体重，耳目不聪明矣。年六十，阴痿，气大衰，九窍不利，下虚上实，涕泣俱出矣。"阐述了机体由盛到衰的过程。《千金翼方》将有关症状描述得更为清晰："人年五十以上，阳气日衰，损与日至，心力渐退，忘前失后……心无聊赖，健忘嗔怒，情性变异，食饮无味，寝处不安。"综上，本病多因年老体衰、肝肾亏虚、精水不足所致，多以养肾调肝、养血益精法治之。

病案 1 刘某，男，54 岁，2017 年 6 月 14 日就诊。

主诉：情绪抑郁 1 年。

病史：患者 1 年前无明显诱因出现心情低落，情绪抑郁，做事无兴趣，伴有头痛，潮热盗汗，纳食一般，夜寐不佳，大小便正常，舌红，苔少，脉弦细。

辨病辨证：更年期综合征——肝气郁结证。

治法：疏肝解郁。

选方：丹栀逍遥散合桃红四物汤加减。

用药：柴胡 12g，郁金 30g，白芍 15g，香附 12g，桃仁 15g，红花 12g，酸枣仁 30g，丹参 30g，柏子仁 30g，茯神 9g，白术 15g，当归 12g，丹皮 30g，栀子 15g，佛手 15g，合欢花 30g，生地黄 30g，薄荷 12g，炙甘草 6g。

7剂，水煎服，日1剂，分早、中、晚三次温服。

医嘱：按时服药，注意劳逸结合。

二诊6月24日：患者夜寐好转，潮热盗汗较前减轻，偶有头痛，心情仍低落，舌红，苔少，舌下脉络紫，脉弦细。继服原方7剂。

治疗效果：患者心情较前好转，偶有夜寐差、潮热盗汗。予前方制丸剂口服巩固治疗。

按语：患者年老体衰，肾精不足，水不涵木，致使肝失疏泄，气机郁滞，表现为精神抑郁，潮热盗汗等精神、植物神经功能紊乱症状。本方由丹栀逍遥散与桃仁四物汤加减而成，柴胡疏肝解郁，以顺肝性；当归、白芍养血柔肝，且当归之芳香可以行气，味甘可以缓急，是肝郁血虚之要药；白术健脾去湿，使运化有权，气血有源；丹皮味苦而微辛，为血中气药，栀子性味苦寒，为气中之血药，善清气分郁火，二药合用，一走气分，一入血分，有气血两清之功，可助清肝热；炙甘草益气补中，缓肝之急，调中和胃；薄荷少许，助柴胡疏肝郁；桃仁、红花活血祛瘀；生地黄养阴生津。诸药配伍，共奏疏肝理气解郁活血之功。

病案2 吴某，男，56岁，2017年4月11日就诊。

主诉：失眠、疲乏2年。

病史：患者2年前无明显诱因出现失眠，入睡时间延长，伴有疲乏无力，腰膝酸软，阵发性潮热，出汗，双眼干涩，纳食一般，大便较干，小便短赤，舌红少苔，脉弦。

辨病辨证：不寐（更年期综合征）——肝肾阴虚证。

治法：滋补肝肾，育阴潜阳。

选方：杞菊地黄丸加减。

用药：枸杞子30g，菊花15g，生地黄30g，山茱萸15g，山药15g，茯神30g，泽泻12g，丹皮15g，栀子15g，当归12g，赤芍15g，车前子30g（包煎），火麻仁30g，酸枣仁30g，夜交藤30g，怀牛膝15g。7剂，水煎服，日1剂，分早、中、晚三次温服。

医嘱：按时服药，注意劳逸结合。

二诊 4 月 19 日：患者入睡时间有所缩短，自觉精神状态好转，偶有潮热出汗，大便稍干，小便黄，舌红，苔少，脉弦。效不更方，继服原方 7 剂。

三诊 4 月 26 日：患者现可正常入睡，偶有入睡时间延长，无明显腰膝酸软，精神状态佳，偶有潮热出汗，偶发便秘，小便稍黄，舌淡红，苔少，脉弦。予原方加丹参、三七、川芎，制丸剂口服，巩固治疗。

枸杞子 150g，菊花 100g，生地黄 150g，山茱萸 100g，山药 150g，茯神 100g，泽泻 80g，丹皮 80g，栀子 80g，当归 100g，赤芍 80g，车前子 80g，火麻仁 80g，酸枣仁 100g，夜交藤 100g，怀牛膝 100g，丹参 100g，三七 90g，川芎 80g。制丸剂，分早、中、晚三次，温水吞服。

治疗效果：患者诸症悉除。

按语：《素问·上古天真论》指出男子"五八"后，肾气开始衰竭，至"八八"后，肾精少，肾脏衰，天癸竭。男性 40 岁后肾气虚衰，癸将竭，精血不足，阴阳失调导致各脏腑功能紊乱，形成了男性更年期综合征的病理基础。天癸渐竭，肾阴亏虚，水不涵木，而致阴不敛阳，阴阳失调，虚阳上亢，而成此症。杞菊地黄丸由六味地黄丸加枸杞子、菊花而成。枸杞子甘平质润，入肺、肝、肾经，补肾益精，养肝明目；菊花辛、苦、甘，微寒，善清利头目，宣散肝经之热，平肝明目；山茱萸酸温，滋补肝肾并秘涩肾气；山药入脾经，补后天以养先天；泽泻利湿泄浊，并防熟地黄滋腻恋邪；丹皮、生地黄、栀子清泄相火，并制山茱萸之温；茯神淡渗脾湿、宁心安神；酸枣仁、夜交藤养血安神、牛膝补肝肾强筋骨、火麻仁润肠通便。诸药合用，补泻同施、水升火降、气机升降出入协调，气血运行顺畅，则阴能涵阳，阳能入阴，阴阳之气能正常转化，诸症可愈。

病案 3 胡某，男，52 岁，2017 年 3 月 31 日就诊。

主诉：心情低落，失眠多梦 1 年。

病史：患者 1 年前无明显诱因出现心情低落，伴有注意力降低，对外界事物兴趣下降，失眠多梦，醒后不能再睡，善太息，两胁胀痛，腰膝酸软，头晕耳鸣，偶有遗精，饮食一般，大小便正常，舌暗红，苔薄白，舌下脉络紫，脉弦细。

辨病辨证：郁证（更年期综合征）——肾虚肝郁证。

治法：滋肾养血，疏肝调冲。

选方：二仙汤加减。

用药：仙茅 12g，淫羊藿 12g，巴戟天 12g，当归 12g，黄柏 9g，知母 9g，茯神 30g，丹参 30g，酸枣仁 30g，夜交藤 30g，怀牛膝 15g，川芎 10g，桃仁 15g，红花 12g，山茱萸 12g，金樱子 15g，郁金 30g，合欢皮 30g，甘草 6g。7 剂，水煎服，日 1 剂，分早、中、晚三次温服。

医嘱：按时服药，注意劳逸结合。

二诊 4 月 7 日：患者睡眠时间较前延长，自觉心情有所好转，仍善太息，腰膝酸软，偶有头晕耳鸣，未再遗精，舌暗红，苔少，脉弦细。原方去金樱子，加续断 30g，杜仲 15g，继服 7 剂。

三诊 4 月 14 日：患者腰膝酸软减轻，睡眠好转，精神状态较前明显好转，舌暗红，苔少，脉弦细。根据患者要求前方打粉，继续口服以巩固治疗。

治疗效果：患者诸症悉除。

按语：肾气衰、天癸竭是导致男性更年期综合征的直接病因，肾虚肝郁是基本病机。本病病位主要在肝肾，可累及心脾。男性更年期综合征的病理基础是肾精亏虚，肝失疏泄，阴阳失衡，故本病治疗多从补肾益精，调和气机阴阳入手，效果显著。二仙汤源于《妇产科学》，有温肾阳，补肾精，泻肾火，调冲任之功，常用于妇人各种疾病见有肾阴、阳不足，虚火上炎者。杨德钱教授根据多年临床经验，发现该方用于男性更年期综合征效果同样明显。方中仙茅、淫羊藿、巴戟天、怀牛膝温补肾阳，填补肾精；黄柏、知母泻肾火，滋肾阴；当归温润养血，调理冲任；加酸枣仁、夜交藤、茯神、丹参养血宁心安神；郁金、合欢皮、川芎疏肝理气解郁；桃仁、红花活血化瘀；山茱萸、金樱子滋补肝肾收敛肾气；甘草调和诸药。全方补阳药与滋阴泻火药同用，以适应阴阳俱虚于下，而又有虚火上炎的复杂症候。气机条达、阴阳平衡，则诸症可消。

病案 4 李某，男，55 岁，2017 年 2 月 8 日就诊。

主诉：腰酸怕冷伴大便稀溏半年。

病史： 患者半年前无明显诱因出现腰酸，怕冷，伴有大便稀溏，多在晨起时腹痛，便后痛减，既往饮食稍有不慎即出现腹泻。患者心情低落，对外界兴趣下降，偶有遗精，食少，夜寐较差，小便清长，舌体胖大有齿印，舌淡，苔薄白，脉沉细。

辨病辨证： 更年期综合征——脾肾阳虚证。

治法： 温肾暖脾，养血益精。

选方： 二仙汤合四神丸加减。

用药： 仙茅12g，淫羊藿12g，肉豆蔻15g，补骨脂30g（炒），吴茱萸30g，党参30g，附子15g（先煎），白术15g，陈皮12g，首乌藤30g，肉桂10g，五味子9g，金樱子15g，续断30g，杜仲15g，干姜10g，炙甘草6g。7剂，水煎服，日1剂，分早、中、晚三次温服。

医嘱： 按时服药，注意劳逸结合。

二诊2月15日： 患者大便较前成形，无明显腹痛，怕冷症状减轻，夜寐有所好转，效不更方，继服原方7剂。

治疗效果： 患者各症状均有所好转，建议可制丸剂长期服用，巩固治疗。

按语： 患者年老体弱，脾虚日久累及肾阳，肾阳不足，则见脾肾阳虚。脾虚阳气不充，运化功能失调，湿注肠道，发为腹泻；黎明之前，阴气盛，阳气未复，脾肾阳虚者，胃关不固，隐痛而作，肠鸣即泻，又称"五更泄""鸡鸣泄"，泻后腑气通则痛减；肾亏则腰酸，偶有遗精；肾阳虚衰，温煦无力，见怕冷，小便清长，夜间尿频；舌质淡，苔薄白，舌体胖大有齿印，脉沉细，均为脾肾阳虚之征；且随着年龄的增长，患者肾精由盛到衰，脏腑功能减退，从而产生情绪低落、不寐等一系列气血阴阳失和的症状。四神丸中补骨脂温肾暖脾；吴茱萸温中散寒，肉豆蔻温脾暖胃、涩肠止泻，二者相配，脾肾兼治，使命门火足则脾阳得以健运，温阳涩肠之力相得益彰；五味子酸敛固涩，合干姜温胃散寒；加附子、肉桂加强温阳之功；续断、杜仲益肝肾强筋骨。合二仙汤中温阳药与滋阴泻火药同用，以适应气血阴阳、脏腑功能失调的复杂症候，共奏温肾暖脾、益精收涩之功。

三、前列腺疾病

前列腺炎为临床常见病，中医古籍无此专名记载，根据临床表现属于"悬痈""淋浊"等病范畴。本病病程长短不一，证候复杂缠绵，多因过食醇酒厚味，生活起居不慎，脾胃湿热内蕴，下注膀胱，影响气化，出现尿频，尿痛，尿急等下焦湿热证，故以实证多见。若急性前列腺炎迁延日久失治，则肾阴耗伤，证见阴虚之象。

前列腺增生，多见于 50 岁以上的老年人。随着年龄的增长，肾气日渐衰弱，气化无力，因而小便排泄无力，临床多表现为肾阳虚衰的证候。同时小便的排泄尚须肺气的通调、脾气的转输，且肾虚命门火衰，可导致脾土失于温煦，肺气不降，出现虚证，故本病的临床治疗以治肾为主，兼顾肺脾为要。

病案 1　余某，男，62 岁，2016 年 12 月 30 日就诊。

主诉：夜尿频数 5 年，加重 2 周。

病史：患者前列腺肥大病史 5 年，2 周前夜尿频数加重，伴有劳倦力乏，腰膝酸软，食纳可，夜寐一般，大便稀溏，舌淡苔薄，脉沉细。

辨病辨证：癃闭——肾阳虚证。

治法：益肾助阳，填精止遗。

选方：右归丸加减。

用药：鹿角胶 12g（先煎），附子 10g（先煎），熟地黄 15g，菟丝子 9g，枸杞子 15g，山茱萸 12g，肉桂 10g，党参 30g，黄芪 30g，金樱子 12g，桑螵蛸 15g，覆盆子 15g，补骨脂 30g，益智仁 12g，怀山药 12g，杜仲 12g，炒白术 12g，潼蒺藜 12g，大枣 3 枚。7 剂，水煎服，日 1 剂，分早、中、晚三次温服。

医嘱：按时服药，注意劳逸结合，缓解精神压力。

二诊 1 月 6 日：患者夜尿次数明显减少，腰膝酸软较前好转，大便较前成形，继服原方 7 剂。

治疗效果：患者共服药 21 剂，症状显著缓解，夜尿一两次，无明显腰膝酸软，精神状态可。

按语： 老年性前列腺肥大症属中医"癃闭"范畴。尿频是前列腺增生的症状之一，初起见夜尿次数增加，在入睡前或失眠时尿频尤甚，尿量不多。随着病情发展，膀胱残余尿量增多，尿频亦逐渐加重，可发展至尿滴沥或尿失禁。此类患者一般都是老年患者，肾气日渐衰弱，气化无力，肾虚命门火衰，不能温煦脾土，运化失调，因而小便排泄无力，临床表现多为肾阳虚衰的证候，常伴见腰酸肢冷，肢体易疲乏，舌淡，脉沉细，方拟右归丸加减。本方系从《金匮要略》的肾气丸加减衍化而来，所治之证属肾阳不足，命门火衰，或火不生土。方中除用肉桂、附子外，还增鹿角胶、菟丝子、杜仲，以加强温阳补肾之功；又加枸杞子，配合熟地黄、山药、山茱萸以增益滋阴养血之效，其配伍滋阴养血药的意义，即《景岳全书》所说"善补阳者，必于阴中求阳"之意；因患者大便稀溏，故去当归，免助滑肠之嫌，加党参、黄芪、白术、大枣提升脾气以助津液转输；加金樱子、桑螵蛸、益智仁、潼蒺藜、覆盆子益肾敛精，补骨脂涩肠止泻。全方共奏温补肾阳，暖脾止遗之效，临床收效显著。

病案2 刘某，男，30岁，2017年5月26日就诊。

主诉： 小便浑浊伴会阴作胀1周。

病史： 患者1周前因起居不慎，出现小便浑浊频数，会阴部有胀感，便后滴白，腰腿酸软，神疲乏力，大便不爽，自行于院外治疗后未见明显好转，遂于我科门诊就诊。食纳一般，夜寐一般，舌淡红，苔黄腻，脉弦。既往史：慢性前列腺炎病史2年。尿常规：蛋白（±），RBC（+），ABC（++）；前列腺液镜检：卵磷脂小体（+），WBC（+++），RBC（+），脓细胞2～4/H。

辨病辨证： 淋证——湿浊下注证。

治法： 清利湿热，分清化浊。

选方： 萆薢分清饮加减。

用药： 萆薢10g，石菖蒲15g，乌药6g，益智仁15g，茯苓15g，白术15g，黄柏9g，莲子心6g，滑石30g（包煎），丹参30g，车前子30g（包煎），王不留行6g。7剂，水煎服，日1剂，分早、中、晚三次温服。

医嘱： 按时服药，注意劳逸结合，缓解精神压力。

二诊 6 月 2 日：患者自觉症状减轻，小便较前清亮，偶有滴白现象，仍有腰酸腿软，神疲乏力，舌苔薄腻，脉弦滑。考虑为湿热未清，脾肾两亏，前方加党参 20g，山药 15g，枸杞子 15g，丹皮 10g，知母 15g，白茅根 15g，继服 7 剂。

治疗效果：以前方加减治疗 1 个月，患者连续 3 次化验前列腺液结果正常，诸症消失而愈。

按语：膏淋、白浊病位在下焦，是由阳虚湿浊下注所致。肾与膀胱相表里，肾气虚弱，则不能固摄，膀胱开阖失司，湿浊下注，则分清泄浊功能失调，以致小便混浊不清。本案为肾气不足，膀胱湿热，湿浊下注，肾失固摄所致，治宜温肾利湿化浊。方中萆薢为君善于利湿，分清化浊，是治白浊之要药；益智仁温肾阳，缩小便，为臣药；乌药温肾祛寒，暖膀胱以助气化，石菖蒲芳香化浊，分利小便，共为佐药；加以滑石、车前子、王不留行清利膀胱湿热；丹参活血化瘀；党参、茯苓、白术益气健脾，资助气血生化之源，肺脾气足，有利水道通调；黄柏、莲子心清热降火。诸药合用，则共奏分清化浊之功。

病案 3　陈某，48 岁，2016 年 3 月 30 日就诊。

主诉：尿频尿急、淋沥不尽 1 个多月。

病史：患者 1 个月前因为进食大量辛辣食物并饮酒，出现尿频尿急、淋沥不尽，小便黄，尿道灼痛感明显，伴有大便不爽，平素嗜食肥甘厚味，现饮食夜寐较差，舌红，苔黄腻，脉滑数。

辨病辨证：淋证——下焦湿热证。

治法：清热利湿。

选方：八正散加减。

用药：车前子 30g，木通 6g，萹蓄 12g，滑石 30g（包煎），生大黄 6g（后下），瞿麦 10g，栀子 10g，黄柏 10g，土茯苓 15g，石韦 10g，白茅根 30g，银花 15g，蒲公英 30g，鱼腥草 30g，木香 10g，甘草 6g。7 剂，水煎服，日 1 剂，分早、中、晚三次温服。

医嘱：按时服药，注意劳逸结合，缓解精神压力。

二诊4月6日：患者尿道灼痛感明显减轻，尿频尿急较前好转，小便色淡黄，继服前方7剂。

治疗效果：后电话随诊，患者诸症皆消。

按语：《诸病源候论·淋病诸候》云："诸淋者，由肾虚膀胱热故也……肾虚则小便数，膀胱热则水下涩。数而且涩，则淋沥不宣，故谓之淋。"方用八正散加减。《医略六书》有云："热结膀胱，不能化气，而水积下焦，故小腹硬满，小便不通焉。大黄下郁热而膀胱之气自化，滑石清六腑而水道闭塞自通，瞿麦清热利水道，木通降火利小水，萹蓄泻膀胱积水，山栀清三焦郁火，车前子清热以通关窍，生草梢泻火以达茎中。为散，灯心汤煎，使热结顿化，则膀胱肃清而小便自利，小腹硬满自除矣。此泻热通窍之剂，为热结溺闭之专方。"《成方便读》云："此方以大黄导湿热直下大肠，不使其再下膀胱，庶几源清而流自洁耳。其既蓄于膀胱者。又不得不疏其流。以上诸药，或清心而下降，或导浊以分消，自然痛可止热可蠲，湿热之邪尽从溺道而出矣。"

病案4 陈某，男，71岁，2018年5月8日就诊。

主诉：小便不通半月。

病史：患者前列腺增生病史十余年，反复出现小便排出不畅，院外治疗后症状可缓解但仍反复，近半月来复发小便不通，点滴而下，尿道灼痛，腰部酸痛乏力，大便秘结，2日/次，纳寐一般，舌质红，脉滑数。

辨病辨证：癃闭——肾阳衰微，湿热痰瘀证。

治法：调补阴阳，清热利湿。

选方：八味肾气丸加减。

用药：熟地黄20g，山茱萸15g，山药15g，茯苓15g，丹皮15g，泽泻15g，黄柏12g，知母15g，肉桂10g，附子10g（先煎），瞿麦20g，萹蓄20g，车前子30g（包煎），石韦15g，酒大黄10g，桃仁15g，甘草6g。7剂，水煎服，日1剂，分早、中、晚三次温服。

医嘱：按时服药，注意劳逸结合，缓解精神压力。

二诊5月12日：患者小便可自行排出，但仍不通畅，仍有尿道轻微灼痛感，尿频尿急较前好转，小便色淡黄，大便较干。

熟地黄 20g，山茱萸 15g，山药 15g，茯苓 15g，丹皮 15g，泽泻 15g，黄柏 12g，知母 15g，肉桂 10g，附子 10g（先煎），瞿麦 20g，萹蓄 20g，车前子 30g（包煎），桃仁 15g，火麻仁 30g，甘草 6g。10 剂，水煎服，日 1 剂，分早、中、晚三次温服。

治疗效果： 后患者前方再服 10 剂，诉偶有小便不畅，大便正常，无其他不适。

按语： 中医认为人体的一切生理机能活动，生、长、壮、老均与肾气的盛衰程度密切相关。肾中的阴阳化合而产生肾气，人至老年，肾气匮乏，肾元亏虚，肾与膀胱相表里，肾虚则膀胱气化无力，痰浊瘀血内生，加之正气不足，无力驱邪外出，以致气滞、血瘀、湿热、痰浊交互为患，阻滞不化，则病情迁延，反复不愈。本病主要责之于肾，肾主水而司二阴，肾气虚则膀胱气化功能失司，不达州都，日久则湿热、痰浊、瘀血、气滞交互为患，阻滞不通，积久成块，导致小便淋沥不通。故肾元虚弱为病之本，湿浊阻滞为病之标，属本虚标实。《医经溯洄集》云："八味丸以地黄为君，而以余药佐之，非止为补血之剂，盖兼补气也。气者，血之母，东垣所谓阳旺则能生阴血者，此也……夫其用地黄为君者，大补血虚不足与补肾也。用诸药佐之者，山药之强阴益气；山茱萸之强阴益精而壮元气；白茯苓之补阳长阴而益气；牡丹皮之泻阴火，而治神志不足；泽泻之养五脏，益气力，起阴气，而补虚损五劳，桂、附之补下焦火也。由此观之，则余之所谓兼补气者，非臆说也。"再加瞿麦、萹蓄、车前子、石韦清热利湿通淋，大黄、桃仁祛瘀通络，则小便得通。

第六章　杂病篇

一、口疮

复发性口腔溃疡是临床上常见的口腔黏膜疾病，其患病率居口腔黏膜疾病之首，发作时疼痛剧烈，严重影响患者的生活质量，反复发作甚至造成恶变。杨德钱教授在辨治复发性口腔溃疡方面积累了丰富的临床经验，临证时注重辨证论治，主张以"虚实"为纲，以"脏腑"为目，总结出"安君抚相""滋水培元""和调气血"三大治疗复发性口腔溃疡的治法。君火偏亢、心经热盛者，当清心利水，兼以养阴，多用导赤散加减；相火妄动、肝郁化火者，当疏肝理气，清热泻火，多用丹栀逍遥散加减；无根虚火、肾阴不足者，当滋水培元，多用知柏地黄汤加减；虚实错杂、气血不和者，当和调气血，多用甘草泻心汤加减。

病案　陈某，男，42 岁，2017 年 4 月 20 日就诊。

主诉：口腔溃疡反复发作 5 个月。

病史：患者 5 个月前无明显诱因出现口腔溃疡，间断服用维生素、抗生素及清热解毒的中成药后效果欠佳。刻下症：口腔两颊处黏膜多处溃烂，溃疡表面覆盖淡黄色黏膜，溃疡四周黏膜红肿充血，疼痛感明显，进食及饮水时尤甚，口稍干不苦，不欲饮水，纳少，餐后腹胀明显，大便溏，小便可，舌淡，苔腻稍黄，脉弱。

辨病辨证：复发性口疮——脾胃不和，气血失调证。

治法：和调气血。

选方：甘草泻心汤加减。

用药：炙甘草 20g，法半夏 10g，黄芩 10g，黄连 6g，干姜 10g，太子参 30g，大枣 15g。5 剂，水煎服，日 1 剂，分早、中、晚三次温服。

医嘱：戒烟酒，畅情志，忌辛辣刺激之品。

二诊4月23日：口腔多处溃疡已愈合，只留有1处小溃疡，疼痛不甚，食量增加，大便勉强成形，餐后腹胀缓解明显。效不更方，继进原方7剂。

治疗效果：患者口腔溃疡完全愈合，无腹胀，大便调，告愈。半年后随访，患者未复发。

按语：甘草泻心汤治疗口疮，最早见于《金匮要略·百合狐惑阴阳毒病脉证治》："蚀于上部则声喝，甘草泻心汤主之。"《伤寒论》中此方主要用于治疗胃痞之脾胃两虚证。辨证施治，经方今用，无不效验。本案患者素体脾胃虚弱，又长期服用清热解毒的中成药克伐脾胃阳气，《素问·厥论》曰："脾主为胃行其津液者也。"《素问·经脉别论》亦曰："饮入于胃，游溢精气，上输于脾，脾气散精，上归于肺。"言脾主运化功能，既转输精微，又可运化水湿。脾伤则水湿内停，湿又可聚而为痰，痰湿郁热，郁热循经而上熏蒸口腔黏膜，遂致口疮，故见口腔黏膜多处溃烂；痰湿化热，郁热伤津，津不上承则口干；郁热未重伤阴津，痰湿又为阴邪，故口稍干而不欲饮；郁热尚未犯扰胆府，胆汁疏泄循常，故无口苦；胃主受纳，脾主运化，升清降浊，胃虚则纳少，脾弱、气滞则腹胀、便溏；舌淡，苔腻稍黄，脉弱皆为脾胃不和、气血失调之象。治疗以和气血、调脾胃、化痰湿、清郁热为宗旨，处方甘草泻心汤以和调气血。二诊患者多处口疮已愈合，余症亦减，故守原方以清除余邪，固护正气。邪去，脾气复，则诸症自愈。

二、鼻鼽

鼻鼽，又称鼽嚏、鼽水，即西医的过敏性鼻炎。鼻鼽一词最早见于《素问·脉解》："所谓客孙脉，则头痛、鼻鼽、腹肿者，阳明并于上，上者则其孙络太阴也，故头痛、鼻鼽、腹肿也。"此处的鼻鼽指的是症状，表示鼻流清涕、鼻塞的意思。历代医家对于本病多以脏腑辨证来施治，但杨德钱教授认为鼻鼽的症状为"流鼻涕""鼻眼痒"，是身体受寒（表寒和里寒），火不能制约寒水的表现。表寒则流涕，里寒则小便清长，而鼻眼痒是寒热水火相争的表现，即所谓的"诸痛痒疮，皆属于心""人近火气者，微热则痒"。鼻窍与太阳经、阳明经和督脉相通，太阳经络受寒，阳气被伤，则寒水不能制约，随窍而出，故杨德钱教授常常通过六经辨证治疗鼻鼽。太阳表实者，表现为狂嚏，一遇风寒就发作，涕多而稀，舌苔薄白，多用麻桂各半汤加苍耳子；太阳中风者，表现为嚏数不多不狂，受到外界环境的极小刺激即可发作，涕多而稀，病程较长，常年感冒，神疲乏力，鼻塞严重，舌体胖、嫩，质淡白，苔薄白，脉虚而缓，多用桂枝汤和玉屏风散；太阳合并阳明，表现为狂涕不止，对寒冷刺激不敏感，多在接触香烟、热气后立马发作，涕淡黄而稀，鼻黏膜可充血，舌苔薄黄，多用桑杏汤加蝉蜕、防风、地龙；少阴中风，表现为病程长，长期发作，萎靡不振，恶风，腰背冷痛，四肢不温，大便溏薄，小便清长，舌质淡红，苔薄白，脉沉细弱，多用麻黄附子细辛汤、当归四逆汤。

病案 李某，女，30岁，2017年11月20日就诊。

主诉：鼻塞、流涕反复5年。

病史：患者5年前生育后开始出现鼻塞、流涕，反复发作，每于冬春季节加重，曾在当地医院诊断为"过敏性鼻炎"，经常服用曲安奈德控制，但停药后易复发。刻下症：精神萎靡，恶风，四肢不温，稍遇风寒则喷嚏频作，流清涕不止，鼻塞，神疲乏力，易出汗，大便稍稀，小便正常，身体瘦弱，舌淡胖，苔薄白，脉细弱。

辨病辨证：鼻鼽——少阴中风证。

治法：温中助阳，解表散寒。

选方：麻黄附子细辛汤合桂枝汤加玉屏风散。

用药：炙麻黄10g，白芷10g，细辛6g，黄芪30g，桂枝10g，白芍15g，炙甘草10g，防风15g，白术15g，党参15g，辛夷10g，川芎10g，白附片15g（先煎）。5剂，水煎服，日1剂，分早、中、晚三次温服。

医嘱：避风寒，慎起居。

二诊11月26日：患者恶风、喷嚏、流涕、汗出大减，手足回温，效不更方，继服10剂。

治疗效果：患者所有症状均有改善，后随访发作次数明显减少。

按语：《诸病源候论》云："其脏有冷，冷随气入乘于鼻，故使津涕不能自收。"其脏有冷，多指少阴心肾阳虚。本案患者精神萎靡，四肢不温，小便清长，脉细弱，皆是素体阳虚所致少阴证的表现；又见恶风，稍遇风寒则喷嚏频作，流清涕不止，此为肺卫不固，风寒袭表所致；寒邪束表故鼻塞；患者迁延不愈，反复发作，表明患者必有卫气不足，难以固表之病机，故治以麻黄附子细辛汤合桂枝汤加玉屏风散。以麻黄附子细辛汤温肺散寒，桂枝汤增强温经散寒之效，玉屏风散益气固表，辛夷、白芷散风通窍，党参既能顾护脾肺之气，又助川芎活血通脉、助阳气通达，诸药合用有固表祛邪、温肺散寒的作用。

三、耳鸣

耳鸣是指病人自觉耳内鸣响，如闻蝉声，或如潮声。耳鸣分虚实两种：虚者多以肝肾阴虚为主，伴有腰酸、头晕目眩等症；实者多因暴怒伤肝，致肝胆之火上逆，多见耳中暴鸣，如钟鼓之声。杨德钱教授临床治疗耳鸣时，辨证上并不局限于肾虚，既注重肾、肝、心三脏精血亏虚之本虚，同时不忘胆火、痰热、瘀血等标实，论治上标本兼顾，心、肾、肝、胆脏腑同调，多以滋补心、肝、肾之阴治本，兼顾清热化痰逐瘀治标，辨证施治，多脏同调，临床多获佳效。

病案 贾某，女，45岁，2017年6月2日就诊。

主诉：双耳持续性耳鸣2年。

病史：患者平素心情郁闷，2年前因与丈夫离婚出现耳鸣，经多家医院诊断为"神经性耳鸣"，曾予多种中西医药物治疗，效果欠佳。刻下症：双耳持续性耳鸣，声如蝉鸣，时轻时重，每于睡眠不好或劳累后加重，伴心烦急躁，夜间多梦易惊醒，伴胸闷，时有胸痛，疼痛呈游走性，深呼吸后疼痛可缓解，纳食可，二便尚调，舌质暗红，苔薄白腻，脉沉弦。

辨病辨证：耳鸣——气血不调，痰浊蒙窍证。

治法：理气活血，化痰通窍。

选方：血府逐瘀汤合温胆汤加减。

用药：柴胡9g，赤芍12g，当归20g，生地黄30g，川芎12g，桃仁15g，红花12g，桔梗15g，怀牛膝15g，茯神30g，首乌藤30g，陈皮10g，法半夏8g，竹茹10g，枳实10g，石菖蒲10g，甘草10g。7剂，水煎服，日

1剂，分早、中、晚三次温服。

医嘱： 畅情志，起居有节。

二诊6月10日： 患者睡眠明显好转，耳鸣有所减轻，心烦急躁亦有所缓解，气血渐和，考虑烦热为肝经郁热所致，治以丹栀逍遥散，清肝解郁安神。

柴胡9g，赤芍12g，当归20g，茯苓20g，白术15g，甘草10g，牡丹皮20g，栀子12g，酸枣仁20g，茯神30g，首乌藤30g，合欢皮20g，法半夏8g，石菖蒲6g，甘草10g。5剂，水煎服，日1剂，分早、中、晚三次温服。

三诊6月14日： 患者病情皆有好转，耳鸣已转至轻微，烦热减轻，转以益气聪明汤加减补益脾肾。

黄芪30g，党参15g，葛根30g，蔓荆子10g，白芍15g，黄柏10g，升麻6g，枸杞子15g，巴戟天15g，杜仲15g，益智仁10g，黄精15g，甘草10g。7剂，水煎服，日1剂，分早、中、晚三次温服。

治疗效果： 患者耳鸣已明显减弱，治疗获效。

按语：《明医杂著》曰："耳鸣证，或鸣甚如蝉，或左或右，或时闭塞，世人多作肾虚治，不效。殊不知此是痰火上升，郁于耳中而为鸣，郁甚则壅闭矣。若遇此症，但审其平昔饮酒浓味，上焦素有痰火，只作清痰降火治之。"久病在血、久病多瘀，故一诊着重从痰瘀论治。五行之中肝为肾之子，肝火上炎或肾水不济，则肝火内郁，尤易伤及肾阴，至髓海空虚，发为耳鸣，故二诊转而清肝郁热。《灵枢·脉度》曰："肾气通于耳，肾和则耳能闻五音矣。"《素问·玉机真脏论》指出："（脾）不及则令人九窍不通。"心为君主之官，主血脉，主神志，寄窍于耳。心血不足，不能上荣耳窍可致耳鸣，故三诊以益气聪明汤合补肾之品补益脾肾，荣养耳窍。

四、荨麻疹（隐疹）

荨麻疹，中医里称之为"隐疹"，是皮肤科常见病。本病早在《素问·四时刺逆从论》就有记载："少阴有余，病皮痹隐轸。"杨德钱教授认为本病病机较复杂，多为体弱禀赋不足，或脏腑功能失调，加之风、寒、湿、热等外邪所侵，亦与饮食不节、情志不畅有关。急性荨麻疹多风热、风湿两型，治以疏风清热或祛风除湿；慢性荨麻疹多虚、多瘀、多毒，治以养血祛风、搜风解毒。但慢性期病情多错综复杂，治疗时应精细辨证，审证求因，方能得治。

病案　赵某，男，30岁，2017年4月6日就诊。

主诉：全身出现风疹块伴瘙痒6个月。

病史：患者6个月前出现荨麻疹，反复发作，发作时全身出现淡红色风疹块，伴瘙痒，全身皮肤有燥热感，恶风，口稍干，大便溏，小便正常，纳眠尚可。舌质淡红，苔薄黄，脉细弦。

辨病辨证：隐疹——气血不足，营卫不和，风毒内侵证。

治法：益气养血，调和营卫，祛风清毒。

选方：消风散加减。

用药：黄芪30g，荆芥10g，防风10g，蝉蜕10g，川芎12g，当归20g，炙麻黄6g，金银花20g，蛇床子20g，地肤子20g，白鲜皮20g，牡丹皮20g，生地黄20g，赤芍12g，全蝎6g，甘草10g。5剂，水煎服，日1剂，分早、中、晚三次温服。

医嘱：适当锻炼，增强抵抗力，起居有节，畅情志。

二诊4月15日：患者荨麻疹间断出现，恶风较前好转，已无口干、便溏。前方去川芎加黄柏10g，继服7剂。

三诊4月23日：患者荨麻疹已消，纳眠可，二便调，遂予四君子合玉屏风散，7剂收功。

治疗效果：后随访患者，患者近半年荨麻疹未复发。

按语：本案病机为风毒内潜营血，气营不足，祛邪无力。《内经》云："邪之所凑，其气必虚。"患者皮肤腠理不固，风热外袭，营卫不和，久则风热之邪留恋，外不得透达，内不得疏泄，终致病程缠绵反复。治疗应补其不足，损其有余，以扶正祛邪，调理阴阳气血为要。以益气固表、调和营卫、养血祛风及清热解毒、搜风通络两法治之，疗效显著。

五、蛇窜疮（带状疱疹）

蛇窜疮，也就是西医的带状疱疹，中医学里又称之为"缠腰火丹""缠腰龙""火带疮""蛇丹""蜘蛛疮""蛇窜疮"。本病病机为毒、火、湿、热郁阻经络,外攻肌肤;肝气郁结,肝经火毒蕴积皮肤;脾失健运,湿热内生,外溢肌肤;老年体弱,经络失疏,致使气滞血瘀。杨德钱教授根据其病因、临床表现及特点将本病分为三期进行辨证施治。初期:皮肤上出现红斑、簇集性水疱,自觉灼热疼痛,伴口苦、咽干、口渴、烦躁易怒、小便黄赤、大便干结,舌质红、苔薄黄或黄腻,脉弦滑数,属肝经郁热证,治宜清泄肝火,解毒止痛,方用龙胆泻肝汤加紫草、板蓝根、延胡索;中期:皮疹大部分消退,局部仍疼痛不止,伴有精神疲乏、纳差、大便稀溏,舌质淡或舌边有齿痕、苔白腻,脉滑,属脾虚湿蕴证,治宜健脾利湿,佐以解毒,方用平胃散加味。后期:皮疹全部消退后,局部仍疼痛不止,伴有夜眠不宁、精神疲乏,舌质暗红或舌尖边有瘀斑,苔白,脉弦,属气滞血瘀证,治宜行气活血,清解余毒,方用血府逐瘀汤加减。

病案 于某,女,47 岁,2017 年 5 月 5 日就诊。

主诉: 左侧肋腰部红斑疱疹伴疼痛 2 个月。

病史: 患者 2 个月前因家庭琐事争吵后出现左侧肋腰部疼痛,继而出现红斑水疱,曾于当地诊所就诊,诊断为"带状疱疹",予以甲钴胺、阿昔洛韦软膏等治疗后,水疱干燥结痂,部分脱落,但疼痛缓解不明显,伴夜间休息差,食欲不振。现患者左侧肋腰部见红斑痂皮,沿神经走向呈带状分布,舌质紫暗,舌尖边有瘀斑,舌下脉络从粗大迂曲,苔薄白,脉弦。

辨病辨证: 蛇窜疮——气滞血瘀证。

治法: 行气活血,清解余毒。

选方: 血府逐瘀汤加减。

用药: 柴胡 12g,赤芍 12g,枳壳 10g,香附 20g,川芎 12g,郁金 12g,丹参 30g,鸡血藤 30g,酸枣仁 20g,延胡索 10g,当归 20g,陈皮 20g,生甘草 10g。7 剂,水煎服,日 1 剂,分早、中、晚三次温服。

医嘱: 调整心态,保持心情愉悦,适当锻炼,增强抵抗力。

二诊 5 月 12 日: 患者红斑变淡,痂皮全部脱落,疼痛稍有减轻,夜眠改善,但仍觉食欲不振,大便干结。于前方加桃仁 15g,红花 12g,白术 15g,党参 15g,继服 7 剂。

三诊 4 月 23 日： 患者红斑已消，疼痛明显减轻，纳眠可，二便调。

治疗效果： 患者诸症悉除，已无疼痛，食欲可，心情也较前愉悦。

按语： 本案患者病程较长，按三期辨证当属后期，后期久病正气虚弱，正不胜邪，故毒邪不能外达，留于经络之间迁延难愈，久病必瘀。正如《医宗金鉴·外科心法要诀》云："痈疽原是火毒生，经络阻隔气血凝。"故治疗上选用血府逐瘀汤加减。方中柴胡疏肝解郁，引药入肝经为君药；陈皮、枳壳、香附疏肝理气止痛；丹参、川芎、延胡索行气活血；鸡血藤、赤芍养血柔肝，通络止痛；当归、酸枣仁养血安神；生甘草疏肝理气和中。全方共奏行气活血，清解余毒之效。杨德钱教授还指出，对于带状疱疹后期的患者，尤其是留有神经痛者，针灸治疗有很好的效果，针刺以循经取穴和局部取穴相结合，针法和灸法相结合，同时用蓝光在皮损局部照射，往往能取得事半功倍的效果。

附录　杨德钱中医养生经验谈

中医养生学是中华民族灿烂古代文化宝库中的精华，是中华儿女的伟大创造，更是中医学宝库中的璀璨明珠。它有着悠久的历史、独特的理论知识、丰富多彩的方法、卓有成效的实践经验、鲜明的东方色彩和浓厚的民族风格。它是以中医基本理论为指导，探索和研究生命"生、长、壮、老、已"的规律，包含"生理、心理、道德、社会"四维的健康观，以颐养身心、增强体质、预防疾病作为宗旨，进行综合性的养生保健活动，从而达到强身健体、防病防变防复、延年益寿、颐养天年的学科。杨德钱教授在临床治疗活动中，以中医基础理论为指导，以辨证论治、整体观念为方法论，借鉴《内经》《难经》《金匮要略》《伤寒论》《千金翼方》《千金方》《医宗金鉴》《圣济总录》《黄寿人医镜》《圣济总录》《妙药宝鉴》《清慈禧医方选议》《太平圣惠方》《针灸大成》《五十二病方》等医籍，临证多法，积累了丰富的经验。

中医养生的基本原则

重视正气存内，慎避邪气：以肾为本，调理脾胃；清养扶正，益气安和。注重天人相应，形神合一：三因制宜，内外协调，形神共养，动静结合。强调整体观念：知行合一，贵在持恒，综合调摄，杂合以养。

中医养生的基本方法

1. 饮食养生

饮食养生理念，即主张全面膳食，合理搭配，营养均衡的饮食原则。正如《内经》所言："五谷为养，五果为助，五畜为益，五菜为充，气味合而服之，以补精益气。"同时强调饮食有节，勿过和不及，注意饮食禁忌。《内经》："五味入于口也，各有所走，各有所病。酸走筋，多食之令人癃；咸走血，多食之令人渴；辛走气，多食之令人洞心；苦走骨，多食之令人变呕；甘走肉，多食之令人悗心。"

按照一定的饮食时间规律饮食，建议常人一日三餐，即早餐、午餐、晚餐，时间间隔4—6个小时。一般情况下，早餐应在6：30—8：30，午餐应在11：30—13：30，晚餐应在18：00—20：00进行。

此外，还需注意饮食适量，按照一定的量进食。一日三餐中，早餐要保证营养充足，午餐要吃好，晚餐要适量。结合临床经验，比较合理的三餐分配为：早餐占全天能量的25%～30%，午餐占40%，晚餐占30%～35%。

饮食中勿过饥而食，也勿食之过饱，影响胃肠功能。提倡清淡饮食，勿过食肥甘厚味。还需注意饮食禁忌：首先是切忌误食，其次是注意疾病的饮食禁忌，例如热证禁食辛辣之品，寒证勿食生冷之品，脾胃虚寒勿食生冷油腻之品。而对于不同脏器的疾病，《内经》提出："肝病禁辛，心病禁咸，脾病禁酸，肾病禁甘，肺病禁苦。"综上所述，服药期间应禁食生冷、辛辣、肉类、海鲜，以防影响药效。

病案　陈某，男，76岁，农民，因"双下肢疼痛1年，复发并加重2天"就诊。查体：双下肢踝关节疼痛，皮温稍高，红肿，舌质淡红，苔薄黄，脉濡滑。平素饮食辛辣，喜食肉，饮食不规律，睡眠可，二便调。中医诊断：痹症——湿热蕴结证。患者拒绝服西药及抽血检查，要求中医治疗。嘱其比常人多饮约500mL温开水，禁食辛辣、肥甘厚味，饮食有节，定时定量，予以身痛逐瘀汤化裁，具体方药如下。

秦艽9g，川芎12g，桃仁12g，红花9g，甘草9g，羌活6g，没药9g，当归12g，补骨脂9g，香附6g，川牛膝9g，地龙6g，鳖甲12g，伸筋草9g，乳香9g，桔梗6g，吴茱萸9g，白附片6g。6剂，日1剂，3剂内服，3剂外敷患处。每剂水煎共300mL，口服200mL，用余下100mL兑约45℃的温开水泡脚，以微微出汗为宜。

3日后患者二诊，双下肢疼痛明显减轻，红肿消失，皮温正常，舌质淡红，苔薄黄，脉濡滑。予以健康宣教，嘱规律饮食，低嘌呤饮食，如少食海鲜、啤酒、豆皮之类。又3日后患者三诊，双下肢疼痛明显缓解，红肿消失，皮温正常，舌质淡红，苔薄黄，脉濡数。患者饮食作息规律，心情愉悦。予健康宣教，嘱继续保持健康饮食，科学生活。

2. 药枕养生

药枕养生，即将中药装入枕芯中，利用睡眠时头部的温度，使药物的有效成分散发出来，以达到养心明目、健脑安神、调和阴阳的养生目的。头为精明之府，久枕药枕，可以缓慢而持久地刺激颈部相应穴位，从而防治疾病。

（1）菊花枕：选用菊花干品1000g，川芎400g，决明子200g，白芷200g装入枕内，使药物缓慢挥发，有疏散风热、清利头目之功。适用于双目昏暗之人，亦可用于预防和治疗神经衰弱、高血压、偏头痛等。因药性发散，此枕可以连续使用半年左右。

（2）石膏枕：头枕在上面十分清凉，有清利头目的作用。长期使用可软化血管，对高血压、动脉硬化等病症有一定的预防治疗效果，更宜在夏季暑热炽热时使用。

（3）麦饭石枕：麦饭石具有抗疲劳、抗缺氧、抗衰老的功效。麦饭石作为枕芯使用，可保持头部清凉，使人在炎炎夏日能够安然入睡。

（4）小米枕：小米性平，微寒，凉热适中。取适量小米入枕芯，制成小米药枕，给小儿使用，具有防病健身助发育之功。

（5）绿豆枕：取适量绿豆装入枕芯制成绿豆枕，有清热、泻火、除烦的功效。可用于目赤喉痛、口渴心烦等病症，也适用于阴虚火旺体质之人。

（6）保健药枕：将川芎、吴茱萸、川乌、草乌、当归、没药、细辛、威灵仙、甘草9味药共同研细末，用醋在微火上炒至焦味时加入冰片、樟脑及薄荷粉末拌匀。然后用晾干的绸布包药末做成枕芯，于夜间睡觉时使用，白天用塑料袋封装。该枕对于顽固性失眠、高血压、颈椎病、神经性头痛、紧张性头痛、偏头痛、头晕、焦虑症、抑郁症，有一定的预防与治疗效果。

病案 罗某，女，24岁，家庭主妇，因"夜梦多（记得当时梦境）、入睡困难、易惊醒1周"就诊，诉睡眠差，饮食可，大便2日1次，小便正常，平素急躁，月经经期正常，经量少，时有血块、痛经。中医诊断：不寐——心肾不交夹瘀证。患者拒服西药及完善相关辅助检查，予以绿豆枕治疗。1周后，患者二诊时诉夜梦次数减少，易入睡，睡眠、饮食可，大便1日1次，小便正常，性情较温和。

3. 房事养生

根据人体生命活动规律的生理心理特点，采取健康的性行为，以调节男女性事活动，和谐夫妻生活，达到强生健体、祛病延年效果的养生办法。具体应遵循：合乎伦理，顺应自然；行房有度（《千金方》提出：泄精的间隔应该随着年纪的增长而延长：20岁4日1泄，30岁8日1泄，40岁16日1泄，50岁21日1泄，60岁精闭不泄），和谐愉悦；行房洁净，平息静养。禁忌：妇女经期不可妄动，体虚及病中慎动，醉酒禁行房，情志过极禁行房，环境不当禁行房。和谐的性生活可养生延年。

病案 田某，男，45岁，职员，因"行房阳物不举伴疼痛1个月"就诊，诉行房时阳物不举伴胀痛，晨起阳物胀痛，持续约10分钟，平时行房1周1次，饮食可，喜饮酒，睡眠可，二便调，舌质淡红，苔薄黄，脉细数。中医诊断：阳痿——阴虚阳亢证。患者拒服药物治疗，嘱其戒酒，合理膳食，禁欲1个月，加强体育锻炼，患者表示同意。1个月后患者二诊，诉晨起阳物胀痛明显好转，其间禁欲24天后行房时，阳物胀痛有所减轻，嘱其继续努力，养成健康科学的饮食观，1个月后复诊。

4. 旅游养生

旅游养生是一种综合性的养生办法，可以通过旅游、远足郊游，以观赏风景、游乐嬉戏的方式，来舒缓心情、缓解压力、恢复精力、愉悦心境。旅游时应重视陶冶性情，增长知识；领略自然风光，呼吸新鲜空气；适当群体活动，愉悦锻炼体魄。逢春季可顺应自然之生机，踏青便是一项有益的活动；夏天天气炎热，旅游外出应择时而往，避免太阳直射，尤其避免长时间暴露在阳光下。可选择傍晚时分，泛舟湖上，观赏荷花，能使人顿感凉爽。若去海滨或森林，则可避暑养气。秋高气爽的季节，是旅游的良好时机，无论登山还是游览古迹，都是不错的选择。

病案 赵某，男，68岁，退休人员，因"心悸、胸闷1个月"就诊，诉1个月前无明显诱因出现心慌、胸闷，休息后可减轻，无压榨感，无撕裂痛，无放射痛，无恶心、呕吐、反酸、嗳气，查胸片、心电图、心肌酶谱、胃镜、血常规均正常，平素忧郁，性情内向。中医诊断：心悸——肝气郁结证。因患者拒绝药物治疗，嘱其宽心，可适当约上几个好友结伴在公园和郊外踏青，畅谈交流。患者实际践行1个月后，二诊心悸、胸闷已不明显，心情愉悦，犹如青年般积极乐观。建议患者寄情常物，规律生活，做生活的有心人。

5. 药浴养生

药浴养生是在以中医理论为指导的基础上，将药物的煎汤或浸液按照一定的浓度加入到浴水中，或直接用中药煎剂浸浴全身或熏洗局部病位，以达到防治疾病、养生延年的沐浴治疗效果。另外，通过水浴的温度作用和压力作用，能够将药物的有效成分更多地融入水中，达到更佳的治疗效果。

（1）头面浴：将药液倒入消毒的盆中，待浴温适宜时，用其洗头、洗面。在面部皮肤美容和护发、美发方面具有显著的效果。

（2）目浴：将药液滤清后，可用消毒纱布或者棉球蘸药液，不断淋洗眼部，也可用消毒的容器杯盛药液半杯，先俯首，使眼杯与眼窝紧紧靠贴，然后仰首，并频频瞬目，进行目浴。建议每天两三次，每次15～20分钟。

（3）四肢浴：具有舒经活络、滋润洁肤、防治皮肤老化等作用。一定要用温水，在洗浴过程中可以不断加入热水，保持水温。一定要根据患病部位的不同，选定浴具和药液量。具体的洗浴方法有浸泡、淋洗、半身沐浴等。洗完后要及时擦干，避免受凉。足浴时水温不要太低，以39～45℃为宜，浴液量以没过足踝为宜，每次足浴时间在32分钟左右。

（4）坐浴：是将药物煮汤置于容器中，当温度降至适宜时，让病人将臀部坐于容器中进行浸浴的方法。坐浴一般用于治疗肛门及会阴部位的疾病。

（5）熏蒸：是利用药物煮沸后产生的水蒸气来熏蒸全身或者局部，以达到养生的方法。熏蒸综合了水浴、药浴、熏浴、蒸气浴的特点。通过蒸腾作用，使药物经皮肤直达身体各部位，可祛风除湿、散寒止痛、活血化瘀、滋润肌肤、健脾和胃等，适用于部分内科疾病、风湿骨伤类疾病以及纠正亚健康状态。

药浴必须遵循辨证论治、整体观念，合理用药，注意事项如下。

（1）遇有过敏情况，须立即停用。

（2）注意温度调节，防止烫伤。

（3）药浴时要及时补充水分，防止出汗过多及体能消耗过大。

（4）注意药浴器具的消毒，防止交叉感染。

病案　刘某，女，30岁，未婚（有性生活），职员，因"小腹胀痛1周"就诊，予以妇科彩超示：盆腔积液，血常规未见明显异常。患者月经史无异常，精神差，少神，饮食可，睡眠差，二便调，舌质淡红，苔薄黄，脉濡数。中医诊断：腹痛——湿热蕴结证。因患者拒绝服用任何药物，予以复方黄柏洗液熏蒸，具体方法如下：把30mL复方黄柏洗液倒入高温消毒过的盛有约300mL开水的容器里，将容器置于坐便椅下，待温度降至适宜（自觉适宜即可，一般以38～45℃为宜），坐在座便椅上进行熏蒸，1日1次，熏蒸1周为1个疗程，治疗期间禁欲1个月。1个月后患者二诊，小腹胀痛已不明显，复查妇科彩超，盆腔积液较前减少。嘱继续熏蒸1个疗程。

6. 针灸养生

针灸养生是以中医理论为基础，通过运用针具对特定穴位施以针灸，激发经络本身的功能，以达到疏通经络、调畅气血、和营调卫、调理虚实、谐和阴阳、平衡脏腑、延年益寿的目的。

针灸养生常用穴位：

（1）足三里：位于膝下3寸，胫骨外大筋肉。为全身性强壮要穴，可健脾胃，助消化，益气增力，提高人体免疫功能和抗病功能。

（2）关元：位于脐下3寸。为保健要穴，有强壮功能。

（3）气海：位于脐下1.5寸。有强壮功能，可增强机体免疫能力和抗病能力。

（4）曲池：位于肘外辅骨，屈肘时肘横纹尽头处。具有调整血压、防止老人视力衰退的功能。

（5）三阴交：位于足内踝高点上3寸，胫骨内侧后缘。可增强腹腔诸脏器，尤其对生殖系统的功能有重要的调节作用。

病案 黄某，女，26岁，已婚，职员，因"痛经3天"就诊，精神差，饮食可，睡眠差，二便调，舌质淡暗，少苔，脉涩。中医诊断：腹痛——气滞血瘀证。因患者拒绝服用药物治理，予以针灸治疗，选穴三阴交、梁丘、足三里，手法平补平泻。患者当时疼痛减轻，连续治疗3天后疼痛完全消失，1个月后未再复发。

7. 艾灸养生

艾灸养生是以中医理论为基础，用艾卷、艾炷或艾条在身体某些特定穴位上施灸，以达到温通筋脉、行气活血、培补元气、升举阳气、密固肤表、预防保健、健脾养胃、益寿延年的目的。

艾条灸法常用穴位：

（1）神阙：位于脐当中。为任脉之要穴，具有补阳益气、温肾健脾的作用。

（2）足三里：位于膝下3寸，胫骨外大筋肉。为全身性强壮要穴，可健脾胃，助消化，益气增力，提高人体免疫功能和抗病功能。

（3）关元：位于脐下3寸。为保健要穴，有强壮功能。

（4）气海：位于脐下1.5寸。有强壮功能，可增强机体免疫能力和抗病能力。

（5）曲池：位于肘外辅骨，屈肘时肘横纹尽头处。具有调整血压、防止老人视力衰退的功能。

（6）三阴交：位于足内踝高点上3寸，胫骨内侧后缘。可增强腹腔诸脏器，尤其对生殖系统的功能有重要的调节作用。

（7）中脘：位于脐上4寸处。为强壮要穴，具有健脾养胃、培补后天的作用。

（8）膏肓：位于第四胸椎棘突下旁开3寸处。有强壮作用。

（9）涌泉：脚趾卷曲，在前脚掌中心凹陷处取穴。有补肾壮阳、养心安神的作用。

病案　吕某，男，3岁，因"汗出、畏寒3天"就诊，精神差，饮食差，睡眠差，大便干，小便正常，舌质淡红，少苔，脉细。中医诊断：汗证——脾肾阳虚证。予以艾柱灸神阙、关元、气海穴。连续治疗3天后，患儿无畏寒，汗出减少，继续艾灸1个月后，患儿无汗出。

8. 敷贴养生

敷贴养生是以中医理论为基础，将中药配置成丸、散、膏等剂型，施用于腧穴或病变部位，利用中药对穴位的刺激作用来保健养生及防治疾病的方法。

（1）冬病夏治三伏贴

药物：将白芥子、延胡索、细辛、甘遂按2：2：1：1的用量比例共研细末，用姜汁调和，做成直径为3cm，高约1cm的扁圆药饼。

选穴：主穴选大椎、肺俞、膏肓俞、风门，配穴选天突、脾俞、肾俞、足三里。

时间：于每年夏季三伏天中的初、中、末伏各贴1次，连续应用3年。

操作：将药饼用胶布固定，或摊在麝香虎骨膏中心，贴在穴位上。

（2）营养不良

药物：疳积散。由山楂、丁香、胡椒、杏仁、皮硝组成。

选穴：神阙。

时间：每晚睡前外敷，翌日晨起除去，连敷5次为1个疗程。

适应证：婴幼儿营养不良，即疳积证。

（3）疲劳综合征

药物：附子、公丁香、人参、肉桂、细辛、皂荚、冰片。

选穴：大椎、至阳、关元、膻中。

时间：每天1次，20天为1个疗程。

适应证：亚健康、易疲劳人群。

（4）夜啼

药物：吴茱萸，研细末，用醋调和。

选穴：涌泉（双足）。

时间：每晚睡前外敷，翌日晨起除去。

适应证：夜啼。

病案 吕某，男，3岁，因"厌食3天"就诊，精神差，饮食差，睡眠差，大便偏稀，小便正常，舌质淡红，少苔，脉细数。中医诊断：厌食——脾胃虚弱证。予"香砂六君子和疳积散"化裁，制成中药颗粒剂，以开水调匀，使其干湿适度，用穴位贴敷纸，贴于足三里、中脘、神阙、关元穴。3天后，患儿食欲增强，1个月后，患儿饮食规律，与常人无异。

9. 中药健发养生

中药健发养生是以中医理论为基础，结合患者体质，通过辨证论治，予以中医药特色治疗的一种中医临床治疗方法，主要分为内服类与外用类，具体如下。

（1）内服类：主要通过养血活血、补益肝肾等方法来达到润发、乌发、固发的目的。杨德钱教授临床常用的药物有何首乌、桑椹、黄精、枸杞子、槐实、龙眼、熟地黄、女贞子、墨旱莲、桑叶、侧柏叶等。

①肝肾膏：熟地黄、女贞子、墨旱莲、玉竹、桑叶各500g，桑椹1000g。上药浓煎3次，去渣，取3次煎好的药液混合，加糖300g，浓缩为膏状。每次取适量膏体，用开水冲服，早晚各1次，可润发乌发。

②枸杞煎：枸杞子、地黄汁各150g，麦冬汁25g，杏仁（汤浸，去皮尖，研如膏）50g，人参（捣末）、白茯苓（去皮捣末）各10g。上药前4味以银锅慢火先煎如汤，再入人参、白茯苓末拌匀，又煎，待如膏时，以瓷碗盛，每服半匙，以温酒和服之，每日2次，可润泽毛发。

（2）外用类：有润发、洁发、香发、茂发、乌发、固发等作用，具体方药如下。

①染发仙方：核桃、青皮适量，以核桃、青皮压油，和詹糖香涂，可染发令黑。

②香发散：零陵草 30g，辛夷、玫瑰花各 15g，檀香 18g，大黄、甘草、粉丹皮各 12g，山奈 9g，公丁香 9g，细辛 3g，苏合油 9g，白芷 90g，共为细末，用苏合油拌匀晾干，再研细面，用时把粉末均匀抹于头发上。令落发重生，至老不白。

③令发不落方：榧子 3 个，胡桃 2 个，侧柏叶 20g，共捣烂，浸泡白水中，用浸液洗发。本方有止落发、令发黑润之效，尤其是对血热落发更有良效。

病案　周某，女，33 岁，已婚，职员，因"头痒伴落发 1 个月"就诊，精神差，饮食差，睡眠差，二便调，舌质淡红，少苔，脉细弱。中医诊断：落发——阴虚风动证。予以香发散合令发不落方 3 剂洗发，3 天后患者落发减少，头痒已不明显。嘱继续外用 1 个月。电话回访，患者说已无头痒，未见落发。

10. 膳食丰乳养生

膳食丰乳养生是以中医理论为基础，在合理饮食的前提下，以丰乳为目的的养生方法。

（1）豆浆炖羊肉：怀山药 150g，羊肉 500g，豆浆 500g，油、盐、姜适量，小火炖 2 个小时，每周吃 2 次。适用于肾阳亏虚而致乳房扁平者。

（2）海带炖鲤鱼：海带 200g，猪蹄 1 只，花生 150g，鲤鱼 500g，葱、油、姜、盐、酒各少许。先用姜、葱煎鲤鱼，再加入海带、猪蹄、花生炖 30 分钟，然后放入配料即可。佐餐食用，可常食。有滋阴养血之功，适用于阴血虚弱，乳房失养而致乳房扁平者。

（3）荔枝粥：荔枝干 15 枚，去壳取肉，莲子、怀山药 150g，瘦肉 250g，同煮粥，每周吃 2 次。可健脾益气，养肝补血，适用于肝血不足，乳房失养而致乳房扁平者。

病案　余某，女，25 岁，职员，因"胸部扁平 7 年"就诊，精神可，饮食差，睡眠可，二便调，舌质淡红，苔薄白，脉涩。中医诊断：扁平胸——肾阳亏虚证。予以豆浆炖羊肉，嘱每周吃 2 次。2 周后患者自觉胸部膨胀，1 个月后乳房逐渐发育。

11. 腰部药物保健养生

腰部药物保健养生是以中医理论为基础，在辨证施药的前提下，以保养腰部为目的的养生方法。

补肾强腰汤：山药、莲子、芡实、核桃、牛蒡子各50g，牛膝12g，桑螵蛸6g，猪尾骨600g，红枣6枚，鲜栗子100g。猪尾骨出水，其余材料浸洗，然后将所有材料放入煲内，加入8碗水，以慢火熬2小时至4碗，加盐调味，饮汤食汤料。山药、莲子、芡实、核桃都是补益肝肾的常用材料，牛蒡子更是具有强腰祛湿的作用，搭配益气补虚补腰的猪尾骨，养血的红枣，再加上引药下行的牛膝，使补肝肾气血、通脉络的作用有所增强。此汤具有补肝益肾强筋骨的作用，兼具健脾补脑的功效，适合日常饮用，对夜尿频多的患者也十分合适。

（2）补肾强腰狗脊汤：猪尾1条，枸杞子6g，狗脊30g。将枸杞子、狗脊洗净，猪尾刮净毛，先净斩小段，把用料一起放入锅内，加清水适量，用武火煮沸后，再用文火煮1小时，最后调味即可。猪尾促进血液循环，改善体力，消除疲劳；狗脊味苦，甘，温，归肝、肾经，能祛风除湿，补肝肾，强腰膝；枸杞子味甘，性平，归肝、肾、肺经，能养肝，滋肾，润肺。服之可补肾强腰。

病案 刘某，女，42岁，已婚，职员，因"小便频急、滴沥不尽、痛引腰腹1个月"就诊，精神差，饮食可，睡眠差，夜尿频急，劳则加重，大便正常，舌质淡红，苔薄白，脉细弱。中医诊断：淋证（劳淋）——脾肾两虚证。予以补肾强腰汤，每周吃2次。2周后患者小便次数较前减少，偶有腰腹胀痛。嘱继续服用2周。再次复诊时，患者小便正常，腰腹胀痛已不明显。

12. 中药美手养生

中药美手养生是以中医理论为基础，在辨证施药的前提下，以美手为目的的养生方法。

（1）千金手膏方：桃仁、杏仁各20枚（去皮），赤芍10枚，辛夷仁、川芎、当归各50g，大枣30枚，牛脑、羊脑、狗脑各100g。诸药加工制成膏，洗手后，涂在手上擦匀，忌火灸手。本品有关润肌肤，护手防冻的功效。

（2）太平手膏方：瓜蒌仁 100g，杏仁 50g，蜂蜜适量。制作成膏，每夜睡前涂手。本品可防止手部皲裂，使皮肤白净柔嫩，富有弹性。

病案　杜某，女，28 岁，已婚，教师，因"右手皲裂疼痛 2 天"就诊，精神痛苦，少神，饮食可，睡眠差，二便调，舌质淡红，苔薄白，脉细弱。中医诊断：痹症——气血不足证。予以千金手膏方，每天涂擦 3 次。患者 3 周后复诊，右手疼痛明显减轻，手部皮肤白里透红。1 个月后患者再次复诊，右手光滑、细腻、柔嫩。

13. 情志养生

情志养生，即遵循五行生克之理调节情绪，喜伤心者，以恐胜之；思伤脾者，以怒胜之；悲伤肺者，以喜胜之；恐伤肾者，以悲胜之；怒伤肝者，以悲胜之。注重情绪的节制与疏泄相结合，遇到烦心事，学会自己开导自己："身宽不如心宽，宽心者能容天下难容之事。""不如人意十之八九，如意之人一二分。"自然心情顺畅，气血充盈，健康愉悦。

总结

《内经》："上古之人，其知道者，法于阴阳，和于术数。食饮有节，起居有常，不妄作劳，故能形与神俱，而尽终其天年，度百岁乃去。"可感，中华民族的国粹——中医，早在两千多年前，就已经把中医养生思想进行总结并表达出来。杨德钱教授坚持以中医理论为基础，以辨证论治、整体观念为方法，博览古书，发扬、传承、创新中医优良养生理念，强调临证多法，审因施养，采用中医综合治疗，尤其是针灸与方药同行，内服与外用联合，以达阴平阳秘，延年益寿的效果，给我辈学子传授了宝贵的临证经验，开拓了诊疗思维。其养生方法众多，均切实可行，值得我辈学习、研析，对于杨德钱教授来说，学习中医、传承中医、发扬中医既是一种责任，也是一种义务。杨德钱教授以指导养生防病为己任，励志作一名优秀的中医师、养生家，为人们的健康及国家卫生事业的发展奉献一份力量。